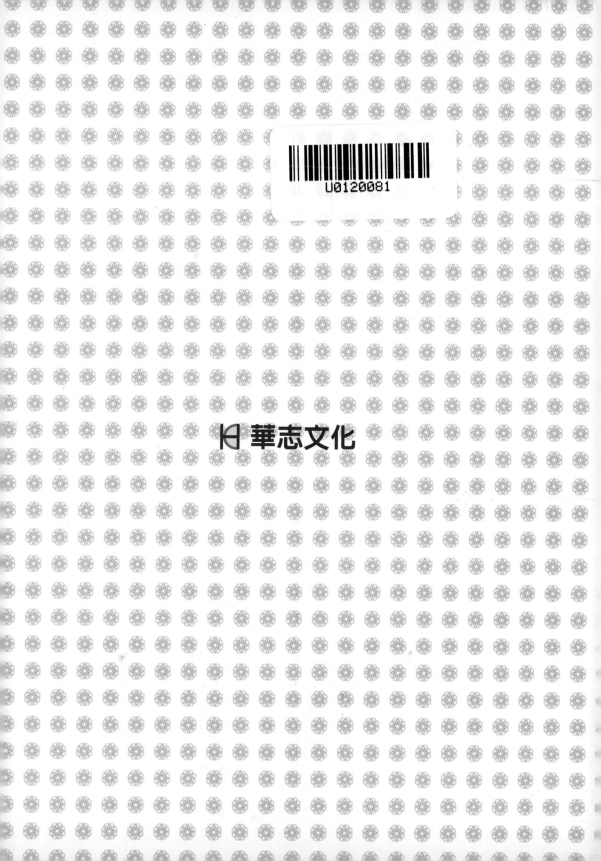

華志文化

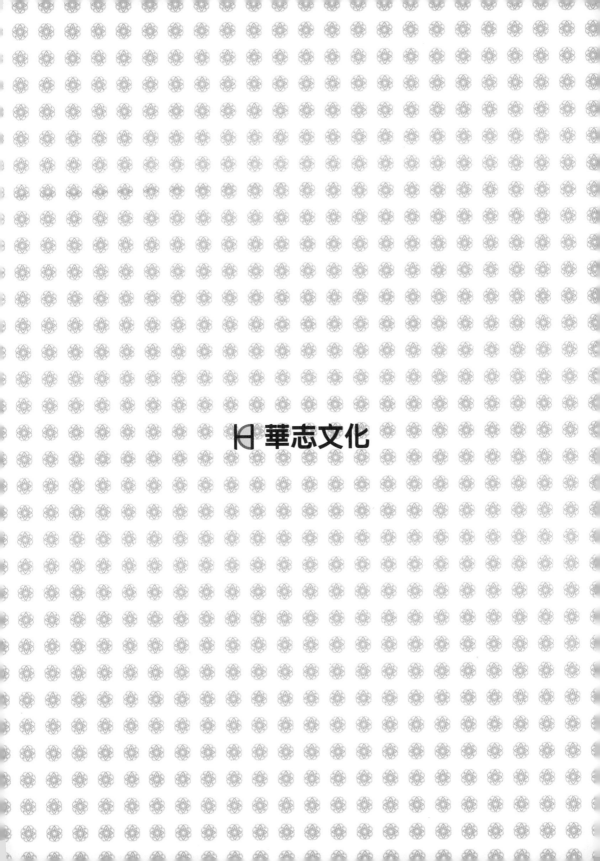

華志文化

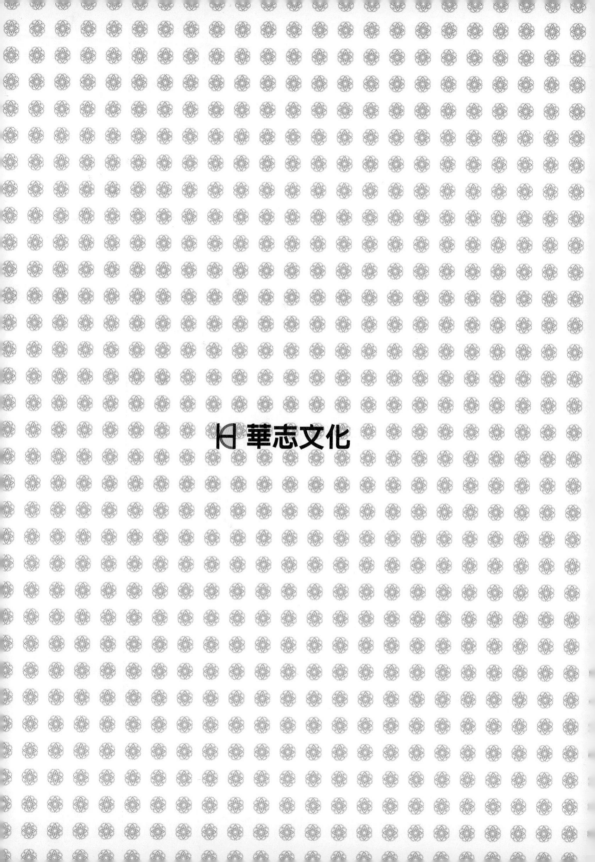

華志文化

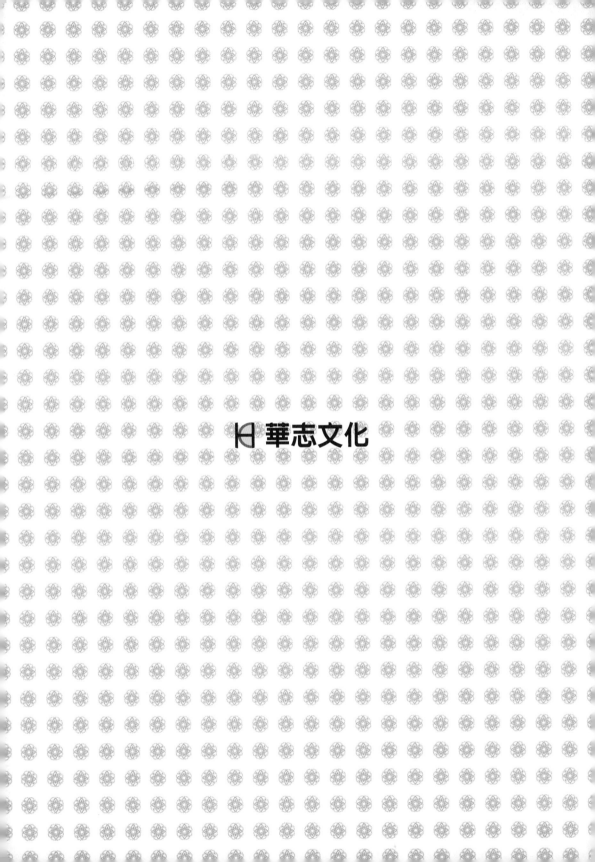

華志文化

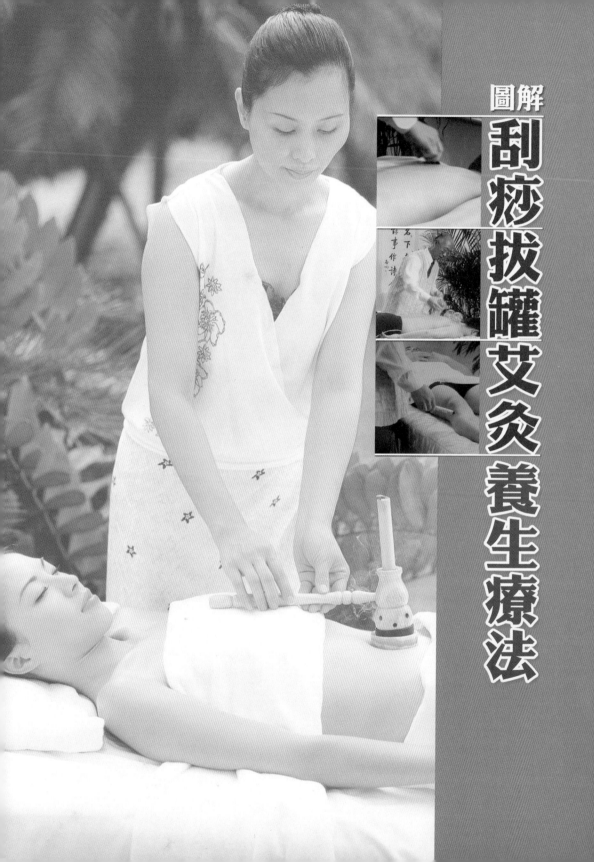

圖解
刮痧拔罐艾灸養生療法

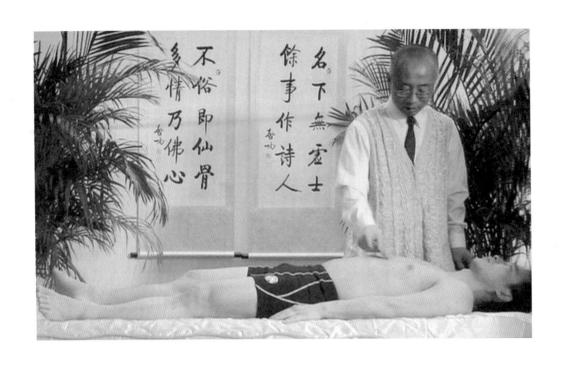

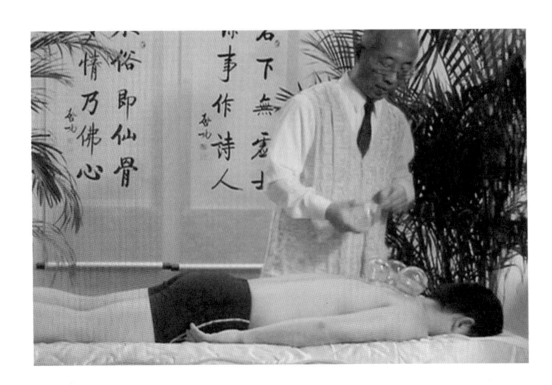

# ◈ 序言 ◈

　　經絡是人體養生保健的大藥庫，刮痧療法即是在中醫傳統經絡學說的指導下，應用光滑的硬物器具、金屬針具等，蘸藥液、凡士林等具潤滑及保健效果之介質，在人體病變部位反覆刮、擠、揪、捏、刺等，造成皮膚表面的瘀點或紫色痧痕，將阻滯在人體內的病理產物透過皮膚代謝，使病變細胞、組織及器官得到活化，從而達到內病外治的中醫治療方法。

　　拔罐又稱吸筒療法、拔筒法，是以各種罐為器具，利用燃燒等方法排去罐內的空氣以造成負壓，使之吸附於經絡、穴位、患處或體表的某些部位，令局部微血管充血，甚至破裂，出現溶血現象，產生一類組織胺物質隨體液周流全身，刺激各器官，使其代謝旺盛，吞噬作用增強，提高機體的抵抗力，從而達到袪病養生的目的。現今在國外也得到廣泛的應用。如日本的「真空淨血療法」、法國的「杯術」等都屬於拔罐療法的範疇。可見，拔罐的療效已得到世人的廣泛認可。

　　乾燥的艾葉，搗製後除去雜質，即可成純淨細軟的艾絨，曬乾貯藏後，再根據需要製成艾炷、艾卷或其他。艾灸即是將其應用於臨床，透過艾草於燃燒過程中產生的藥性（化學作用），隨艾火的熱力（物理作用）刺激穴位，透過經絡、神經、體液、免疫機能等多層次、多途徑的綜合機能體系而作用於人體，從而達到治療、保健之效用的方法。具操作簡單、安全、易於掌握、成本低廉、效果顯著之優點。

　　本書分為兩部分，前三章全面而系統性的各別詳細介紹刮痧、拔罐、艾灸這三樣中國傳統自然療法的淵源歷史、常用工具、基本操作方法、步驟、禁忌事項等基礎知識。後半部則將各種慢性與常見病症自成單元詳細介紹適用的刮痧、拔罐與艾灸手法，並特別分列主治穴位、配穴及配穴的對應病症，讓您能根據病症自行選穴、對症下藥，且依步驟詳附圖解說明，個人學習自我保健養生者絕不可錯過。

　　為此，我們精心編寫了這本全彩圖解版《圖解刮痧、拔罐、艾灸養生療法》，教你快速掌握刮痧、拔罐、艾灸的基礎，成為自我與家人健康的守門人。看過此書，即能對刮痧、拔罐、艾灸這三樣看似神祕、遙不可及的養生古術，具備較深入的瞭解，同時更能掌握一些簡單有效的手法，從而輕鬆享受到完美的保健與養生體驗。在學習過程中，家庭成員之間還可相互進行操作，不僅對被操作者來說，可防病治病；對操作者來說，更可起到鍛鍊身體的作用，可謂一舉兩得，還能增進家庭成員間的情感交流，實為現代家庭的良師益友。

　　本書內容深入淺出、言簡意賅，通俗曉暢地向人們介紹了刮痧、拔罐、艾灸的系統知識和常用手法，並附有DVD影片的演示，讓你輕鬆地按圖索驥，隨時隨地體會到它的神奇效果。

# 第 一 章
## 治未病、保健康的養生療法──刮痧

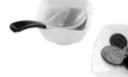
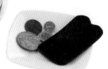

# 第 二 章
## 求醫不如求己的養生療法──拔罐

# 第三章

## 氣血暢通、百病不生的養生療法──艾灸

# 第四章

## 刮痧、拔罐、艾灸常用到的人體特效經脈

# 第五章
# 刮痧、拔罐、艾灸對症養生療法

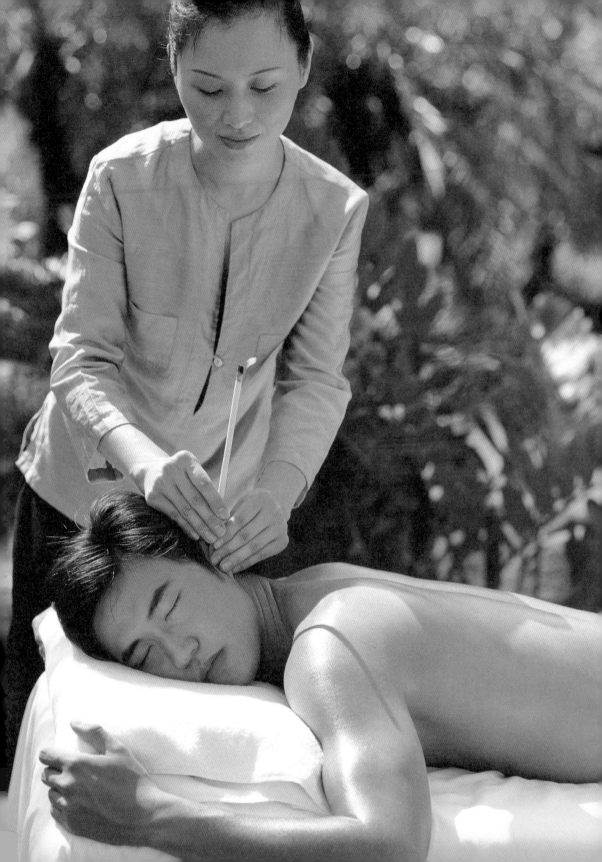

# 第一章

## 治未病、保健康的養生療法——刮痧

刮痧是我國流傳已久的一種自然療法，其效果顯著，深受大眾的青睞。本章主要是對刮痧的淵源、常用工具、介質、操作方法、步驟、常用體位和部位、禁忌事項等做一個系統性的概括與介紹，讓讀者掌握刮痧的基礎知識，為自己和家人的健康付出一份努力。

# ❦ 了解刮痧 ❧

## 中醫解讀「痧」

痧又稱「痧氣」，民間通稱「發痧」，是一種熱失調，當人體內水分不足或受熱後，熱邪積存在人體深處，這種高溫無法有效排除，致使有毒物質淤積於體表或經絡內，使得人體長期受風、寒、暑、濕、燥、火等痧病的影響，是夏秋季常見的症狀。

痧有廣義、狹義之分，廣義的痧指的是身體上所有的疾病與不適形成一種鬱結，存在於機體中，導致機體形成的一種不平衡的狀態。古籍認為，狹義痧症主要是由風、濕、火三氣相搏而成的，而一般來說，我們僅僅是將夏季中暑的暑痧視為痧症。

所以，凡是刮痧即謂刮暑痧，認為是專治中暑的傳統保健法。這是痧證的狹義範疇。

## 什麼是刮痧療法

刮痧療法是在中醫經絡學說的指導下，循著人體的經絡和穴位，應用光滑的硬物器具、金屬針具、瓷勺、古錢、玉石片等，蘸上食用油、白酒、凡士林、清水等物，在人體的皮膚、經絡、穴位和病變部位，反覆地刮、擠、揪、捏、刺等，造成皮膚表面的瘀點或者紫色痧痕，將阻滯在人體內的病理產物透過皮膚排泄出來，使病變的細胞、組織及器官得到氧氣的補充而活化，從而達到內病外治的一種中醫治療方法。

## 刮痧的歷史

相傳在遠古時期，人類發現火後，在用火取暖時發現火烤到身體的某些部位時，會很舒服。因為原始時期的人類都居住在簡陋的天然山洞中，很容易罹患風濕等病，他們逐漸發現用烤熱的石頭按壓、刺激身體，可以治療風濕、腫毒。這就是「刮痧」治病的雛形。

後來隨著針灸經絡理論的發展，民間開始流傳用邊緣鈍滑的銅錢、瓷勺、玉器等器具，在皮膚表面的相關部位反覆刮動，直到皮下出現紅色或紫色的瘀斑。在不斷的實驗中，這種方法逐漸演變成一種自然療法——刮痧健康療法。

較早記載刮痧的文字記錄，是元代醫家危亦林在1337年撰寫的《世醫得效方》，其中述：「沙症，所感如傷寒，頭痛嘔惡，渾身壯熱，手足指末微厥，或腹痛悶亂、須臾能殺人。」又說：「心腹絞痛，冷汗出，脹悶欲絕，俗謂攪腸沙，今考之，此症乃名乾霍亂，此疫由山嵐瘴氣，或因饑飽失時、陰陽暴亂而致。」刮痧發展到明代，其治病的記錄更加詳細和完善，多沿用了危氏的說法，但是將「沙」字變成了「痧」。

到了20世紀70年代，中醫學術得到了長足的發展，刮痧療法也逐漸與現代醫學相結合，發展成為獨特的治療方式。近年來，隨著綠色療法成為醫學發展的主流，刮痧療法也受到了社會的青睞，並逐步發展成為一門獨特的臨床保健治療學科。

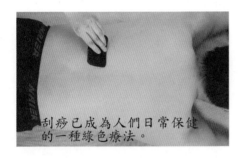

刮痧已成為人們日常保健的一種綠色療法。

## 認識刮痧後的出痧與退痧現象

### 出痧

痧是滲漏到微血管外的含有毒素的血液。微血管作為最細小的管腔，血管管壁本身就具有通透性，是營養和代謝物質進出的通道。

現代醫學研究發現，微循環障礙，即經脈氣血瘀滯不通不僅引起疼痛性疾病，也是產生眾多症狀的主要原因。

當人體健康、血液循環正常時，微血管不會出現血液瘀滯，刮痧後只會有促進血液循環，加速新陳代謝的作用，不會出痧。但在機體生病，血液循環減慢，血液瘀滯時，微血管裡瘀滯的由血液攜帶的代謝廢物會逐漸增多，營養物質則會逐漸減少。一旦開始刮痧，刮痧板的按壓力會將瘀滯的血液從微血管壁間隙擠壓到血管壁外，形成痧。而微血管內的瘀滯會瞬間得到緩解，血流也恢復正常。

由此可見，出痧是將含有毒素的血液從血管中分離出來，使皮膚表面出現痧痕的現象。對人體有良好的作用，不會對機體造成傷害。

### 退痧

刮痧所出的痧象一天天逐漸變淺，直至完全消散，這個過程就是退痧。人體血液、淋巴液和組織液中有多種防禦措施，能對體內異物，即非正常組織、外來組織有識別能力和排除能力。痧會很快被識別出來，並被機體的防禦機制吞噬和分解，分解物會隨汗液、呼吸、尿液等排出體外。

痧消褪的過程不是體內毒素以原有的形態被機體再吸收，而是啟動了這些具有免疫功能的細胞，提高了自身清除異物的能力，增強了機體的免疫力。

## 刮痧的功效

### 調整陰陽

「陰平陽秘，精神乃治」，中醫理論中認為人體之所以會產生疾病，其最根本原因在於陰陽失調，刮痧有明顯改善和調整臟腑之功能，使臟腑陰陽得到平衡的作用。例如對腸蠕動功能亢進者，在腹部和背部等處使用刮痧手法可使亢進的功能受到抑制而恢復正常。反之，腸蠕動功能減退者，則可促進其蠕動恢復正常。

### 行氣活血

刮痧作用於肌表，可以調節經絡的暢通，促進全身氣血的運行，使局

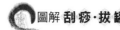

部疼痛得以減輕或消失。現代醫學認為，刮痧可以使局部皮膚充血、微血管擴張、促進血液循環。此外，刮痧的刺激可透過神經、內分泌系統調節血管的舒縮功能和血管壁的通透性，增強局部血液供應而改善全身血液循環。

### 加強身體局部的新陳代謝

刮痧出痧的過程是一種外在因素，是血管擴張甚至微血管破裂，血液外流，導致皮膚局部形成瘀血、瘀斑的現象。瘀血後能自行潰散，起到自身溶血的作用，形成一種新的刺激，從而加強局部的新陳代謝。

### 疏通經絡

人體的肌肉組織、筋膜等在受傷後，可以發出疼痛信號，透過神經的反射作用，出現肌肉的收縮、緊張和痙攣，其目的是為了減少肢體活動，從而減輕疼痛，這是人體的一種自我保護反應。刮痧能透過反覆的刮拭對局部的肌肉產生刺激作用，使局部經絡穴位的血液循環加快、溫度升高而產生熱效反應，從而解除緊張痙攣的肌肉，產生疏經通絡、活血化瘀的作用。

### 促進排毒

刮沙可使局部組織高度充血，刺激血管神經，促進血管擴張、血液及淋巴液的代謝，使其吞噬作用與運送能力增強，加速體內廢物和毒素的排除，組織細胞得到營養，從而使血液得到淨化，增強全身抵抗力。

### 調整病變臟器

生物訊息指的是各臟器的固有頻率及生物電等。人體各臟器都有特定的分工和生物訊息，當臟器發生病變時，其相關的生物訊息就會發生變化，從而影響整個系統乃至全身的機能平衡。

刮痧透過各種刺激和能量的傳遞作用於體表的特定部位，產生一定的生物訊息，透過訊息傳遞系統傳導到受損傷的，甚至是已經病變的細胞、臟器並加以調整，使亢進者受到抑制而恢復正常，從而產生調整病變臟器的作用。這是刮痧治病和保健的依據之一。例如透過刮痧刺激內關穴，輸入調整訊息，可以調整冠狀動脈的血液循環，延長左心室輸出血液的時間，使心絞痛患者的病情得到緩解。

### 激活免疫細胞，增強免疫力

痧消退的過程不是指體內毒素以原有的形態被機體再吸收，而是激活了這些具有免疫功能的細胞。

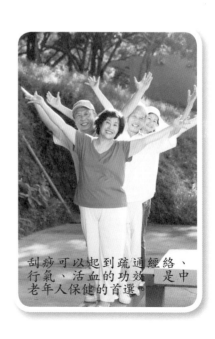

刮痧可以起到疏通經絡、行氣、活血的功效，是中老年人保健的首選。

# ◈ 刮痧的必備器具 ◈

## 刮痧板簡介

　　傳統的刮痧療法所用工具有瓷匙、銀元、金屬板等。從刮痧板的材質來說，天然水牛角最好，玉、石次之，瓷片亦可，塑膠不宜。目前應用最為廣泛的是刮痧板和集多種功能於一身的刮痧梳子。以天然水牛角為材質的刮痧板最常見，因為水牛角本身就是一種中藥，具有清熱解毒、涼血、鎮驚的作用。在古代及現今一些少數民族地區，水牛角還是辟邪去災的吉祥物，可以隨身佩戴，被視為理想的強身健體之佳品。

　　刮痧板的形態結構包括厚緣（弧形）、薄緣（直行）和稜角。保健多用厚緣，治療疾病多用薄緣，關節附近和需要點按的穴位多用稜角刮拭。還有兩曲線狀凹口，此部分對手指、腳趾、脊椎等呈凸曲面的部位進行刮痧治療，能盡可能多的接觸皮膚，取得理想的治療效果。

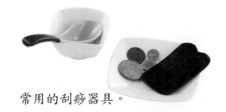

常用的刮痧器具。

## 常見的刮痧介質

　　刮痧時為了減少阻力，減輕對皮膚的損傷，增強刮痧的療效，操作時必須先在刮痧部位塗上一層刮痧介質。

　　刮痧活血劑又稱活血潤滑劑，其實也是來自於民間，多由血竭、白芷、紅花、麝香等中藥材經提煉濃縮而成，有擴張微血管，促進血液循環的作用。

　　刮痧油是指專門配製的，用於刮痧的油劑，一般由芳香藥物的揮發油和植物油提煉濃縮而成，有祛風除濕、清熱解毒、活血化瘀、消炎鎮痛等作用。

　　刮痧時在施術部位塗以刮痧油不但可以減輕疼痛，還可以潤滑保護皮膚，預防感染，使刮痧安全有效，也可以使效果更顯著。

常用的刮痧介質。

## 刮痧所需的其他材料

### 清潔的紙張

　　刮痧結束後，需要用清潔的紙張擦拭刮痧部位，既能清潔皮膚也能防止污染衣服。

### 毛毯

　　刮痧大多是局部性操作，可準備一條毛毯，將不施術的部位蓋上，以防著涼。

# 刮痧的選穴、配穴原則

## 刮痧時的選穴原則

### 近部取穴法

即在病變局部或鄰近部位所選取的穴位，對其局部病症有驅除邪氣、疏通氣血、消瘀止痛等作用。

### 遠部取穴法

即選取離身體的病變部位較遠的穴位進行配伍。如咽喉腫痛取魚際、合谷等穴；胃痛取足三里、內關等穴。

### 隨症取穴法

利用腧穴的特殊性質，針對某些疾病採用的一種選穴原則。

### 背部取穴法

即取脊背部督脈和膀胱經上的腧穴。督脈為陽脈之海，而足太陽膀胱經在人體背上有五臟六腑的腧穴。其可以反映出臟腑、經絡的相應病變，因此對這些腧穴施以適當的刺激，會有良好的調理相關臟腑的作用。

## 刮痧時的配穴原則

### 本經配穴法

指選取發生病變的臟腑其所對應經脈的腧穴進行配伍。如咳嗽取肺經的中府、尺澤等。

### 表裡經配穴法

即指取表裡兩經的穴位進行配伍。如胃痛可以取胃經的中脘、足三里等穴，也可以取脾經的地機、陰陵泉等穴。

### 上下配穴法

即選取人體上部和下部穴位並用治療疾病的方法。如高血壓既可取用上部的腎腧穴，又可取用下部的太溪、湧泉穴。

### 前後配穴法

即選取胸腹部的穴位和腰背部的穴位配合應用。如哮喘，前取中府、膻中等穴，後取肺腧、膏肓等穴。

### 左右配穴法

指根據經脈循行左右交叉的原理，在配穴時實施左病取右或右病取左的取穴方法。如右側腰痛，可以取左側的腰眼、腎腧、膈腧等。

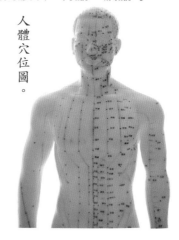

人體穴位圖。

# ✦ 刮痧的宜忌 ✦

## 刮痧之宜

| | |
|---|---|
| 內科病症 | 感受外邪引起的感冒發熱、頭痛、咳嗽、嘔吐、腹瀉及高溫中暑等、急慢性支氣管炎、肺部感染、哮喘、心腦血管疾病、腦中風後遺症、泌尿系統感染、急慢性胃炎、腸炎、便秘、腹瀉、高血壓、糖尿病、膽囊炎，各種神經痛、臟腑痙攣性疼痛等。 |
| 外科病症 | 以疼痛為主要症狀的各種外科病症，如急性扭傷、感受風寒濕邪導致的各種軟組織疼痛、各種骨關節疾病、坐骨神經痛、肩周炎、落枕、慢性腰痛，頸椎、腰椎、膝關節骨質增生等病症。 |
| 兒科病症 | 營養不良、食欲不振、生長發育遲緩、小兒感冒、腹瀉、遺尿等病症。 |
| 五官科病症 | 牙痛、鼻炎、鼻竇炎、咽喉腫痛、視力減退、弱視、青少年假性近視、急性結膜炎等病症。 |
| 婦科病症 | 痛經、閉經、月經不調、乳腺增生、產後病等。 |
| 保健 | 預防疾病、病後恢復、強身健體、減肥、養顏美容、消斑除痘、延緩衰老等。 |

## 刮痧之忌

| | |
|---|---|
| 內科病症 | 有嚴重心腦血管疾病、肝及腎功能不全、全身水腫者禁止刮痧。因為刮痧會使人皮下充血，促進血液循環，這會增加心、肺、肝、腎的負擔，加重患者病情。有出血傾向者亦不可刮痧。 |
| 外科病症 | 體表的癤腫、破潰、瘡癰、斑疹和不明原因包塊等患處禁止刮痧，否則會導致創口的感染和擴散。急性扭傷、創傷的疼痛部位或骨折部位禁止刮痧，因為刮痧會加重傷勢。 |
| 婦科病症 | 孕婦的腹部、腰骶部禁用刮痧，否則會引起流產。 |
| 禁刮部位 | 眼睛、口唇、舌頭、耳孔、鼻孔、乳頭、肚臍等部位禁止刮痧，因為刮痧會使這些部位黏膜充血，不利於康復。 |
| 亞健康狀態 | 過饑或過飽、過度疲勞、醉酒者不可接受重力、大面積的刮痧，否則會引起虛脫。 |

# 刮痧的方法

## 常用的刮痧法

### 循經刮痧法

按照經絡的循行走向進行刮拭，用力輕柔、速度和緩、連續不斷，屬於保健刮痧，適用於刮拭結束時的調理或者用於放鬆肌肉、調整經絡、消除疲勞等。

### 穴位刮痧法

在對骨骼、關節等部位進行刮拭時，刮痧板與刮拭方向須保持45°；對特定的穴位或痛點，刮痧板與刮拭部位之間的角度應小於30°，用力由輕至重，適宜地做柔和慢速的旋轉按揉。

### 面刮法

手持刮痧板，刮拭時用刮痧板的邊緣1/2接觸皮膚，以傾斜45°角應用最為廣泛（圖①）。這種手法適合用於身體比較平坦部位的經絡和穴位。

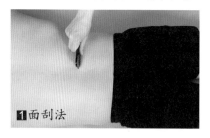

**1** 面刮法

### 角刮法

用刮板的稜角以傾斜45°角在穴位上進行自上而下的刮拭（圖②）。這種刮法多用於肩部的肩貞穴、胸部的中府穴、雲門穴等。

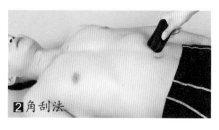

**2** 角刮法

### 厲刮法

刮板的稜角與穴位呈90°角垂直，刮板始終不離開皮膚，並施以一定的壓力於穴位上做短距離的前後或者左右摩擦。

### 點按法

刮板稜角以90°角垂直向下按壓穴位，力道由輕到重，逐漸增加，片刻後猛然抬起，使肌肉復原（圖③）。這種手法可以重複做幾次，適用於無骨骼的軟組織和骨骼凹陷部位，比如人中穴、膝眼穴等。

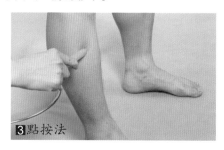

**3** 點按法

### 摩擦法

將刮板的邊、角或面與皮膚直接緊貼或隔衣、隔布進行有規律地旋轉移動或直線往返移動，使皮膚產生熱

感為準，並向深部滲透（圖④）。其左右移動力量大於垂直向下壓按的力道。操作時，動作輕柔，移動均勻，可快可慢，一個部位操作完成後再進行下一個部位。多用於麻木、發涼或隱痛部位，或肩胛內側、腰部、背部和腹部。另外，在使用其他刮法前也可使用點按法，等到皮膚有熱感後再繼續其他操作即可。

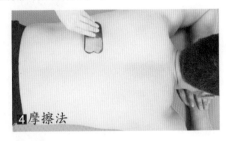

**4 摩擦法**

## 直線刮法

利用刮痧板的上下邊緣在體表進行直線刮拭。一般用右手拿刮痧板，拇指放在刮痧板的一側，四指放在刮痧板的另一側，與體表成45°角，刮痧板薄的一面1/3或1/2與皮膚接觸，利用腕力下壓並向同一方向直線刮拭，要有一定長度。這種手法適用於身體較平坦的部位。

## 補瀉手法

### 補法

刮拭按壓力道小，速度慢，刺激時間較長，有助於激發人體的正氣。向心臟方向的手法為補法。適用於年老體弱、久病重病或形體瘦弱的虛證患者。

### 瀉法

刮拭按壓力道大，速度快，刺激時間較長，有助於疏泄病邪。背離心臟方向的手法為瀉法。適用於年輕體壯、新病、急病或形體壯實的實證患者。

### 平補平瀉法

介於補法和瀉法之間，亦稱平刮法，有三種刮拭方法：

第一種為刮拭按壓力道大，速度慢。

第二種為刮拭按壓力道小，速度快。

第三種為刮拭按壓力道中等，速度適中。

這種方法常用於正常人的保健或虛實兼見證的治療。

### 補瀉法的注意事項

| | 力道 | 頻率 |
|---|---|---|
| 補法 | 小 | 慢 |
| 瀉法 | 大 | 快 |
| 平補平瀉法 | 大 | 慢 |
| | 小 | 快 |
| | 中等 | 適中 |

## 擠痧法

對因痧引起的疾患，用雙手或單手大拇指、食指互相擠壓皮膚，連續擠出一塊塊或一小排紫紅痧斑為止的治療方法，稱為擠痧療法。

## 拍痧法

拍痧法是指用虛掌或用刮痧板蘸取藥水或酒、醋等介質後，在腳、手及痠痛的關節部位進行拍打，以皮膚發紅為準。此法適用於痛癢、痠、脹、麻的部位（圖⑤）。

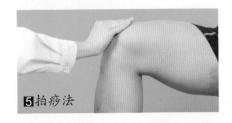

**5 拍痧法**

## 身體不同部位的刮痧法

### 頭部經穴

鑑於有頭髮覆蓋，頭部經穴需要用面刮法進行刮拭，不需塗刮痧油。

#### 太陽穴

太陽穴用刮板稜角部從前向後刮拭。

#### 頭部兩側

將刮板放在頭維穴至下鬢角處，沿耳後髮際處刮至風池穴。

#### 頭頂部

以百會穴開始向前刮至前髮際處（圖⑥）。

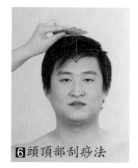

⑥頭頂部刮痧法

#### 後頭部

以百會穴為起點向後刮至後髮際處。

#### 全頭部

以百會為中心，向四周呈放射狀的方式進行刮拭。

### 面部經穴

面部經穴用面刮法，沿著肌肉的走向由內向外進行刮拭。面部刮痧以疏通經絡氣血為目的，不必出痧，因此手法要輕柔，切忌用重力大面積刮拭。面部刮痧不需要塗抹刮痧油，並以補刮為主（圖⑦）。

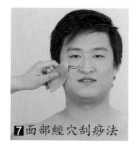

⑦面部經穴刮痧法

### 頸部經穴

按照從頸部正中線到頸部兩側、肩上的方向進行刮拭。刮拭兩側到肩上時，一般應盡量延長刮拭的過程，中途不要停頓。頸部到肩上的肌肉較豐富，用力可稍重（圖⑧）。

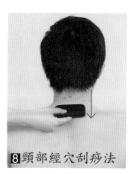

⑧頸部經穴刮痧法

### 背部經穴

背部經穴用面刮法由上向下刮拭，一般是先刮後背正中線的督脈，再刮拭足太陽膀胱經在背部的循行路線，即脊椎旁開1.5寸和3寸的位置。脊柱兩側的夾脊穴可用刮痧板兩角部同時向下刮拭（圖⑨）。

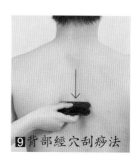

⑨背部經穴刮痧法

### 胸部經穴

胸部正中線是任脈的所在位置，從上到下刮拭天突、膻中到鳩尾穴。

刮拭胸部兩側，以身體前正中線為界，由內向外沿著肋骨走向刮拭，注意避開乳頭部位（圖⑩）。

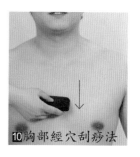

⑩胸部經穴刮痧法

### 四肢經穴

用面刮法由近端向遠端刮拭，如有下肢靜脈曲張或水腫者，應從肢

體遠端向近端刮拭。四肢刮拭應盡量長，對於關節、骨骼等突起部位則應順勢減輕力道。四肢多見的急性外傷，不宜刮痧（圖⑪、⑫）。

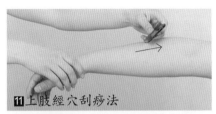

⑪上肢經穴刮痧法

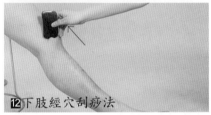

⑫下肢經穴刮痧法

### 腹部經穴

用刮板的邊緣，按照由上到下、自左向右的順序依次刮拭。如有內臟下垂者，應由下向上刮拭。臍中即神闕穴禁止塗油和刮痧（圖⑬）。

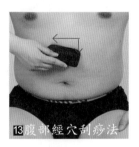

⑬腹部經穴刮痧法

## 其他刮痧方法

### 挾痧法

挾痧法又稱揪痧法，是指在受術者的待刮拭部位塗上刮痧介質，然後施術者五指屈曲，猶如鉤狀，蘸刮痧介質後夾揪住皮膚（圖⑭），然後用力向外滑動再鬆開（圖⑮），一挾一放，反覆進行，並連續發出「啪啪」的聲響，在同一部位可連續操作6～7次。揪痧後，被挾起的部位會出現痧痕，造成局部瘀血，從而使皮膚出現血痕。施行本法時不需要任何器具，只需用手指操作即可。

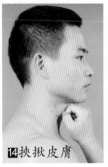 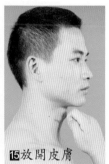

⑭挾揪皮膚　　⑮放開皮膚

### 扯痧法

在受術者的一定部位或穴位上，用大拇指與食指用力提扯受術者的皮膚，以達到治療疾病的作用，稱之為扯

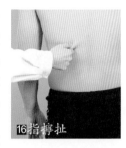

⑯指擰扯

痧法。扯痧時受術者取站立、坐位或臥位，充分曝露局部皮膚。施術者用拇指指腹和食指第2指節蘸冷水後，扯起一部分皮膚及皮下組織，並向一側牽拉擰扯（圖⑯），然後急速放開還原。也可用拇指、食指、中指三指的指腹夾扯皮膚（圖⑰），依上述手法連續向固定方向擰扯，重複往返數次，直到扯痧部位表皮出現紫紅色或暗紅色的痧點為止。

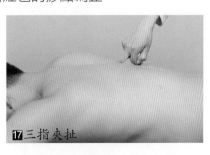

⑰三指夾扯

# 刮痧的正確操作步驟

## 第一步：明確病症

在進行刮痧前，首先要全面蒐集病情資料，認真分析，明確臨床診斷，以確定是否屬於刮痧的適應症，並考慮有無禁忌情況。

## 第二步：因人、因病確定刮痧方法

根據病人的病症和病情，確定需要刮拭的經絡或腧穴，且應根據病人的性別、年齡、胖瘦、體質的強弱、病情的輕重、病變部位及所取經絡腧穴的特性，適當的選用刮痧方法。

## 第三步：確定刮痧體位

一般而言，刮痧體位以刮痧時施術者操作簡便準確、病人舒適為原則，並且盡量採用以一種體位完成全部治療過程的方案。對體質較弱或精神過度緊張的病人，應採用臥位施術。

刮痧療法的常用體位有以下幾種：

### 俯臥位

適用於頭、頸、背、腰及臀、下肢的刮痧。

### 側臥位

適用於身體側面或上下肢的刮痧。

### 仰臥位

適用於頭面、胸腹及四肢的刮痧。

### 俯伏坐位

適於後頭部、頸、背、上肢的刮痧。

### 側伏坐位

適用於頭部一側、面頰、耳前後、頸項側部、一側肩及上肢、脅肋部的刮痧。

### 仰靠坐位

適於前頭、顏面、頸、胸、腹、上肢及下肢內側、前側部的刮痧。

### 站立及前俯站立位

適於背、腰、下肢後側部的刮痧。

## 第四步：選擇刮痧板

刮痧前應先根據刮痧部位及病症選擇合適的刮痧板（具體方法前文已介紹），然後檢查刮痧板是否清潔，邊緣是否有裂口。刮痧板可以用消毒液或肥皂水清洗，然後用毛巾擦乾。

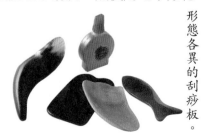

形態各異的刮痧板。

## 第五步：塗刮痧介質

　　曝露出需要刮拭的部位後，將刮痧油的瓶口朝下，使其從小孔中自行緩慢滴在刮拭部位，用刮痧板自卜而上塗勻即可。刮痧油不宜塗抹過多，否則會使皮膚過滑，而不利於刮拭。也可以使用刮痧活血劑，以促進血液循環，增強療效。此外，面部、頭部一般都不能塗刮痧油。

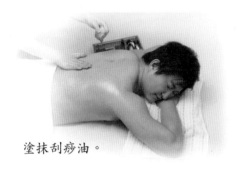

塗抹刮痧油。

## 第六步：實施刮痧術

　　施術者用右手拿刮痧板，蘸取刮痧油後，使用腕力輕輕向下順刮或從內向外反覆刮動，刮時需沿同一方向操作，用力要適度，力道要均勻，一般刮10～20次，以受術者能忍受為準。刮痧時應不斷詢問受術者的感受，問受術者是否能承受刮痧的力道、刮拭部位是否疼痛等。

　　用瀉法或平補平瀉手法刮痧時，每個部位的刮拭時間一般在5分鐘以內，補法則每個部位刮拭時間為5～10分鐘。對一些出痧較少甚至不出痧的患者，不可強求出痧。同時，還應結合患者的具體情況靈活掌握刮痧的時間。兩次刮痧時間一般間隔3～6天，以皮膚上痧痕完全消失為準。一般3～5次為1個療程。

## 第七步：善後工作要做好

◎促進刮痧活血劑的吸收：用手掌在刮拭部位進行按摩，使刮痧活血劑能充分吸收，以增加療效。
◎清潔刮痧部位：用消毒棉球或乾淨的毛巾將刮拭部位的刮痧油擦乾即可。
◎觀察刮痧部位的顏色及形態變化：刮痧治療後，由於病情不同，治療局部可能會出現不同顏色、不同形態的痧。皮膚下深層部位的痧多為大小不一的包塊狀或結節狀。刮痧治療半小時後，皮膚表面的痧痕會逐漸融合，深處的包塊狀痧會慢慢消失。

### 刮痧養生面面觀

### 刮痧的注意事項

◎屋裡保持整潔、安靜、溫暖，空氣流通。
◎刮痧出痧後30分鐘內，不能洗涼水澡。
◎年老體弱、小兒以及容易緊張怕疼的病人應採用補法刮拭，手法要輕柔。操作時要注意觀察病人的臉色表情及全身狀態，以便及時發現和處理意外狀況。
◎頸部、腋下、腰際等處均有淋巴分布，操作手法宜輕柔，切勿強力牽拉，以免引起淋巴液回流障礙或損傷經脈。

# 刮痧常見問題及處理方法

## 暈刮

暈刮，即指刮痧治療過程中出現的暈厥現象。在刮痧過程中，病人若出現頭暈、心悸、面色蒼白、四肢發冷甚至神昏欲倒等，均屬暈刮現象。

### 暈刮預防措施

◎對於初次接受刮痧治療的病人，應做好解釋說明工作，消除其顧慮。
◎空腹、過度疲勞、熬夜後不宜使用刮痧療法。
◎根據患者的體質選用適當的刮拭手法。對低血壓、低血糖、體質虛弱、汗出或吐瀉過多、失血過多等虛證，宜用補刮手法，手法宜和緩。
◎刮痧部位應少而精，掌握好刮痧時間，一般不宜超過25分鐘。尤其是當夏季時，氣溫過高，患者出汗多，而刮痧時汗孔開泄，體力容易消耗，最易感到疲勞，因此更應嚴格控制刮拭時間。
◎在刮痧過程中，要不斷地詢問病人的感覺，及時發現暈刮的徵兆。

### 暈刮處理方法

◎病人出現暈刮現象後應立即停止刮拭，且迅速讓病人平臥，採取頭低腳高的體位，並要安慰病人，消除病人的緊張情緒。
◎稍事休息後，讓病人飲用一杯溫開水或糖水，並注意保暖、保溫。
◎迅速用刮痧板稜角部點按人中穴，力道宜輕，避免施力點按後出現局部水腫。
◎重刮病人頭部的百會穴和腳底的湧泉穴，採用瀉刮的方法。
◎病人病情好轉後，在精神狀態允許下，繼續重刮內關和足三里穴。

採取以上措施後，讓病人靜臥片刻後即可恢復自然狀態。

## 不出痧

慢性病會經常進行刮痧治療，當病情平穩以後，出痧就會減少，甚至不出痧，此時可採取下列方法：

### 交替、變換刮拭手法和方法

如果經過多次刮痧後，出痧明顯減少或不出痧者，為避免損傷正氣，不能再用瀉法，改為以重點穴位和穴區的治療為主，可用面刮法、點按法和按柔法相結合的刮痧治療法。

### 適當延長治療間隔時間

在治療慢性病時，採用左右肢體、經絡、穴位交替治療，這樣就能使每條經絡和治療區域的間隔時間延長，保持病變經絡、穴位的敏感性。

### 增加補益穴位的運用

對於不出痧的病症，一方面改瀉法為補法，另一方面辨症增加補益的穴位，比如足三里、三陰交等。

# 第二章

## 求醫不如求己的養生療法——拔罐

拔罐是一種傳統的中醫療法，許多人，尤其是中、老年人已對它不再陌生，這種方法簡便易行、效果明顯，在民間歷代沿襲，曾經一度被視為重要的家庭日常保健法，至今延用不衰。如何在家安全、科學地使用拔罐，本章即將為您一一介紹。

# ❀ 了解拔罐 ❀

## 什麼是拔罐療法

拔罐療法又稱吸筒療法、拔筒法，是以各種罐為器具，利用燃燒等方法排去罐內的空氣以造成負壓，使之吸附於經絡、穴位、患處或體表的某些部位，令被拔部位的皮膚出現充血、瘀血或起泡等現象，從而達到治療疾病的目的。

## 拔罐的歷史

### 先秦時期

拔罐療法，在中國古代醫學典籍中稱為「角法」。早在原始社會時期，人們就利用牲畜的角，如牛角、羊角等，將其磨成有孔的筒狀。在刺激癰疽後，用角吸出膿血，這便是最早的拔罐療法。在1973年湖南長沙馬王堆三號漢墓出土的帛書《五十二病方》中就記載了以獸角治療痔疾的方法：「牡痔居竅旁，大者如棗，小者如核者，方以小角角之，如孰（熟）二斗米頃，而張角」。其中「以小角角之」，指的就是用小獸角吸拔膿液。《五十二病方》是我國現存最早的醫書，大約成書於春秋戰國時期，這就表明至少在西元前200年左右，我們的祖先就已經採用拔罐療法對病人進行救治了。

### 晉唐時期

東晉時期的葛洪，在其所撰寫的《肘後備急方》中，提到了用牛角法治療脫腫的病例。當時此法特別盛行，經常出現因應用不當而造成的醫療事故，所以葛洪在其書中特別提到要慎重的選擇適用病症：「癰疽、瘤、石癰、結筋、瘰癧、皆不可就針角。針角者，少有不及禍者也」。上述禁忌症即使以現今的眼光來看，也是有道理可循的。

到了隋唐時期，拔罐器具有了突破性的改進，開始使用經過削製加工的竹罐進行治療。竹罐取材廣泛，價格低廉，而且質地輕巧、吸拔力強，不但提高了治療效果，也有助於拔罐這一療法的進一步推廣和實施。例如，唐代的王燾在《外台祕要》中詳細描述了用竹罐治療疾病的方法：「遂依角法，以意用竹作小角，留一節長三、四寸，孔經四、五分。若指上，可取細竹作之。才冷搭得螫處，指用大角角之，氣漏不嘶，故角不厭大，大即朔急差。取四、五枚，鐺內熟煮，取之角螫處，冷即換」，這就是用竹罐水煮排氣法拔罐治病的記載。

### 宋金元時期

到了宋金元時期，竹罐已經完全代替了獸角。拔罐療法的名稱也改成了「吸筒法」，且開始出現藥罐，即將竹罐事前在配製好的藥物中煮過，用時再將此罐置於沸水中煮，趁熱拔在穴位上，以發揮竹罐吸拔和藥物外治的雙重作用。而宋代蘇軾和沈括編

撰的《蘇沈良方》中還記載了用「火筒」治療久嗽的方法，表明宋代的拔罐療法已經發展到治療內科疾病的範疇。

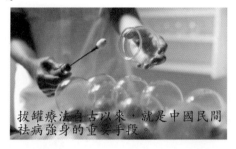

拔罐療法自古以來，就是中國民間袪病強身的重要手段。

### 明清時期

拔罐法在當時已成為中醫外科治療疾病的重要方法。明代陳實功在《外科正宗》中對藥罐療法有過詳細的記載：「羌活、獨活、紫蘇、艾葉、鮮菖蒲、甘草、白芷各五錢，連鬚蔥二兩。預用徑一寸二、三分新鮮之嫩竹一段，長七寸，一頭留節，用力削去外青，留內白一半，約厚一分許，靠節鑽一小孔，以柵木條塞緊。將前藥放入筒內，筒口用蔥塞之。將筒橫放鍋內以物壓，勿得浮起。用清水十大碗煮數滾，約內藥濃熟為度候用。再用披針於瘡頂上一寸內品字放開三孔，深入淺寸，約筒圈內，將藥筒連湯用大磁缽盛貯患者榻前，將筒藥倒出，急用筒口乘熱對瘡合上，以手捺緊其筒，自然吸住。約待片時，藥筒已溫，拔去塞孔木條，其筒自脫。」

針對竹罐吸收力差，久置乾燥後容易乾裂漏氣的缺點，清代出現了陶罐，並正式提出了「火罐」一詞。清代趙學敏的《本草綱目拾遺》對其進行了詳細的描述：「火罐，在江右及閩中皆有之，系窯戶燒售。小如人大指腹大，兩頭微狹，使罐口以受火氣，凡患一切風寒，皆用此罐。」

明清時期的拔罐方法也有了較大進步，「以小紙燒見焰，投入罐中，即將罐合於患處；或頭痛，則合在太陽、腦戶或顛頂；腹痛，合在臍中。罐得火氣舍於肉，即牢不可脫，須待其自落……肉上起紅暈，罐中有氣水出。」此類拔罐法至今仍是頗為常用的投火法，而且其治療範圍也突破了歷代以外科為主的治療範圍，開始應用於多種病症。

### 現代概況

直至今日，不僅中醫內治法得到了大力發展，中醫外治法中的拔罐療法亦得到不斷改善。現代罐具種類擴展到玻璃罐、金屬罐、塑膠罐、橡膠罐、抽氣罐，近年來還有配合現代醫療技術研製的新型罐具，比如紅外線罐、磁療罐、鐳射罐等。排氣方法有吸吮排氣法、注射排氣法、火力排氣法、電動抽氣幫浦排氣法等。治療範圍也從少數病症發展到能治療100多種臨床各科疾病。

拔罐療法不僅在我國深受群眾喜愛，在國外也得到了廣泛的應用。如非洲國家至今還有不少民間醫生沿用「角法」，日本的「真空淨血療法」、法國的「杯術」等都屬於我國拔罐療法的範疇。可見，拔罐的療效已經得到了世人的認可。

## 拔罐能保健治病的原理

### 單純拔罐法的治病原理

現代醫學指出，拔罐時，罐內

形成負壓，使局部微血管充血，甚至破裂，表皮瘀血出現溶血現象，隨即產生一種類組織胺物質隨體液周流全身，刺激各個器官，增強其功能活動，提高機體的抵抗力。同時，拔罐時的物理刺激，可透過皮膚感受器和血管感受器的反射途徑傳導到中樞神經系統，調節興奮與抑制過程，使之趨於平衡，加強對身體各部位的調節和控制，使患部皮膚相應的組織代謝旺盛，吞噬作用增強，促進機體的恢復功能，使疾病逐漸痊癒而康復。

### 綜合拔罐法的治病原理

　　在拔罐的同時配合藥物、針灸、刺絡、按摩等中醫療法進行治療，則稱為綜合拔罐法。隨施治方法不同，其作用強度亦有差異。

◎火力及水煮或水蒸氣排氣法拔罐，對局部皮膚有溫熱刺激作用，尤以大火罐或竹罐療法效果最為顯著。這種刺激具有使局部血管擴張，促進局部血液循環，加強新陳代謝，改變局部組織營養狀態，增強血管壁通透性及白血球吞噬能力，增強局部耐受性及機體抵抗力，從而促使疾病好轉的作

## 拔罐養生面面觀

### 拔罐反應解析

◎拔罐區若出現細微出血，可作為麻疹、風疹、猩紅熱、斑疹傷寒等症的依據。

◎拔罐區若出現印痕黑紫，其中有出血之紫斑，且多相互重疊，則為斑疹傷寒的陽性反應。

◎拔罐區若出現很多大水泡，提示有水液瀦留，是水腫的徵兆。

◎拔罐區若呈現粉紅色或無色斑，提示患有神經痛或高血壓。

◎拔罐區若呈現深紫色斑，且在紫紅色斑的印痕中間出現黑褐色斑紋者，提示患有肌肉風濕症和類風濕性關節炎，透過拔罐，這些印痕或斑紋若逐漸減少，則提示病情減輕、好轉或痊癒。

用。特別是拔出大水泡，滲液的再吸收過程可以明顯地增強人體免疫力，若配合藥物一起使用，效果更加顯著。

◎走罐法則同時具有與按摩療法相似的效果，若將二者合而使用，療效更加倍。

## 拔罐的功效

### 開泄腠理，扶正祛邪

　　當人體受到風、寒、暑、濕、燥、火等外邪的侵襲或由於情志、飲食等不節，會導致臟腑的功能失調，產生各種病理產物，而這些病理產物又是致病因素，停留在機體內，阻滯氣血，影響到臟腑的功能，最終導致各種病症。拔罐可透過其吸拔作用，

拔罐是一種歷久彌新的祛病法，因其功效顯著，較西醫副作用小，而被人們廣泛使用。

將毛孔打開並使皮膚充血，產生一種良性的刺激，使體內的病理產物從毛孔排出體外。這就是中醫學中所說的「風寒邪氣隨氣水出」。

### 平衡陰陽，調和臟腑

中醫理論認為正常的人體是處於陰陽消長平衡的狀態，正如《黃帝內經》中述：「陰平陽秘，精神乃治」、「陰陽失衡，百病叢生」，但由於邪氣對人體的侵襲，這種平衡狀態被打破，則會出現陰陽偏盛偏衰的一些表現。「陰勝則陽病，陽勝則陰病；陽勝則熱，陰勝則寒。」而拔罐療法則能透過對經絡、穴位局部的吸附作用使體表的穴位產生充血、瘀血等變化，並透過經絡與內在的臟腑相聯繫，從而達到治療各種臟腑疾病的目的。現代醫學認為拔罐可以刺激神經系統末梢感受器和血管感受器，將反射傳導到大腦的神經中樞，調節大腦皮質的興奮和抑制功能，從而加強大腦皮質對身體各部分的調節，有助於促進機體康復痊癒。

### 疏通經絡，調整氣血

中醫理論認為，經絡有「行氣血，營陰陽，濡筋骨，利關節」的生理功能，如果經絡不通則會出現經脈氣血的瘀滯，導致經絡所循行到達的部位，皮、肉、筋、脈及關節等的失養，出現萎縮、不利的情況。拔罐療法則從其穴前導之，或對應之穴啟之，使閉阻之穴感受到刺激，循經傳導，則其所阻滯之氣血亦緩緩通過其穴，而復其流行。

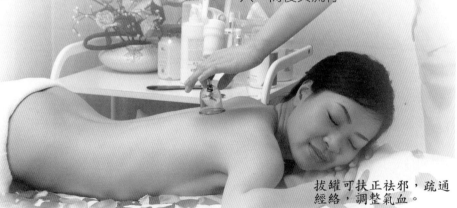

拔罐可扶正祛邪，疏通經絡，調整氣血。

## 拔罐養生面面觀

### 不同的拔罐法作用不同

拔罐療法的作用除了共同的特點外，不同的拔罐法各有其特殊的作用。如藥罐，在罐內負壓和溫熱刺激的作用下，機體皮膚毛孔打開，血液循環加快，可以促進對藥物的吸收；走罐具有和按摩、刮痧相似的效應，可以增加肌肉的血流量，促進關節、肌腱周圍的血液循環，全方位的調節機體功能；刺絡拔罐法則以逐瘀化滯、解閉通結為主等。

# 拔罐的必備器具

## 拔罐器具的種類

### 角製罐

用牛、羊或獸角加工製成,頂端有孔,用於吸吮排氣,口端要打磨光滑。這是最早的罐具。

### 竹製罐

將其按節截斷,一端留節做底,一端去節作口,現在常用於拔水罐、藥罐。

### 陶罐

由陶土做成陶坯後燒製而成,分為大、中、小三種型號。缺點是易碎,無法觀察罐內皮膚的變化。

### 玻璃罐

玻璃罐是目前家庭和醫療單位最常用的拔罐器具,其外形如球狀,口小肚大,使用時可以清楚的觀察到拔罐部位的皮膚充血。

### 抽氣罐

現在常用的是真空抽氣罐,由有機玻璃或透明的工程樹脂材料製成,置有活塞便於抽氣。使用簡便、安全,可以隨意調節罐內負壓,是家庭最適用的拔罐器具。

## 拔罐的輔助用品

### 點火物品──酒精

一般多採用濃度95%的酒精,易於燃燒。

### 點火工具

用止血鉗或鑷子夾蘸過酒精的棉球、紗布等,也有直接將其投入罐中的方法。注意蘸酒精時不能太多,以免滴到病人身上。點火常見的是打火機和火柴。

### 潤滑劑

分為液體和固體兩種,選用能產生潤滑作用的液體,如水、植物油、紅花油等,既能產生潤滑的作用,又能增強拔罐時的吸附力。軟質固體一般有凡士林、面霜等。

### 藥液

藥液用於浸泡罐具,主要用於竹罐,或塗抹於皮膚,以加強拔罐的治療效果。一般以活血化瘀、行氣止痛、祛風散寒等藥物為主。

### 消毒劑

消毒局部皮膚,用於配合三稜針放血治療。

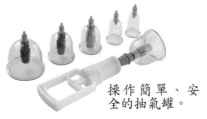

操作簡單、安全的抽氣罐。

# 拔罐的選穴原則

## 就近選穴

就近選穴即指在疼痛的部位或鄰近部位選穴進行拔罐。所用的穴位包括阿是穴和病理性反應點。例如膽絞痛，對膽囊壓痛點進行拔罐治療，就能立即緩解。

## 遠端選穴

即指在疼痛部位的遠端選穴進行拔罐。而遠端施術部位的選擇是以經絡循環為依據，所以這種取穴方法也被稱為循經取穴。

遠端拔罐取穴常按上下、左右和交叉等原則進行取穴。

## 特殊部位選穴

某些穴位具有特殊的治療作用，因此，可根據病變的特點來選擇吸拔部位，即對症取穴。

如大椎、曲池、內庭等穴有退熱之效，所以患有發熱症狀的疾病時，可以在這些部位進行施術。膽囊疾病取膽囊穴、落枕取懸鐘、乳房疾病取乳根、乳中等。內關穴對心臟有雙向調節作用，當出現心跳過緩或過急時，都可以選用此穴。

因此，這就需要施術者對每個穴位有一定的了解，以便在選穴時能快速找到該穴位。

## 病理反射點中間結合，強調脊椎

按照經脈循行的規律，在疾病相對應的體表部位尋找病理反應性疼點或者壓痛點，在這些部位上進行施術。

頸椎部是指第7頸椎以上的部位，主要治療頭頸部、肩部、上肢及手部的綜合功能異常。如頭痛、頭暈、頸椎病、落枕、肩周炎、手臂疼痛等。

胸椎上部是指第1胸椎棘突下到第6胸椎棘突下的背部區域，主要治療心、肺等胸背部疾病，氣管、胸廓的病變以及有關組織、器官的病症。

胸椎下部是指第7胸椎棘突下到第12胸椎棘突下的腰背部區域，多用於治療肝、膽、脾、胃、大小腸及有關組織、器官的病症。如消化不良、急慢性胃腸炎、腹痛、腹瀉、便秘、肝區疼痛、膽囊炎等病症。

腰骶部是指第1腰椎棘突下到長強穴的腰骶部區域。主要用於治療泌尿系統、生殖系統、腰部、臀部以及下肢等各部位的病變，並可用於強身健體保健。如泌尿系統感染、痛經、帶下、腰痛、腰椎骨質增生、椎間盤突出症、坐骨神經痛、下肢麻痺、癱瘓等。

人體除督脈、任脈只有一條外，其餘十二條經脈皆左右對稱，所以在拔罐治療時除任督兩脈的穴位外，其餘經脈上的穴位皆可對稱拔罐，如此才能產生保健作用。

# ❄ 拔罐的宜忌 ❄

## 拔罐之宜

| | | |
|---|---|---|
| 內科病症 | 呼吸系統疾病 | 急性上呼吸道感染、支氣管擴張、肺炎、肺氣腫、肺結核。 |
| | 消化系統疾病 | 急慢性胃炎、胃神經官能症、胃及十二指腸潰瘍、胃下垂、胃腸痙攣、慢性腹瀉、肝硬化、肝炎、慢性膽囊炎等。 |
| | 循環系統疾病 | 高血壓、低血壓、冠心病、風濕性心臟病、病毒性心肌炎、心肌缺血、心肌梗塞、心律不齊等。 |
| | 運動系統疾病 | 頸椎關節痛、肩關節及肩胛痛、肘關節痛、背痛、腰椎痛、骶椎痛，髖痛等。 |
| | 神經系統疾病 | 神經性頭痛、肋間神經痛、坐骨神經痛等。 |
| | 泌尿系統疾病 | 腎小球腎炎、尿道感染、泌尿系統結石等。 |

## 拔罐之忌

| | | |
|---|---|---|
| 內科病症 | 循環系統疾病 | 重度心臟病、心力衰竭。 |
| | 呼吸系統疾病 | 開放性肺結核。 |
| | 血液系統疾病 | 凝血機制差、有出血傾向，如血友病、紫癜症、失血症、白血病、惡性腫瘤等。 |
| | 精神疾病 | 重度神經質、狂症、狂躁不安、不合作。 |
| | 泌尿系統疾病 | 全身性水腫。 |
| | 婦科疾病 | 月經期間。 |
| | 外科疾病 | 手術局部疝氣史、外科骨折、廣泛性皮膚病。 |
| | 其他疾病 | 高熱、全身劇烈抽搐或痙攣、施術部位潰瘍、全身高度浮腫、急性傳染病。 |
| 禁用部位 | | 大血管通過之處、乳頭、心臟搏動處、鼻部、耳部、前後陰部、靜脈曲張部、淺顯動脈分布處，如腹股溝動脈搏動處、足背動脈搏動處等、孕婦腹部及腰骶部、敏感穴位、骨骼凹凸不平的部位、毛髮過多的部位等。 |

# 拔罐的方法

拔罐的操作手法是拔罐治療的重要環節,直接影響到拔罐的療效,因此在治療過程中一定要掌握拔罐的基本手法。

## 拔罐的基本手法

### 閃火法

這是臨床上最常用的排氣方式。其具體操作是用鑷子等夾住或纏住棉球等點火工具,或把紙卷成筒狀,另一隻手握住罐體,罐口朝下,將棉球點燃後,放入火罐內繞1~2圈,或者放入罐內至罐體底部馬上抽出,然後迅速將罐體扣在施術部位上,此時罐內形成的負壓即可吸附住皮膚。

罐內負壓的大小可以根據施術者的經驗,透過調整閃火的時間或扣罐的速度來調節。此法操作簡單,可連續進行,特別適宜走罐、轉罐、搖罐、閃罐、排罐,且因罐內無火,相對其他火罐法更為安全。但應注意以下幾點:一是棉球蘸的酒精不能太多,以防酒精滴下後灼傷皮膚;二是手拿罐具時,要始終保持罐口朝下,以防熱氣上溢,影響治療效果(圖①)。

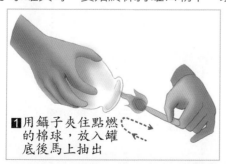

❶用鑷子夾住點燃的棉球,放入罐底後馬上抽出

### 投火法

投火法是民間常用的一種拔罐法。將紙片摺成寬筒狀,點燃後趁其燃燒最旺時,迅速投入罐內,然後迅速扣在施術部位。此法適用於身體側面的吸拔。將紙投入罐內時,要注意沒有燃燒的一端應該向下。如果燃燒後的紙條長度大於罐口直徑時,即使施術於仰臥位,也不會灼傷皮膚。這種方法不需要用酒精,所以比較適用於家庭的醫療保健作用。需要注意的是,紙條燃燒後會產生煙灰,污染皮膚,所以刺絡拔罐或皮膚有破潰之處,最好不要採用這種方法(圖②)。

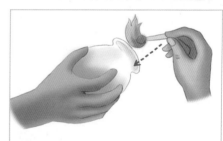

❷當紙條燃燒最旺時迅速投其入罐

### 架火法

傳統的方法是用易燃的軟布,裹一枚硬幣,將布的四角轉摺上約一寸,放在施術部位。操作時,只須把布角點燃,迅速將罐子扣在皮膚上即可。現在這種方法已經很少被採用。較常用的方法是,將不易燃燒或傳導熱量的物體,如無孔錢、瓶蓋、捏成

的小薄麵餅等，直徑要小於罐口，放於施術部位，然後把蘸過酒精的棉球放在擺好的隔離物上，點燃棉球，把火罐迅速地扣在棉球上。此法吸附力強，但是操作較麻煩，而且容易燒傷（圖③）。

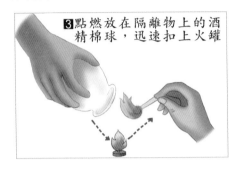

③點燃放在隔離物上的酒精棉球，迅速扣上火罐

### 貼棉法

貼棉法是指用直徑約為2公分左右的棉片，厚度適中，浸漬少量75%～95%的乙醇，使棉片貼在罐內壁的底部或側壁，以火柴點燃，扣在皮膚上。此法多用於吸拔身體側面，操作簡便，吸附力也較強。但須注意，棉片的上酒精不能過多，以免滴落燙傷皮膚（圖④）。

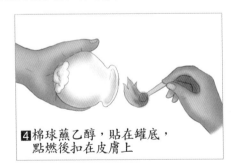

④棉球蘸乙醇，貼在罐底，點燃後扣在皮膚上

### 滴酒法

保持罐口朝上，將幾滴酒精或白酒滴入罐內底部，然後轉動罐具，使酒精能均勻的蘸濕罐具的內壁，用酒精棉球點燃後迅速吸拔在施術部位。

滴入酒精的多寡應根據罐體的大小決定，以不傷到皮膚為準。此法較簡單，但須注意酒精不可滴得太多，亦不可滴在靠罐口邊處，以免酒精流至罐口，在點燃時燙傷肌膚（圖⑤）。

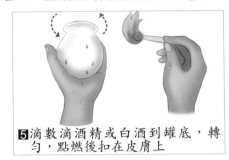

⑤滴數滴酒精或白酒到罐底，轉勻，點燃後扣在皮膚上

### 水煮法

水煮法是指利用煮水時的蒸氣力量，排去罐內的空氣，使罐內形成負壓，吸拔於皮膚表面的一種方法。著名的壯醫拔罐療法，就屬於此種療法。

這種方法適用於竹罐和木罐，也可以根據病情選用相應的中藥材煮罐，以提高治療效果。具體方法是將罐具放在熱水或藥液中煮3～5分鐘，然後用鑷子將罐夾出，甩掉水液後迅速用乾毛巾捂住罐口，保持罐內的熱氣，然後趁熱將罐扣在需要拔罐的位置，對其加壓約半分鐘，吸於皮膚之上（圖⑥）。

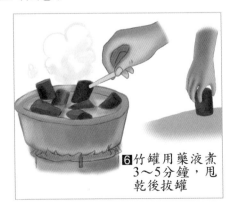

⑥竹罐用藥液煮3～5分鐘，甩乾後拔罐

## 抽氣法

抽氣法使用的是抽氣罐，是直接抽出罐內空氣以形成負壓的一種拔罐方式。優點是罐內的負壓大小容易掌握，不會引起燙傷，但是沒有溫熱感，不能實施其他的手法（圖⑦）。

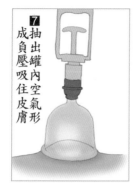
⑦抽出罐內空氣形成負壓吸住皮膚

# 拔罐的特殊手法

## 留罐法

留罐法也叫坐罐法，是指將罐具吸附於皮膚上並停留一段時間的方法，一般是10～15分鐘，是歷史最悠久，使用最廣泛的一種拔罐方法，適用於大部分病症。其分為單罐法和多罐法，單罐法即用一個罐治療疾病的方法，其適用的病症比較單純，乃病變範圍比較小或取穴較少的疾病。

例如，牙痛拔頰車、頭痛用太陽穴、局部軟組織的損傷用阿是穴等。多罐法即指多個罐同時使用，適用於病變範圍比較廣泛、病情複雜或選穴較多的疾病，如腰背部軟組織損傷疼痛，一般面積比較大，所以用多罐法療效比較好。多罐療法治療時又分為散罐法和排罐法，例如，背部脊柱兩側從上到下成行排列多個罐子，稱為排罐法；罐子排列稀疏或者不成行者，則稱為散罐法。留罐要考慮到病人的皮膚、部位、體質、火罐的吸力等。若吸力較強要相應地縮短留罐時間，夏季或肌肉較薄處留罐時間也不宜過長，否則容易起水泡（圖⑧）。

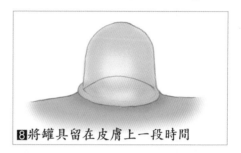
⑧將罐具留在皮膚上一段時間

## 熨罐法

熨罐法也叫滾罐法，是在閃罐法的基礎上演化而來的。多次使用閃罐法後，罐體會變得溫熱，立即將罐體翻轉，按摩穴位或皮膚。使用時需注意掌握好罐體的溫度，防止燙傷（圖⑨）。

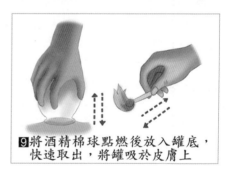
⑨將酒精棉球點燃後放入罐底，快速取出，將罐吸於皮膚上

## 閃罐法

閃罐法是臨床上常用的一種方法，其具體操作方式是：用鑷子夾住蘸過酒精的棉球，點燃後放入罐底，快速取出，將罐拔於病變部位，然後馬上將罐取下，按照上述步驟再次吸拔於同一部位，反覆施術幾次，直到皮膚潮紅為止。

這種方法一般用於皮膚不太平整，容易掉罐的部位。是指在某一部位（如穴位、病灶點）使罐吸附於皮膚後，又立即取下，反覆操作。這種

反覆牽拉、鬆弛的物理刺激，會使皮膚反覆的繃緊、放鬆，對神經和血管有一定的興奮作用，可以促進局部血液循環的充盈，增加細胞的通透性，從而使其運

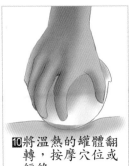

⑩將溫熱的罐體翻轉，按摩穴位或經絡

行狀態得到調整和改善。適用於治療肌肉萎縮、肢體的麻木痠痛或一些較虛弱的病症。

此法不會在皮膚上留下瘀斑，所以也適合在面部使用。注意，採用閃罐法要使罐口始終向下，棉球經過罐口要快，防止反覆多次的加熱以致燙傷皮膚（圖⑩）。

## 走罐法

走罐法又叫行罐法、推罐法、滑罐法、移罐法等。具體操作時在皮膚表面或罐口塗抹一層潤滑劑，用閃火法將罐具吸附在皮膚上，循著經絡或需要拔罐的路線來回推罐，直到皮膚出現紅、紫、黑色斑為止。走罐法一般用於治療病變範圍較大，肌肉豐厚而平整的部位，或需要循經絡拔罐的病症，常選用玻璃罐或陶瓷罐（圖⑪）。

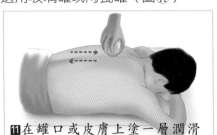

⑪在罐口或皮膚上塗一層潤滑油，循著經絡推罐

## 搖罐法、轉罐法、提罐法

三者皆自留罐法的基礎上發展而來。搖罐法是先將火罐牢固地吸拔在皮膚表面，然後均勻而有節奏地搖動火罐。操作時，手腕要放鬆，用力要柔和，速度不能太

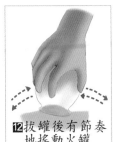

⑫拔罐後有節奏地搖動火罐

快，搖動的角度要適宜，以病人能忍受為度。這種反覆的牽拉，增加了對皮膚和穴位的刺激量。凡是可以留罐的地方，都可以視需要來使用搖罐法（圖⑫）。

轉罐法較搖罐法力道大，刺激性強，留罐後使罐體來回轉動。手法要輕柔，轉動角度要適中，以患者能忍受為準。這種方法對皮膚或穴

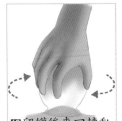

⑬留罐後來回轉動罐體

位可造成更大的牽拉，增強了治療效果，多用於穴位治療或局部肌肉的放鬆（圖⑬）。

提罐法則是在留罐的基礎上，為了增強吸拔效果，反覆上提罐體30～40次左右，使肌膚上下移動，對相應的內臟產生治療作用。此法常用於治療腹部的疾患，如胃痛、腹痛、泄瀉、痛經等症狀，效果比較好（圖⑭）。

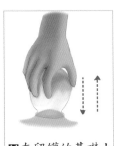

⑭在留罐的基礎上反覆上提罐體

## 拔泡法

拔泡法是指在留罐的基礎上，使吸拔部位產生水泡的做法。一般20～30分鐘後，即有小米粒或綠豆大小的密集小水泡出現，既可以達到治療目的，又有強身健體之功能。起罐後不必將水泡刺破，一般在2～5天內即可消失。對於較大的水泡，注意不要用手抓。如果已經弄破，塗抹龍膽紫藥水即可，以防感染。另外需注意的是，疤痕體質者不可用（圖⑮）。

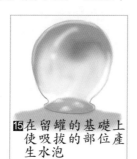

⑮在留罐的基礎上使吸拔的部位產生水泡

## 針罐法

此法是留針與拔罐的結合運用，使針、罐產生協同治療效果的一種方法。先用毫針在穴位上施用補瀉手法，再以針為中心部位進行拔罐，留罐10～20分鐘，一般使用玻璃罐，因為可以隨時觀察罐內的情況。本法常用於風濕痹症的治療（圖⑯）。

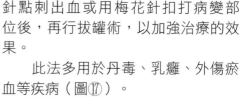

⑯用毫針施補瀉手法，以針為中心進行拔罐

## 血罐法

血罐法，亦可稱為刺絡拔罐法或刺血拔罐法。具體方法是用三稜針點刺出血或用梅花針扣打病變部位後，再行拔罐術，以加強治療的效果。

此法多用於丹毒、乳癰、外傷瘀血等疾病（圖⑰）。

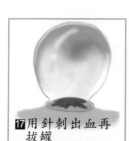

⑰用針刺出血再拔罐

## 挑痧罐療法

是將拔罐和挑痧配合使用的一種方法。具體操作方法是：先在選定的部位上拔罐，待皮膚表面出現紫紅或紫黑的瘀血斑塊後起罐，在斑塊明顯處用消毒針挑刺，每個部位挑2～3下，以皮膚滲液、滲血為準。此法常用於中暑、悶痧、感染性熱病、鬱痧、痛經等（圖⑱）。

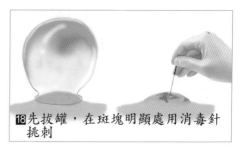

⑱先拔罐，在斑塊明顯處用消毒針挑刺

## 塗藥拔罐法

在需要拔罐的部位，塗上煮好的中藥液，再將罐子吸拔在施術部位，留罐15～20分鐘。

此法適用於各種慢性病及疑難病症的治療（圖⑲）。

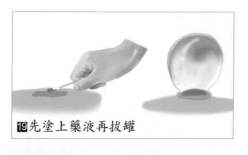

⑲先塗上藥液再拔罐

# 拔罐操作的正確步驟

### 第一步：明確病症

　　全面對病人的臨床表現進行分析，望、聞、問、切四診合參，以確定是否屬於適應症，有無禁忌，根據病症，確定拔罐的部位，開出處方。基本法則是：實者瀉之——不留罐，虛者補之——留罐，平補平瀉——閃罐。

### 第二步：確定拔罐部位

　　根據拔罐療法的選穴配穴原則，選取相應的經絡、穴位進行治療。

### 第三步：選擇體位

　　拔罐體位的正確與否，直接關係到拔罐的治療效果，體位要以能充分曝露被拔罐的部位，且讓病人感到舒適，能持久保持同一體位為主。常見的體位有以下4種：

#### 仰臥位

　　病人自然地平躺在床上，全身放鬆，上肢平擺在身體的兩側，頸部及膝部彎處用枕頭墊高。這種體位適用於頭面、胸腹、上下肢前側和外側以及手足部位的拔罐療法。

#### 俯臥位

　　患者自然地俯臥在床上，雙上肢自然擺在身體兩側，領下墊一薄枕。此體位適用於頸部、背部、腰部、臀部及上下肢後側的拔罐療法。

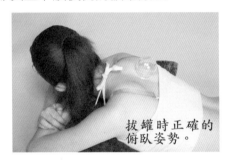

拔罐時正確的俯臥姿勢。

#### 側臥位

　　患者自然地側臥在床上，需要拔罐的下肢屈曲，其對側的腿自然伸直，上肢屈曲放在身體的前側。此體位適用於頭、面、肩、胸脇、髖、膝的拔罐療法。

#### 坐位

　　患者倒騎在帶有靠背的椅子上，雙上肢自然重疊，抱於椅背上。此位有利於頸、肩、背、雙上肢和雙下肢等處的拔治。

### 第四步：選擇所需器具

　　實際操作中，要根據病人的年齡、性別、身體狀況、病情及詳細的需要拔罐的部位，選用相應型號的罐具。比如背腰部、臀部、胸腹、大腿及體格強壯、屬於實證的病人多選大號罐，而頸肩部、上肢、小腿和體格瘦小、老人或小兒的背腰、胸腹可選用中號罐；頭面部、關節處、足部和體弱久病者可選用小號罐。

如果用真空抽氣罐，在拔罐前要檢查抽氣槍是否正常，有無漏氣。如果用閃火法，應準備幾個備用罐，以便在罐口燒熱時能及時更換。

另外還要準備拔罐用的潤滑油、排氣用的各種器具和所用材料，以及暈罐、皮膚損傷等意外情況所需用的藥物和器械。

## 第五步：施以拔罐

### 準備拔罐工具

首先要用熱毛巾洗淨患部，再以乾紗布擦乾，注意不要用酒精或碘酒消毒，以防燙傷。如果天氣比較寒冷，拔罐前可預先將要用的罐具放在火上烤熱，這個過程稱為溫罐，以罐子和皮膚溫度相等，或稍高於體溫為宜。注意溫罐時只能烘烤罐具底部，不能烘烤其口，以防燙傷。

### 選擇排罐方法及拔罐順序

罐子的排列方法有兩種，一種稱為密排法，指罐與罐之間的距離不超過1寸，又叫「刺激法」，用於身體壯實而有疼痛症狀者，有鎮靜、止痛消炎的作用；另一種叫疏排法，指罐與罐之間的距離 相隔1～2寸，用於身體衰弱、肢體痠軟無力者，又叫「弱刺激法」。

拔罐一般採用先上後下的原則，按照頭、頸、背（胸椎部、腰椎部、骶

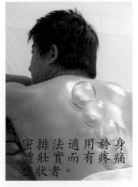

密排法適用於身體壯實而有疼痛症狀者。

椎部）、胸、腹、上肢、下肢的順序進行。

### 根據受術者的情況進行拔罐

拔罐過程中，要不斷地詢問受術者的感覺，如果用的是玻璃罐，還要隨時觀察罐內皮膚的情況。如果罐子吸力過大，使病人產生疼痛感，應用左手握住罐體稍稍傾斜，右手指按壓住對側的皮膚，形成一條微小的空隙，使少量空氣進入，到一定程度後停止放氣，重新扣好。扣上罐子後，病人如果感到吸著無力，可起下再拔1次。

大罐吸力較強，拔罐時間一般為5～10分鐘；小罐吸力弱，每次可保持10～15分鐘。拔罐次數一般每日或隔日1次，10次為1療程，間隔3～5日。此外，還要根據患者的年齡、性別、體質、病情、病程及施術部位靈活掌握拔罐時間和次數。

對病情輕、慢性發作者，治療時間宜短；病情重、急性發作者，治療時間宜長。年齡高、體質差的病人治療時間宜短，間隔時間宜長；而年輕、體質好的病人治療時間可稍長，間隔治療時間可稍短些。

### 起罐

起罐亦稱脫罐，一手扶住火罐，另一手輕輕地按住火罐口邊緣的皮膚，或將抽氣罐的進氣閥拔起，待空氣緩緩進入罐內後，即可取下。如果空氣進入太快，罐內負壓驟減，易產生疼痛感。起罐後要對局部皮膚進行按揉，以防受風加重病情，然後趕快穿好衣服，休息30分鐘，並喝點糖水，以恢復體力。

# ❧ 拔罐常見問題及處理方法 ❧

## 暈罐

如果在拔罐過程中，患者自覺頭暈目眩、噁心、心慌，或出現面色蒼白、冷汗淋漓、血壓下降、脈搏微細無力等表現，甚至突然意識喪失、暈厥，即為暈罐。

施術者應及時取下罐具，使患者平臥，採用頭低腳高的體位。對症狀比較輕微者，給予些糖鹽水飲用後，靜臥片刻即可恢復。重者可將臥龍散或通關散吹入其鼻內，連吹2～3管，待病人打幾個噴嚏後，神志即可清醒，也可以針刺百會、人中、內關、中沖、少商、合谷、十宣或艾灸百會、中極、關元、湧泉等穴位。一般初次接受治療的病人、年老體弱者、兒童以及神經緊張、空腹等病人都容易出現這種情況。

## 氣胸

在使用針罐時，要注意拔罐會使皮膚突起、肌肉收縮，加上底部的撞壓，容易使針體彎曲或針尖的深度增加，尤其是胸背部，容易造成氣胸，要慎用此法。如果出現這種情況，一定要讓病人臥床休息，送入醫院治療。

起罐後，治療部位可能出現潮紅或紫紅色疹點，應用消毒紗布或乾棉球輕輕擦去罐斑處的水珠、潤滑劑、血跡等，如果拔罐部位有癢感，需囑咐病人不能用手抓，以免感染。

## 燙傷

拔罐容易出現燙傷的情況。造成火罐燙傷的主要原因有酒精過多，滴在皮膚而燙起水泡或火離罐口太近，燙傷皮膚。對這種情況可事前在拔罐的地方塗些水，使局部溫度降低，保護皮膚不致燙傷；此外，酒精棉球的火焰一定要朝向罐底，不能挨著罐口，罐口也不能沾上酒精。

### 拔罐養生面面觀

### 拔罐過程中的正常現象

將拔罐罐具吸附於體表，由於罐具的負壓吸引作用，局部軟組織會隆起於罐口平面以上，患者即感覺到局部有牽拉發脹感，或發熱、溫暖、涼氣外出、舒適輕鬆感等，有的病症立即或漸漸減輕，甚至完全消失。

依患者體質和病情不同，其反應亦不同。留罐時間長短或拔罐操作方法不同，如閃罐、走罐等，其反應程度亦不盡相同。拔罐後，一般在拔罐區的軟組織可呈現潮紅、紫紅色，或出現丹痧，這些變化可能維持一天至數天，保留時間越長越好。這些都屬於拔罐療法的治療效應，是疾病趨向好轉的徵兆。

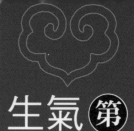

# 第三章

# 氣血暢通百病不生的養生療法——艾灸

艾灸療法是傳統中醫學的瑰寶，已有幾千年的歷史，是中醫最古老的醫療保健手段之一。它不但能美容、保健和養生，對肩周炎、頸椎病、腰椎病等病症的療效也甚為顯著。隨著保健養生的日益普及，人們對艾灸越來越感興趣，現在，就讓我們一起來體驗神奇的艾灸術吧！

# 了解艾灸

## 灸療的起源

灸療起初主要是用於治療寒症的，如《素問·異法方宜論》曰：「北方者……風寒冰冽，其民樂野處而乳食，藏寒生滿病，其治宜灸」。唐代王冰注：「火艾燒的，謂之灸」，用這種燒灼療法治療「藏寒生滿病」是頗有療效的，之後逐漸發展為治療全身不同性質的多種疾病。《左傳》成公十年（西元前581年）載，晉景公病，延秦國太醫令醫緩來診，醫緩說：「疾不可為也。病在肓之上、膏之下，攻之不可，達之不及，藥不治焉」。「攻」即是灸法，「達」即是刺法。從遠古時代實際臨床運用早於文字記載的特點來看，艾灸療法的下限也不會晚於西周。宋代沈括《夢溪筆談》卷18載西戎的卜法：「以艾灼羊髀骨，視其兆，謂之死跋焦」。以此印證，我國殷商以前的甲骨卜法，也可以用艾作燃料。《孟子·離婁篇》載：「今之欲王音，猶七年之病，求三年之艾也。」可見艾灸療法在春秋戰國時代已頗為流行，因此，用艾灸治病的起源也當在西周之前。

## 灸法的分類

灸法一般可分為艾灸法和非艾灸法兩大類。

- 灸法
  - 非艾灸法
    - 燈火灸
    - 吳茱萸灸
    - 蒜泥灸
    - 斑蝥灸
    - 蔥薑灸
  - 艾灸法
    - 艾炷灸
      - 直接灸
        - 瘢痕灸
        - 無瘢痕灸
      - 間接灸
        - 隔蒜灸
        - 隔薑灸
        - 隔鹽灸
        - 隔附子餅灸
        - 隔胡椒餅灸
    - 艾條灸
      - 溫和灸
      - 雀啄灸
      - 迴旋灸
    - 溫針灸
    - 溫灸器灸

## 什麼是艾灸療法

　　艾灸是用乾燥的艾葉，搗製後除去雜質，即可成純淨細軟的艾絨，曬乾貯藏後，再根據需要製成艾炷、艾卷或其他，然後應用於臨床。

　　在進行艾灸療法的過程中，透過艾草於燃燒過程中產生的藥性（化學作用），隨著艾火的熱力（物理作用）透入刺激穴位，透過經絡、神經、體液、免疫機能等多層次、多途徑的綜合機能體系而作用於人體，從而達到治療、保健之效用。艾灸療法具有以下優點：操作簡單、安全、易於掌握、成本低廉、效果顯著。

## 艾灸的原料

　　艾草是艾灸的原料，人們又稱其為「冰台」、「艾蒿」，是一種菊科多年生草本藥用植物。艾草的莖、葉中都含有揮發性的芳香油，它所產生的奇特芳香，可驅趕蚊蠅、蟲蟻，淨化空氣。在中醫學史上，早已把艾草當作藥物使用，其消腫活血、祛寒濕的功效非常顯著。艾葉還有抗過敏、止血、抗凝血、抗病毒、增強免疫力、平喘鎮咳、去痰、解熱止痛、鎮靜、抑制心臟收縮、護肝利膽、降壓等廣泛的藥理作用。艾草也被譽為百草之王。在《孟子・離婁篇》中說：「七年之病，求三年之艾」。

## 艾灸材料的發展

　　在實驗過程中，對灸火的材料亦有所選擇，至《黃帝蝦蟆經》已載有松、柏、竹、橘、榆、枳、桑、棗等八木不宜作為灸火之說，因為其對人體有害，所以逐漸被淘汰，但桑樹灸在後世亦有用之者。槐木火灸，病瘡易瘥，但艾葉熏灸則療效最著，故後世才逐漸多用艾葉來代替其他灸療。

## 艾灸的功效

### 行氣活血，消瘀散結

　　《靈樞・刺節真邪》中說：「脈中之血凝而留止，弗之火調，弗能取之。」氣為血帥，血隨氣行，氣得溫則行，氣行則血亦行。

　　灸能使氣機通調，營衛和暢，故瘀結自散。臨床多用艾灸時發出的溫熱來開通人體的經絡，加速人體的氣血循環。

### 艾灸養生面面觀

## 艾炷及艾卷的製作方法

◎**艾炷的製作：**適量艾絨置於平底瓷盤內，用食、中、拇指捏成圓柱狀即為艾炷。艾絨捏壓越實越好，根據需要，艾炷可製成拇指大、蠶豆大、麥粒大3種，稱為大、中、小艾炷。

◎**艾卷的製作：**將適量艾絨用雙手捏壓成長條狀，軟硬要適中，以利炭燃為宜，然後將其置於寬約5.5公分、長約25公分的桑皮紙或純棉紙上，再搓卷成圓柱形，最後將紙邊黏合，兩端紙頭壓實，即製成長約20公分，直徑約1.5公分的艾卷。

## 回陽固脫

《素問·生氣通天論》說：「陽氣者，若天與日，失其所，則折壽而不彰。」這句話說明了陽氣的重要性，陽氣足，人才會精血充沛，身體健壯。

艾灸可以調節陰陽補益的作用，凡大病危疾、陽氣衰微、陰陽離決等症，用大艾炷重灸，能袪除陰寒、回陽救脫，這種方法為其他穴位刺激療法所不及。說明凡出現嘔吐、下痢、手足厥冷、脈弱等陽氣虛脫的重危患者，如用大艾炷重灸關元、神闕等穴，即可緩解病情。這是由於艾葉有純陽的性質，再加上火本屬陽，兩陽相得，可以產生扶陽固脫、回陽救逆的作用。

## 調和氣血

氣是人的生命之源，血為人的基本物資，氣血充足，氣機條達，人的生命活動才能正常。艾灸可以補氣、養血，還可以疏理氣機、升提中氣，使氣血調和以達到養生保健的目的。

## 扶正袪邪

人的抵抗力強，衛外能力強，疾病則不易產生，艾灸透過對某些穴位施灸，如大椎、足三里、氣海、關元等，可以培扶人的正氣，增強人防病治病的能力，而艾灸不同的穴位和部位可以產生不同的補益作用。無論是調節陰陽、調和氣血，還是溫通經絡、扶正袪邪，艾灸對人體產生了一個直接的或間接的補益作用，尤其對於虛寒證，所起的補益作用尤為明顯。正是這種溫陽補益、調和氣血的作用，幫助人們達到防病治病、保健養生的目的。

## 溫經散寒

《素問·調經論》說：「血氣者，喜溫而惡寒，寒則泣而不流，溫則消而去之。」灸法依其火熱之性，可溫中散寒，意即艾火的熱力能快速通達肌層，直接作用於病表，有良好的溫肌散寒、疏風解表之功能。因此對外感風寒表症及各種寒邪之症能產生良好的治療作用，可治療中焦虛寒引起的嘔吐、腹痛、泄瀉等症；又能透過經絡的傳導，溫經散寒，治療寒凝血滯、經絡痺阻引起的各種病症，如風寒濕邪所致的痺症等症。

### 艾灸養生面面觀

### 艾條的另類用法

艾條是艾灸療法的常用工具，其氣味清香。學會使用艾條進行艾灸、熏蒸可淨化空氣、殺菌、防病健身，因此，熏蒸艾條是對居家環境進行消毒殺菌的好方法。實驗證明，平時以艾條每月熏蒸1～2次，在冬季及流感流行季節每週熏蒸1～2次，能顯著減少各種常見致病菌、病毒的數量，從而有效預防各種呼吸道傳染病的發生。夏秋季節熏屋，也能抑制蟲卵滋生。

具體的使用方法如下：

◎**方法一：**封閉所要熏蒸的房間的門窗，減少人員走動，尋找一個寬口容器，如鐵製月餅盒，在其底部鋪一層報紙引火用，然後鋪上艾葉，將中藥蒼朮放在艾葉上，點燃報紙，使艾葉和蒼朮冒煙，注意不要出現明火，煙熏2小時後，應打開門窗使空氣流通，再在室內活動。

◎**方法二：**封閉房間的門窗，點燃3支艾條施熏（15平方公尺的房間），2小時後再開窗通風換氣。

# ❦ 艾灸的選穴、配穴原則 ❧

## 選穴原則

### 局部取穴

　　用艾灸直接作用在病灶（古人稱之為阿是穴或天應穴），或在病灶周邊取穴，稱之為局部取穴。兩者的作用機理，都是以調整局部功能為主，提高全身機能為輔的一種取穴法。局部取穴的作用，是因為病灶器官臨近的各穴均具有區域性的就近治療的作用。例如頭部各穴均能治頭痛，眼眶各穴均能治目疾；耳廓周圍各穴均能治耳病；腹部各穴均能調理腸胃；腰骶各穴均能作用前後陰及泌尿系統；胸背諸穴均能作用於心肺；四肢諸穴均能作用於關節。局部取穴具有改善病灶處血管和淋巴管功能的效果。艾灸局部，能使病灶處被阻礙的血液循環和淋巴流重新再建，增強局部的營養，加速新陳代謝，促進滲出物的吸收，有助於減輕水腫和消褪炎症，由於局部血液、淋巴循環旺盛，可以帶走或中和掉蓄積於病灶組織所發出的病理衝動，極利於康復。

### 遠端取穴

　　用艾灸作用在遠離病灶的經穴，稱之為遠端取穴。其作用機理是由遠而近，以提高全身機能為主，改善局部狀況為輔的一種方法。例如胃脹可取足三里穴；腰痛可取委中穴等。

　　遠端取穴具有調整全身的功能，激發經氣流行的效果。

## 配穴原則

### 本經配穴法

　　某一臟腑、經脈發生病變時，即選取某一臟腑經脈的腧穴，配成處方。例如：肺病咳嗽，可取局部腧穴肺募中府，同時遠取本經之尺澤、太淵。

### 表裡經配穴法

　　本法是以臟腑、經脈的陰陽表裡配合關係作為配穴依據，即某一臟腑經脈患病，取其表裡經脈腧穴組成處方施治。在臨床上常取相表裡二經的腧穴配合應用。

### 上下配穴法

　　是指腰部以上腧穴與腰部以下腧穴配合應用的方法。上下配穴法在臨床應用非常廣泛，如治療胃病取內關、足三里；治療咽喉腫痛、牙痛取合谷、內庭；治療脫肛取百會、長強等。

### 前後配穴法

　　前指胸腹，後指背腰，選取前後部位腧穴配合應用的方法稱為前後配穴法。前為陰，後為陽，故亦稱腹背陰陽配穴法。

### 左右配穴法

　　本法是指選取肢體左右兩側腧穴配合應用的方法。臨床應用上，一般左右穴同時取用，以加強協同作用。如心病取雙側心腧、內關，胃痛取雙側胃腧、足三里等。

# ❈ 艾灸的宜忌 ❈

## 艾灸之宜

| | |
|---|---|
| 內科病症 | 感冒、急性細菌性痢疾、細菌性食物中毒、流行性腹瀉、慢性支氣管炎、支氣管擴張症、肝硬化、支氣管哮喘、呃逆、慢性胃炎、胃下垂、風濕性關節炎、冠心病、高血壓。 |
| 外科病症 | 急性淋巴管炎、頸椎病、腰扭傷、急性乳腺炎、褥瘡、狹窄性腱鞘炎、肱骨外上髁炎、骨關節炎、慢性前列腺炎、骨結核、直腸脫垂、乳腺增生、前列腺肥大症等。 |
| 皮膚科病症 | 帶狀疱疹、白癜風、斑禿、銀屑病、凍瘡、神經性皮膚炎、黃褐斑、腋臭、雞眼等。 |
| 婦科病症 | 子宮脫垂、習慣性流產、外陰白色病變、胎位不正、功能性子宮出血、痛經、慢性骨盆腔炎等。 |
| 兒科病症 | 腦積水、流行性腮腺炎、嬰幼兒腹瀉、小兒厭食症、小兒遺尿症等。 |
| 五官科病症 | 近視眼、麥粒腫、單純性慢性青光眼、老年性白內障、過敏性鼻炎、萎縮性鼻炎、急性扁桃腺炎、急性化膿性中耳炎等。 |

## 艾灸之忌

| | |
|---|---|
| 精神病症 | 精神分裂症、狂躁不安、重度神經質等。 |
| 婦科病症 | 崩漏、經期血量多。 |
| 代謝性病症 | 糖尿病。 |
| 其他病症 | 高熱、高血壓危象、肺結核末期、大量咳血、嘔吐、貧血、急性影響性疾病、皮膚癰疽等。 |
| 禁用部位 | 面部、頸部、大血管走行的體表區域及黏膜附近均不宜施灸。皮薄、肌少、筋肉結聚處，妊娠期婦女的腰骶部、下腹部、男女的乳頭、陰部、睾丸等不能施灸。另外，關節部位不要直接灸。 |

# 艾灸的方法

## 艾炷灸

艾炷灸是將純淨的艾絨，放在平板上，用手搓捏成大小不等的圓錐形艾炷，置於施灸部位點燃來治病的方法。常用的艾炷或如麥粒、蒼耳子、蓮子、半截橄欖等。
艾炷灸又分直接灸與間接灸兩類。

艾炷

### 直接灸

直接灸是將大小適宜的艾炷直接放在皮膚上施灸（圖①）。若施灸時需將皮膚燒傷化膿，癒後留有瘢痕，稱為瘢痕灸。若不燒傷皮膚、不讓其化膿、不留瘢痕，稱為無瘢痕灸。

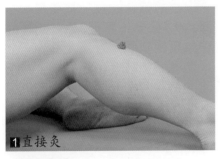

①直接灸

#### 無瘢痕灸

施灸時需先在所灸腧穴部位塗以少量的凡士林，以使艾炷便於黏附，然後將大小適宜的艾炷置於腧穴上點燃施灸，不等艾火燒到皮膚，當患者感到微有灼痛時，即用鑷子將艾炷夾去，更換艾炷再灸。連續灸3～7壯，一般應灸至局部皮膚輕度發紅而不起泡為準。因其不留瘢痕，易為患者接受，一般虛寒性疾患均可使用此法。

#### 瘢痕灸

又稱化膿灸。施灸前先將所灸腧穴部位塗以少量大蒜汁，以增加黏附和刺激作用，然後將大小適宜的艾炷置於穴位上，用火點燃艾炷施灸。每壯艾炷必須燃盡，除去灰燼後方可繼續再灸。灸治完畢後應將局部擦拭乾淨，然後在施灸穴位上敷貼玉紅膏。可1～2日換貼一次，在正常情況下，灸後1週左右，施灸部位化膿形成灸瘡，5～6週後灸瘡將自行痊癒，結痂脫落後留下瘢痕。臨床上常用於哮喘、慢性胃腸炎、發育障礙等慢性疾病。

### 間接灸

在艾炷下墊一襯隔物放在穴位上施灸的方法，稱間接灸。因其襯隔藥物的不同，又可分為隔蒜灸、隔鹽灸等。其火力溫和，具有艾灸和墊隔藥物的雙重作用，受術者易於接受，較直接灸法常用，適用於慢性疾病和瘡瘍等。

#### 隔蒜灸

用鮮大蒜頭，最好為獨頭大蒜，切成0.2～0.3公分厚的薄片，中間用針穿刺數孔。將艾絨做成花生米大的艾炷備用。將蒜片置於穴位或患處，然後將艾炷放在蒜片上，點燃施灸。待艾炷燃盡，更換艾炷再灸，每灸4～5

壯，換去蒜片，每穴一次可灸5～7壯（圖②）。因大蒜液對皮膚有刺激性，灸後容易起泡，故應注意防護避免起泡。大蒜具有解毒、健胃、殺蟲之功，故本法多用於治療肺結核、腹中積塊及未潰瘡癤等。

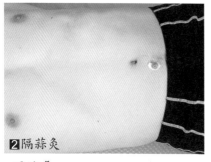

**2** 隔蒜灸

### 隔鹽灸

用純淨的食鹽填敷於臍部，再放上薄薑片，上置艾炷施灸（圖③）。多用於治療急性腹痛、吐瀉、痢疾、四肢厥冷和虛脫等病症。

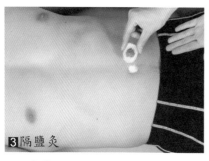

**3** 隔鹽灸

### 隔薑灸

用新鮮生薑切成直徑大約2～3公分、厚約0.2～0.3公分的薄片，中心用針穿刺數孔，然後將薑片置於應灸的腧穴部位或患處，再將艾炷放在薑片上點燃施灸（圖④）。當患者感到灼痛時，更換艾炷再灸，至局部皮膚潮紅為止。生薑具有解表、散寒、溫中、止嘔的作用，故此法多用於治療外感表證和虛寒性疾病，如感冒、嘔吐、腹痛、發燒、泄瀉等。

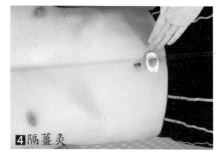

**4** 隔薑灸

### 隔附子（附子餅）灸

以附子片或附子餅（將附子切細研末，以黃酒調合做餅，厚約0.5公分，直徑約2公分）作間隔，用針刺數孔，放在應灸腧穴或患處，上面再放艾炷施灸，可根據病情選取適當的部位灸治，藥餅乾後更換，直至皮膚出現紅暈為準。藥餅灸後可重複再用。附子有溫腎補陽的作用，故用來治療各種陽虛證，如陽痿、早洩以及外科瘡瘍久不收口等病症。

### 隔胡椒餅灸

以白胡椒末適量，加麵粉和水製成厚約0.5公分、直徑2公分的圓餅，使中央呈凹陷狀，置適量藥末（如丁香、麝香、肉桂等）填平，上置艾炷灸治。每次5～7壯，以受術者感覺溫熱舒適為準。胡椒有溫中散寒之功，主要用於治療胃寒嘔吐、腹痛泄瀉、風寒濕疼痛、麻木等病症。

## 艾條灸

艾條灸是艾灸法的一種，是一種用特製艾條在穴位上燻烤的方法。如用在艾絨中加入辛溫芳香的藥物製成的藥艾條施灸，則稱為藥條灸。常用的有溫和灸、雀啄灸和迴旋灸。

### 溫和灸

施灸時，將艾卷一端點燃，對準應灸的腧穴部位或患處，在約距離皮膚2～3公分處燻烤，使局部有溫熱感而無灼痛感為宜，一般每穴灸5～7分鐘，至皮膚出現紅暈為準（圖⑤）。對昏厥或局部感覺減退的患者及兒童，施術者應將食指、中指兩指置於施灸部位兩側，以測知局部受熱程度，隨時調整施灸距離，掌握施灸時間，防止燙傷。

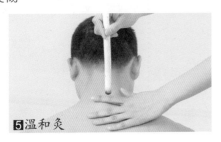

**⑤ 溫和灸**

### 雀啄灸

施灸時，艾條點燃的一端與施灸部位的皮膚並不需要固定在一定的距離，而是如鳥雀啄食一樣，一上一下地活動著施灸（圖⑥）。

### 迴旋灸

施灸時，艾條點燃的一端與施灸

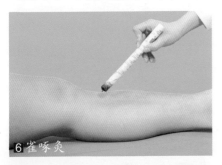

**⑥ 雀啄灸**

皮膚雖然要保持一定的距離，但位置不固定，而是以施灸部位為中心，均勻地向左右方向移動或反覆地旋轉著施灸（圖⑦）。

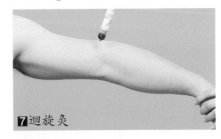

**⑦ 迴旋灸**

## 溫針灸

溫針灸是針刺與艾灸結合應用的一種方法，適用於既需針刺留針、又需施灸的疾病。操作時，將針刺入腧穴得氣後，留針於適當深度，然後將針柄上穿置長約1.5公分的艾卷點燃進行施灸，或將純淨細軟的艾絨捏在針尾上點燃施灸。待艾絨或艾條燒完後，除去灰燼，再將針取出。灸時需囑受術者不要移動體位，並在施灸處下方墊一紙片，以防艾火掉落灼傷皮膚或衣物。溫針灸可使艾絨燃燒的熱力透過針身傳入體內，使其發揮針、灸的雙重作用，達到治療疾病的目的。

## 溫灸器灸

溫灸器是一種專門用於施灸的器具，用溫灸器施灸的方法叫溫灸器灸。施灸時，施術者點燃艾絨後，先將溫灸器蓋好，用手持長柄將溫灸器置於擬灸的穴位或患病部位上來回熨燙，直到局部發紅為止。本法多用於灸治各種慢性病症者以及女性和兒童等懼怕灸治者。

# 非艾灸法

## 燈火灸

　　取長10～15公分的燈芯（燈草）或紙繩12根，蘸麻油或豆油少許（約浸入3～4公分）點燃，快速對準穴位點灸，當聽到「啪」的一聲爆炸聲後，迅速離開。如無響聲，當再重複一次。以灸後皮膚微黃（偶起小水泡）為宜。施灸次數應靈活掌握，一般3～5日一次，急性病可每日1次（但須避開原灸點），5～7次為1個療程。本法有疏風解表、行氣化痰之功，主要用於治療小兒驚風、疟腮、消化不良、胃痛等症。

## 吳茱萸灸

　　取3～5克吳茱萸粉，以食醋5～7毫升調成糊狀。或直接置於穴區，上蓋消毒敷料，以膠布固定；或加溫至40℃左右，攤於兩層方紗布上（約0.5公分厚），將四周摺起，貼敷於穴區（圖⑧），以膠布固定，12～24小時後取下。每日或隔日1次，7～10次為1個療程。本法主治高血壓、消化不良、口腔潰瘍等疾病。

## 蒜泥灸

　　取大蒜若干（最好為紫皮蒜），

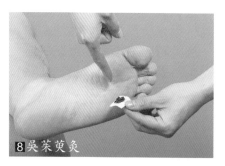

⑧吳茱萸灸

搗成泥膏狀。亦可根據病症需要，在蒜泥中配入中藥細末，調勻。取3～5克貼敷於穴區，外以消毒敷料固定。每次敷灸時間為1～3小時。每日或隔日1次，每次取1～2穴，穴區宜輪換，7～10次為1個療程。本法主治咳血、急慢性咽喉炎等疾病。

## 蔥薑灸

　　將蔥白剝去老皮，與去皮鮮薑混合砸成糊狀（圖⑨）。治療時，可將蔥薑糊直接塗敷於穴區，或塗於消毒紗布上，再貼敷於

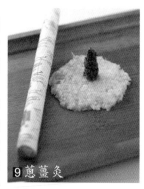

⑨蔥薑灸

穴區。每日1次或隔日1次。主治三叉神經痛、面癱、支氣管炎等病症及支氣管哮喘。

## 斑蝥灸

　　取約1公分見方的膠布，中央剪一直徑6公釐左右的圓孔，敷貼在所選的穴區上，取斑蝥少許，將其磨成粉末放在孔中，外用膠布固定。一般貼藥約4～6分鐘，局部即感灼熱，待10～15分鐘後從藥膏上方輕輕揭開，皮膚上有無色透明的小水泡3～5個，在揭膠布時不可將水泡弄破，應讓水泡自然吸收結痂。3～5日後，痂皮自行脫落而無任何瘢痕。同一穴區6～7日後可進行第2次治療，一般7～10次為1個療程。本法主治銀屑病、頭痛、周圍性面癱、關節疼痛、胃痛及痛經等病症。

# 艾灸操作的正確步驟

## 第一步：確定病症

在進行艾灸前，一定要向專業的中醫師進行諮詢，確定是否屬於適應症，有無禁忌情況，以保證安全。艾灸的順序一般是先灸上部，再灸下部；先灸陽面，再灸陰面；先用小艾炷，再用大艾炷，而且數量應該是先少後多。

## 第二步：選擇艾灸部位

根據自己的病情，在專業醫師的指導下，確定要實行艾灸的部位，還應根據不同的體位確定灸法。

## 第三步：確定體位

艾灸的常見體位有以下幾種：

### 坐位

患者坐在椅子上，身體放鬆，兩手自然放置。此位有利於頭、頸、背、上肢、下肢等部位的灸治。

### 仰臥位

患者自然躺於床上，全身放鬆。這種體位適用於胸腹部、下肢、頭面部、上肢等部位的灸治。

### 俯臥位

患者自然俯臥於床上，可以平趴於床上，也可在頷下墊一枕頭。此體位適用於背部、腰部、臀部、頸後部、下肢部的灸治。

## 第四步：選擇器具

如果是老人、小孩或對煙的刺激比較敏感的人，建議選用無煙的艾條。

所取穴位皮肉淺薄者宜用小艾炷，皮肉厚實者宜用大艾炷。

## 第五步：施艾灸術

### 艾炷灸

**物品準備**：治療盤、艾絨、艾炷器、火柴、鑷子、彎盤。

**操作方法**：①將艾絨放入艾炷器內，根據病情，製成大小適宜之艾炷。②將艾炷置於應灸穴位上，點燃艾炷頂端。③等艾炷燃至病人感覺發燙時，即用鑷子取下放入彎盤，另換一艾炷，繼續點燃。

### 艾條灸

**物品準備**：治療盤、艾條、火柴、彎盤，必要時備艾灸盒。

**操作方法**：①點燃艾條一端，燃端應於距施灸穴位或局部2～4公分處熏灸，使局部有溫熱感，以不感燒灼為準。②每次灸15～30分鐘，使局部皮膚紅潤、灼熱。③中途艾絨燒灰較多時，應將絨灰置於彎盤中，以避免掉落在病人身上。④於腹部、背部等較平坦處行艾灸時，可用艾灸盒。

# 艾灸常見問題及處理方法

## 暈灸

暈灸者雖不多見，但發生暈灸時也和暈針一樣，會出現突然頭昏、眼花、噁心、顏面蒼白、脈細手冷、血壓降低、心慌汗出，甚至暈倒等症狀。多因初次施灸或空腹、疲勞、恐懼、體弱、姿勢不當、灸炷過大、刺激過重等引起。一經發現，應立即停灸，讓病人平臥，一般不會有什麼危險。但應注意施灸的禁忌，做好預防工作，在施灸中要不斷留心觀察，爭取早發現，早處理，防止暈灸發生。施灸一兩次後，情況就會好轉。

## 燙傷

施灸不當時，局部燙傷可能起水泡，產生灸瘡，切記一定不要把瘡戳破，注意避免感染，如果已經破潰感染，要及時使用消炎藥。另外需注意的是，進行直接灸時，點燃的艾條應距離患處10公分左右，用右手拿艾條，左手中、食二指在患處感覺溫度，就不容易再燙傷了。

## 過敏

採用艾灸療法，有時可能會誘發機體出現程度不等的過敏反應。雖然癒後一般良好，但有時也可能出現較嚴重的症候，應引起足夠的重視。導致過敏反應的主要原因是患者本身具有過敏體質，臨床表現以過敏性皮疹最為常見：區域性（穴位周圍區域）的紅色小疹，或全身性的風團樣丘疹，渾身發熱，瘙癢難忍；重者可能伴有胸悶、呼吸困難，甚至面色蒼白、大汗淋漓、脈象細微。

有局部或全身過敏性皮疹反應者，一般於停止艾灸後幾天內即會自然消褪。在此期間宜應用抗組織胺、維生素C等藥物，多飲水。如伴隨發燒、奇癢、口乾、煩躁不安等症狀時，可適當使用皮質類激素，如強的松，每日服20～30毫克。

### 艾灸養生面面觀

### 艾灸的注意事項

◎施灸前，將欲施灸部位用溫水或酒精棉球擦洗乾淨，灸後注意保持局部皮膚適當溫度，防止受涼，影響療效。

◎施灸時要專心，有耐心，不要在施灸時分散注意力，以免艾條移動不在穴位上，徒傷皮肉，浪費時間。

◎瘢痕灸後，施灸部位應保持清潔，必要時要貼敷料，每天換藥1次，直至結痂為止。還要注意營養，以助灸瘡的發起。

# 第四章

# 刮痧、拔罐、艾灸常用到的人體特效經脈

養生之道，關鍵就是讓我們的經絡通暢起來。

人體經絡的每一個穴位都存有靈丹妙藥，就看我們會不會用它。本章系統地介紹了各種特效經脈、穴位，使讀者能夠準確找到經脈，並掌握好操作方法，既能防病、治病，又能在生活中做好保健工作。

# 經絡的概念及分類

經絡是人體經脈和絡脈的總稱。經，有路徑之意，經脈貫通上下，溝通內外，是經絡系統的主幹。絡，有網路之意。絡脈是經脈別出的分支，較經脈細小，縱橫交錯，遍布全身。經絡溝通於臟腑與體表之間，在內連屬於臟腑，在外則連屬於筋肉、皮膚、肢節，將人體臟腑、組織、器官連接成一個有機的整體。從而使人體的各部分功能活動保持相對的協調平衡狀態。

## 十二經脈

在每個人的身體上從胸部走向手指末端的有手太陰肺經、手厥陰心包經、手少陰心經，從手指末端走向頭部的有手陽明大腸經、手少陽三焦經、手太陽小腸經，從頭部走向足部的有足陽明胃經、足少陽膽經、足太陽膀胱經，從足部走向胸部的有足太陰脾經、足厥陰肝經、足少陰腎經，這就是十二經脈。這十二經脈之間相互聯繫，相互溝通，彼此銜接，圍繞人體周流不斷。需要注意的是，這十二經脈循行流注的方向是固定的。

## 十二經別

十二經別是十二經脈在人體頭、胸、腹部的支脈，遍及人體各個部分，它們溝通臟腑，連接臟腑內外，加強十二經脈同頭面、心的聯繫，擴大了十二經脈的主治範圍。

## 奇經八脈

奇經八脈是別道奇行的經脈，包括督脈、任脈、沖脈、帶脈、陰維脈、陽維脈、陰蹻脈、陽蹻脈，共八條。這八條經脈與腦、髓、骨、膽、子宮等有密切聯繫，能夠溝通十二經脈之間的聯繫，將部位相近、功能相似的經脈連接起來，產生統攝經脈氣血、協調陰陽的作用，同時對十二經脈氣血產生滲灌和蓄積的作用。

## 絡脈

絡脈是人體內經脈的分支，包括別絡、浮絡、孫絡。別絡是較大的分支，十二經脈和任、督二脈各自別出一絡，加上脾之大絡，共計15條，故又稱為十五絡脈。十五絡脈具有溝通表裡經脈之間的聯繫，統率浮絡、孫絡，灌滲氣血以濡養全身，補充十二經脈循行不足的作用。浮絡是絡脈中浮行於淺表部位的分支，孫絡是絡脈中最細小的分支，它們沒有固定的循行路線和主治病症。

## 十二皮部和經筋

十二皮部是以十二經脈在體表的分布範圍，即十二經脈在皮膚上的分屬部位而劃分的，它反映的是經脈氣血在皮膚的分布。十二經筋是十二經脈之氣濡養筋肉骨節的體系，其主要作用是使關節活動。

## ■ 十二正經

### 手太陰肺經

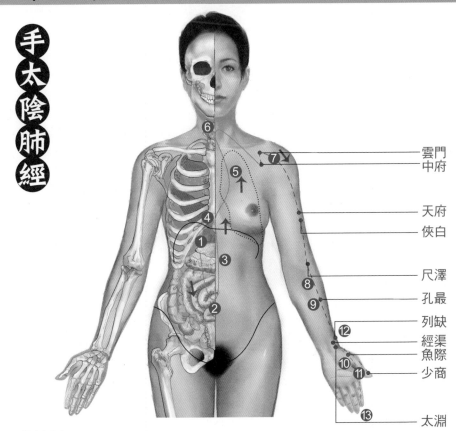

雲門
中府

天府
俠白

尺澤
孔最

列缺
經渠
魚際
少商

太淵

## ◎經脈循行

手太陰肺經起始於中焦胃部（見①），向下聯絡於大腸（見②），回繞過來沿著胃上口（見③），穿過膈肌（見④），進入肺臟（見⑤）。從肺系上行至氣管（見⑥）、喉嚨部，橫行出於腋下（中府、雲門），沿上臂內側下行（見⑦），行於手少陰心經、手厥陰心包經之前（天府、俠白），向下經過肘窩中（尺澤）（見⑧），沿前臂內側前緣（孔最）（見⑨），進入寸口——橈動脈搏動處（經渠、太淵），沿大魚際邊緣（魚際）（見⑩），出於拇指的橈側端（少商）（見⑪）。經手腕後方的支脈，從列缺處分出（見⑫），沿著臂側走向食指的橈側端，與手陽明大腸經相接（見⑬）。

### 適用病症

本經腧穴主治咳、喘、咳血、咽喉痛等肺系疾病及本經脈循行路線上的其他病症，如咳嗽、喘息氣粗、心煩、胸悶、手臂的內側前緣痠痛厥冷或掌心發熱等。

## ○經脈循行

　　起於心中，出屬於「心系」（心與其他臟器相連繫的脈絡）（見①），通過橫膈，向下聯絡小腸（見②）。

　　**「心系」向上的支脈**：起於心中（見③），挾著食道上行（見④），聯結於目系（指眼球與腦相聯繫的脈絡）（見⑤）。

　　**「心系」直行的支脈**：向上行於肺部，再向下出於腋窩（極泉）（見⑥），沿上臂內側後緣、肱二頭肌內側溝（見⑦），至肘窩內側，沿前臂內側後緣（見⑧），到達掌後豌豆骨處（見⑨），進入手掌（見⑩），沿著小指橈側，出於末端（少沖），與手太陽小腸經相接（見⑪）。

### 適用病症

　　本經腧穴主治心、胸、神經系統、循環系統病症以及經脈循行所經過部位的病症。如心痛、心悸、失眠、咽乾、口渴及上肢內側後緣疼痛等。

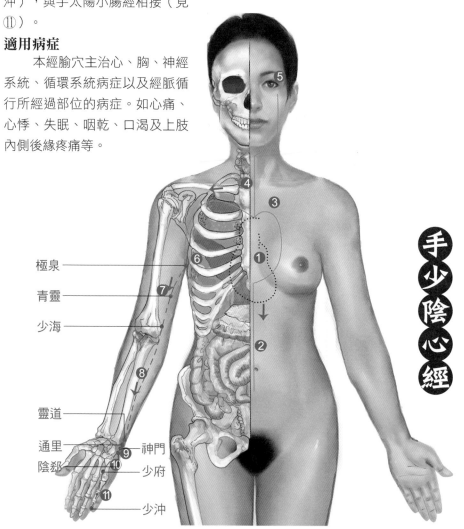

極泉
青靈
少海
靈道
通里　神門
陰郄　少府
少沖

手少陰心經

# 手陽明大腸經

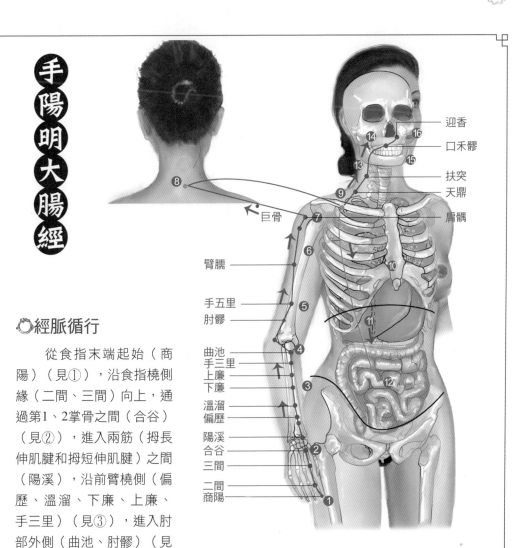

迎香
口禾髎
扶突
天鼎
肩髃
巨骨
臂臑
手五里
肘髎
曲池
手三里
上廉
下廉
溫溜
偏歷
陽溪
合谷
三間
二間
商陽

## ◎經脈循行

　　從食指末端起始（商陽）（見①），沿食指橈側緣（二間、三間）向上，通過第1、2掌骨之間（合谷）（見②），進入兩筋（拇長伸肌腱和拇短伸肌腱）之間（陽溪），沿前臂橈側（偏歷、溫溜、下廉、上廉、手三里）（見③），進入肘部外側（曲池、肘髎）（見④），再沿上臂外側前緣（見⑤）（手五里、臂臑），上走肩端（見⑥），沿肩峰前緣（見⑦），向上交會頸部（大椎）（見⑧），再向下入缺盆（鎖骨上窩部）（見⑨），聯絡肺臟（見⑩），通過橫膈（見⑪），屬於大腸（見⑫）。

**缺盆部支脈：**從鎖骨上窩上行頸旁（天鼎、扶突）（見⑬），通過面頰，進入下齒齦（見⑭），回繞至上唇，交叉於人中（水溝）——左脈向右，右脈向左（見⑮），分布在鼻孔兩側（迎香），與足陽明胃經相接（見⑯）。

**適用病症**

　　本經腧穴可主治眼、耳、口、牙、鼻、咽喉等器官病症，胃腸等腹部疾病、熱病和本經脈循行所經過部位的病症。如腹痛、腸鳴、泄瀉、便秘、頭痛、牙痛、咽喉腫痛、各種鼻病、上肢屈側外緣腫痛或寒冷麻木等。

## 經脈循行

　　手太陽小腸經起於手小指尺側端（少澤）（見①），沿手背尺側上行至腕部，直上出於尺骨莖突（見②），沿前臂外側後緣上行，經過尺骨鷹嘴與肱骨內上髁之間（見③），沿上臂外側後緣（見④）出於肩關節（見⑤），繞行肩胛骨（見⑥），左右兩脈交會於督脈大椎穴（見⑦），再向下進入缺盆穴（見⑧），聯絡於心（見⑨），向下再沿食管（見⑩），通過膈肌（見⑪），到達胃（見⑫），屬於小腸（見⑬）。

**缺盆部支脈：**沿頸部上至面頰（見⑭），至目眶下（見⑮），轉入耳中（聽宮）（見⑯）。

**面頰部支脈：**上行到達目眶下，抵於鼻旁，至內眼角（睛明）（見⑰），與足太陽膀胱經相接。

## 適用病症

　　本經穴位主治頭項、五官病症、熱病、神志疾患及本經循行部位的病變，如小腹疼痛、腰背痛、耳聾、目黃、咽喉腫痛、癲狂及肩臂外側後緣痛等。

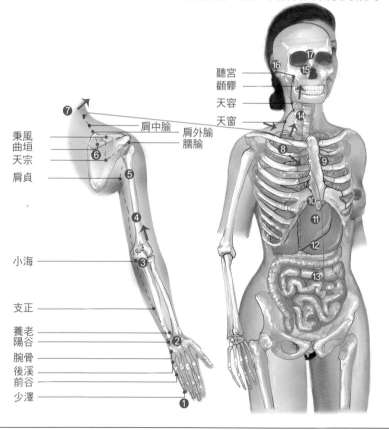

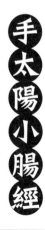

# 手厥陰心包經

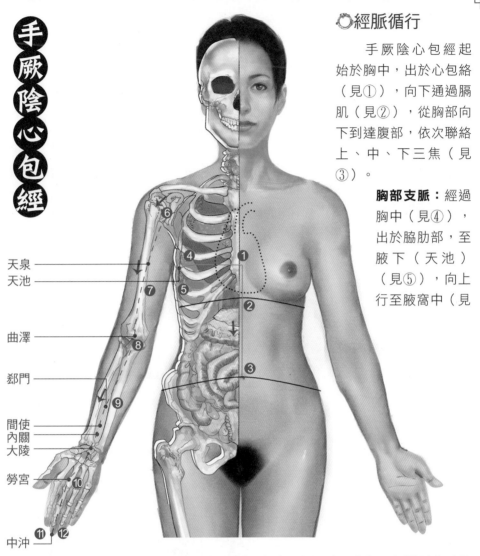

天泉
天池

曲澤

郄門

間使
內關
大陵

勞宮

中沖

## 經脈循行

手厥陰心包經起始於胸中，出於心包絡（見①），向下通過膈肌（見②），從胸部向下到達腹部，依次聯絡上、中、下三焦（見③）。

**胸部支脈：**經過胸中（見④），出於脅肋部，至腋下（天池）（見⑤），向上行至腋窩中（見⑥），沿上臂內側中央下行，行於手太陰和手少陰經之間（見⑦），經過肘窩（見⑧），向下行於前臂中間（見⑨），進入手掌中（見⑩），沿中指，出於中指尖端（中沖）（見⑪）。

**掌中支脈：**從勞宮穴分出，沿無名指到指端（關沖），與手少陽三焦經相接（見⑫）。

## 適用病症

本經腧穴主治心、胸、胃、神志病及經脈循行部位的其他病症，如心痛、胸悶、心跳過速、心煩、癲狂、精神分裂症、腋窩淋巴結腫大、肘臂攣痛、掌心發熱等症。

## ◎經脈循行

　　手少陽三焦經起於第4指末端（關沖）（見①），向上行於小指與無名指之間（液門）（見②），沿著手背（中渚、陽池）（見③），出於前臂外側兩骨（尺骨、橈骨）之間（見④），向上通過肘尖（見⑤），沿上臂外側（見⑥），向上通過肩部，交出於足少陽膽經之後（見⑦），向前進入缺盆（見⑧），分布於胸中，聯絡心包（見⑨），向下通過橫膈（見⑩），從胸至腹，屬於上、中、下三焦（見⑪）。

**胸中的支脈：**從膻中上行（見⑫），出於鎖骨上窩（見⑬），向上行於後項部（見⑭），聯繫耳後（見⑮），直上出於耳上方，到額角（見⑯），再曲而下行至面頰，到達目眶下（見⑰）。

**耳後的支脈：**從耳後入耳中，出走耳前，經過上關前，與前脈交叉於面頰部（見⑱），到達外眼角，與足少陽膽經相接（見⑲）。

**適用病症**

　　本經腧穴主治熱病、頭面五官病症和本經經脈循行所過部位的病症，如頭痛、耳聾、耳鳴、目赤腫痛、頰腫、水腫、小便不利、遺尿以及肩臂外側疼痛等。

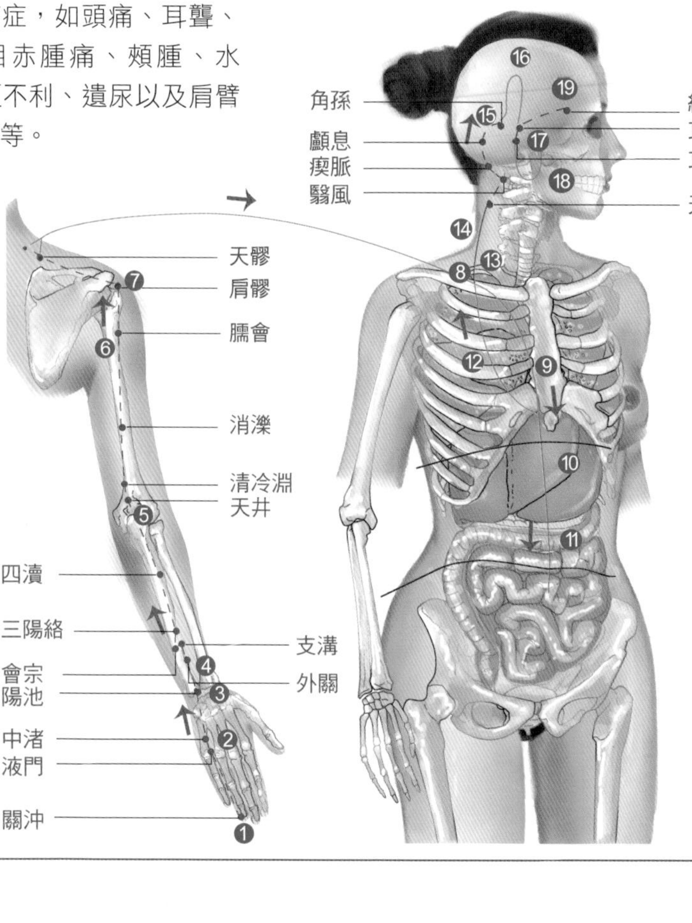

角孫
顱息
瘈脈
翳風

絲竹空
耳和髎
耳門
天牖

天髎
肩髎
臑會
消濼
清冷淵
天井
四瀆
三陽絡
會宗
陽池
中渚
液門
關沖

支溝
外關

手少陽三焦經

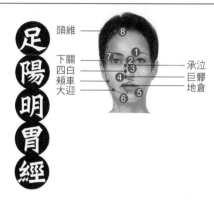

# 足陽明胃經

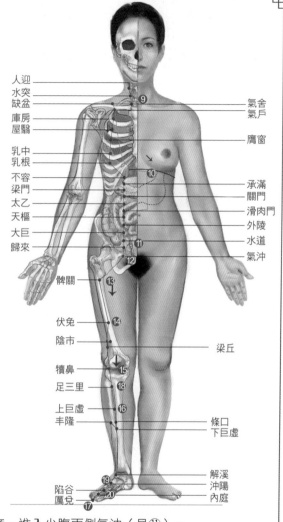

## ❂經脈循行

　　起於鼻翼兩側，上行到內眼角（見①），與足太陽膀胱經相交會（見②），向下沿鼻外側（見③）進入上齒中（見④），復出環繞口唇，向下左右兩脈交會於頦唇溝處（見⑤），再向後沿口腮後方，出於下頜大迎（見⑥），沿下頜角上行耳前，經下關（見⑦），沿髮際，到達前額（見⑧）。

**面部支脈：**從大迎前下方走到人迎，沿著喉嚨，進入缺盆部（見⑨），向下通過膈肌，屬於胃，聯絡脾臟（見⑩）。

**缺盆部直行的脈：**經乳頭，向下夾臍旁，進入少腹兩側氣沖（見⑪）。

**胃下口部支脈：**沿著腹部向下到氣沖會合（見⑫），再沿大腿前側下行（見⑬、⑭），下至膝蓋（見⑮），沿脛骨外側前緣（見⑯），下經足背，到達足第2趾外側端（見⑰）。

**脛部支脈：**從膝下3寸（足三里）處分出（見⑱），進入足中趾外側（見⑲）。

**足背部支脈：**從足背分出，進入足大趾內側端，與足太陰脾經相接（見⑳）。

**適用病症**

　　主治胃腸等消化系統及神經系統、呼吸系統、循環系統和經脈循行路線所經過部位的病症。如：腸鳴腹脹、腹瀉、胃痛、嘔吐、善饑易渴、厭食、鼻出血、牙痛、口眼歪斜、咽喉腫痛、胸部及下肢等本經循行部位的疼痛、熱病等。

# 足太陰脾經

## ◎經脈循行

　　足太陰脾經從大趾末端開始（隱白）（見①），沿足大趾內側赤白肉際（大都，足背皮膚與足掌皮膚交界處），經過足大趾本節後第1蹠趾關節上行，到達內踝之前（見②），向上行至小腿內側，沿脛骨後緣（三陰交、漏谷），與足厥陰肝經交叉，行於肝經之前（地機、陰陵泉）（見③），向上經過膝關節和大腿內側前緣（血海、箕門）（見④），進入腹部（沖門、府舍、腹結、大橫）（見⑤）；屬於脾，聯絡於胃（腹哀）（見⑥），通過膈肌（見⑦），夾食管兩旁（見⑧），連繫舌根，散佈於舌下（見⑨）。

**胃部的支脈：** 從胃部分出，向上經過膈肌（見⑩），流注心中，與手少陰心經相接（見⑪）。

## 適用病症

　　主治脾、胃等消化系統病症及經脈循行路線上的其他病症。如胃痛、噁心嘔吐、打嗝、腹脹、腹瀉、黃疸、身體沉重無力、舌根強痛及膝關節、大腿內側腫脹、冷痛等。

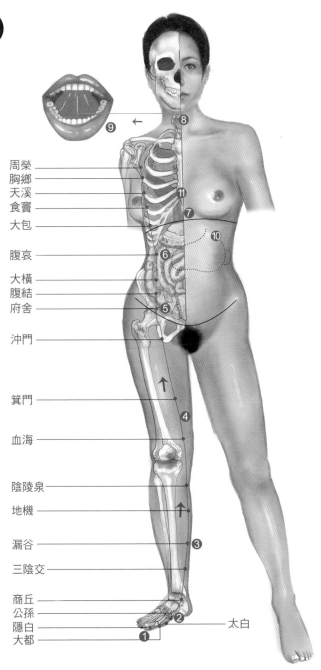

周榮
胸鄉
天溪
食竇
大包
腹哀
大橫
腹結
府舍
沖門
箕門
血海
陰陵泉
地機
漏谷
三陰交
商丘
公孫
隱白
大都
太白

# 足少陽膽經

## ◎經脈循行

　　足少陽膽經開始於外眼角（見①），上行到額角（見②），向下經過耳後（見③），沿著頭頸下行至第7頸椎後（見④），退回進入缺盆部（見⑤）。

**耳部的支脈：**從耳後進入耳中，出於耳前（見⑥），至外眼角後方（見⑦）。

**外眼角部的支脈：**從外眼角分出，向下至大迎穴附近，與手少陽三焦經在眼下會合（見⑧），下行至頸部，與前脈會合於缺盆（見⑨），由此向下進入體腔，通過膈肌（見⑩），聯絡於肝（見⑪），屬於膽（見⑫），沿脇肋部（見⑬），向下繞陰部毛際（見⑭），橫向進入髖關節部（見⑮），與前脈會合於此。

**缺盆部的支脈：**從鎖骨上窩下向腋下，沿側胸部，經過脇肋，向下與前脈會合於髖關節部（見⑯）。再向下，沿大腿、膝關節外側（見⑰），向下行於腓骨前緣，直下到腓骨下段（見⑱），下出於外踝之前，沿足背到達足第4趾外側端（見⑲）。

**足背的支脈：**從足背上分出，進入足大趾端，回轉過來通過趾甲，出大趾背毫毛部，與足厥陰肝經相接（見⑳）。

## 適用病症

　　主治肝膽病症、頭面五官病症、神志病、熱病以及本經經脈循行路線所經過部位的病症。如：頭痛、目眩、煩躁易怒、脇肋部疼痛、口苦、失眠、神經衰弱等。

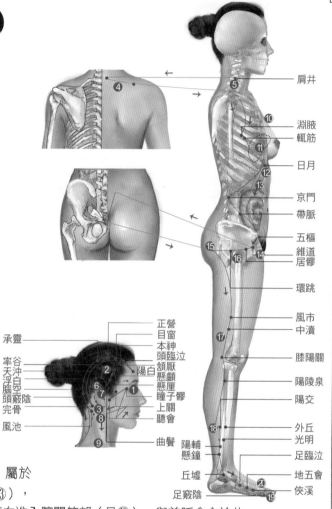

肩井
淵腋
輒筋
日月
京門
帶脈
五樞
維道
居髎
環跳
風市
中瀆
膝陽關
陽陵泉
陽交
外丘
光明
足臨泣
地五會
俠溪

正營
目窗
本神
頭臨泣
頷厭
懸顱
懸厘
瞳子髎
上關
聽會
曲鬢
陽輔
懸鐘
丘墟
足竅陰

承靈
率谷
天沖
浮白
腦空
頭竅陰
完骨
風池
陽白

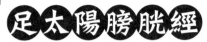

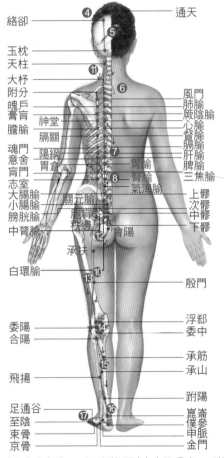

絡卻 ④ 通天
玉枕
天柱
大杼 ⑪
附分 ⑥
魄戶 風門
膏肓 神堂 肺腧
膽腧 膈關 厥陰腧
心腧
魂門 督腧
意舍 陽綱 膈腧
肓門 胃倉 肝腧
志室 脾腧
大腸腧 胃腧
小腸腧 腎腧
膀胱腧 關元腧 氣海腧
中膂腧 胞肓 三焦腧
秩邊 上髎
承扶 會陽 次髎
中髎
白環腧 下髎
⑬
殷門
委陽 浮郄
合陽 委中
承筋
承山
飛揚
跗陽
足通谷 ⑰ ⑯ 崑崙
至陰 僕參
束骨 申脈
京骨 金門

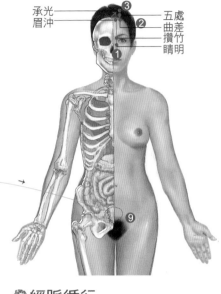

承光 ③ 五處
眉衝 ② 曲差
① 攢竹
睛明
⑨

## ⚉經脈循行

　　足太陽膀胱經起於內眼角（見①），向上經過前額（見②），交會於頭頂（見③）。

**頭頂部支脈：** 從頭頂到達耳上角（見④）。

**頭頂部直行的支脈：** 從頭頂入裡聯絡大腦（見⑤），回出分開下行項後，沿肩胛部內側（大杼），經脊柱兩側（見⑥），沿肩胛部內側（大杼），經脊柱兩側到達腰部（見⑦），從脊柱旁的肌肉進入體腔聯絡腎臟（見⑧），屬於膀胱（見⑨）。

**腰部支脈：** 向下通過臀部，進入膕窩內（委陽）（見⑩）。

**後項部支脈：** 通過肩胛骨內緣向下（附分）（見⑪），經過臀部下行（見⑫），沿大腿後外側（⑬）與自腰部下來的支脈會合於膝關節膕窩中（委中）（見⑭），由此向下，通過腓腸肌（見⑮），出於外踝後方（見⑯），至足小趾外側端，與足少陰腎經相接（見⑰）。

## 適用病症

　　本經腧穴主治頭項、眼、背、腰、下肢部病症及神志病症，背部的穴位主治與其相關的臟腑病症和有關的組織器官病症，如：癲癇、頭痛、目疾、鼻病、遺尿、小便不利及下肢後側部位的疼痛等症。

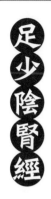

## ◎經脈循行

足少陰腎經起於足小趾下，斜走於足心（湧泉）（見①），出於舟骨粗隆下方（見②），沿內踝後緣（見③），向上沿小腿內側後緣（見④），到達膕窩內側（見⑤），上行經過大腿內側後緣（見⑥），進入脊柱內（長強），穿過脊柱（見⑦），屬於腎（見⑧），聯絡膀胱（見⑨）。

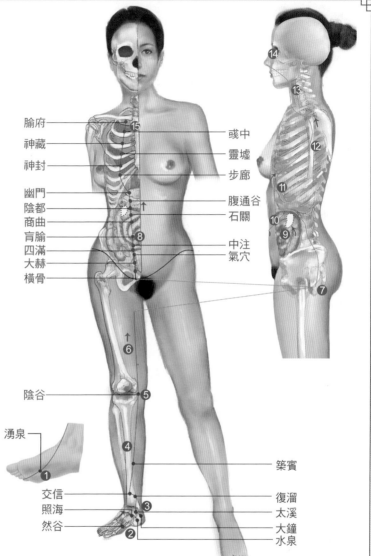

腧府
神藏
神封
幽門
陰都
商曲
肓腧
四滿
大赫
橫骨

彧中
靈墟
步廊
腹通谷
石關
中注
氣穴

陰谷

湧泉

交信
照海
然谷

築賓
復溜
太溪
大鐘
水泉

**直行的支脈：**從腎臟上行（見⑩），穿過肝臟和膈肌（見⑪），進入肺（見⑫），沿喉嚨（見⑬），到達舌根兩旁（見⑭）。

**另一支脈：**從肺中分出，聯絡心，流注於胸中，與手厥陰心包經相接（見⑮）。

**適用病症**

　　主治泌尿生殖系統疾病，還可治療精神與神經系統、呼吸系統、消化系統、循環系統等病症和本經循行路線所過部位的病症。如：月經不調、水腫、遺精、陽痿、帶下異常、哮喘、泄瀉及下肢疼痛麻木等病症。

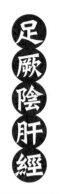

# 足厥陰肝經

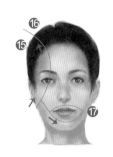

## 經脈循行

　　足厥陰肝經起於足大趾（見①），向上沿足跗部上行（見②），經內踝前1寸處（見③），行至內踝上8寸處，交出於足太陰脾經之後（見④），沿小腿內側正中上行，經膝關節內側（見⑤），沿大腿內側（見⑥）進入陰部（見⑦），環繞陰部（見⑧）上至少腹部（見⑨），夾胃旁過，屬於肝，聯絡膽（見⑩），再向上通過膈肌（見⑪），分布於脅肋部（見⑫），沿氣管後側（見⑬），向上進入咽喉部（見⑭），連接「目系」（見⑮），再上行出於額部，與督脈交會於頭頂（見⑯）。

**「目系」的支脈：** 從「目系」下行經過面頰，環繞口唇之內（見⑰）。

**肝部的支脈：** 從肝分出，通過膈肌，向上流注於肺，與手太陰肺經相接（見⑱）。

## 適用病症

　　泌尿生殖系統疾病、神經系統疾病、肝膽疾病、眼病及本經脈所經過部位之疾病。如胸滿、嘔逆、腰痛、疝氣、遺尿、小便不利、月經不調、子宮出血、性功能減退、煩躁易怒、失眠、視力減退、頭暈眼花等病症。

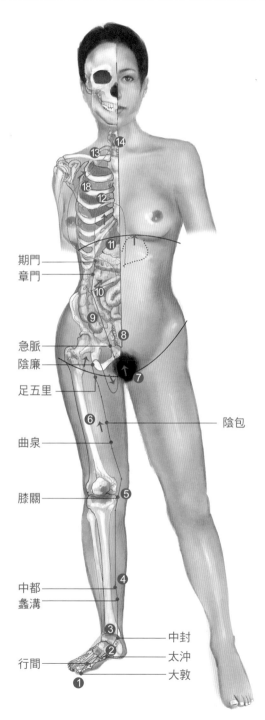

期門
章門
急脈
陰廉
足五里
陰包
曲泉
膝關
中都
蠡溝
中封
太沖
大敦
行間

# ■ 奇經八脈

##  督 脈

### 經脈循行

　　起於小腹內，下出於會陰部（見①），向後至尾骶部的長強，沿脊柱上行（見②），經項部至風府，進入腦內（見③），沿頭部正中線，上至巔頂的百會（見④），經前額下行鼻柱至鼻尖，過人中（水溝），止於上齒齦（見⑤）。

**分支：**從脊柱裡分出，聯絡腎。

**分支：**從小腹內分出，直上經過臍中，向上至心，到咽喉部，向上到下頜部，環繞口唇，至兩目下中央。

**適用病症**

　　本經腧穴主治腰骶、背部、頭項、局部病症及相應的內臟疾病、神志病、熱病等。

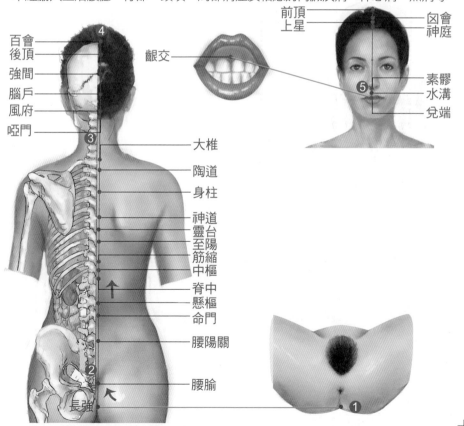

#  任脈

## 經脈循行

任脈起於小腹內，下出於會陰部（見①），向上行於陰毛部，沿腹部正中線上行，經過曲骨、關元、鳩尾等穴（見②、③），依序到達咽喉部（天突）（見④）、下唇內，左右分行，環繞口唇（見⑤），再分別通過鼻翼兩旁，進入眼眶下，交於足陽明胃經（見⑥、⑦）。

**分支：**由胞中分出，與沖脈相併，上行於脊柱，循行於背部。

**適用病症**

本經腧穴主治腹部、胸部、頸部、頭面的局部及相應的內臟器官病症，部分腧穴有強壯作用，少數腧穴可治療神志病等。

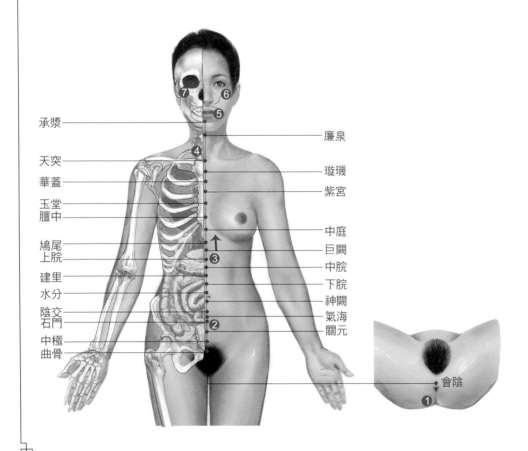

承漿
廉泉
天突
璇璣
華蓋
紫宮
玉堂
膻中
中庭
鳩尾
上脘
巨闕
中脘
建里
下脘
水分
神闕
陰交
石門
氣海
中極
關元
曲骨
會陰

## ◎經脈循行

起於小腹內，下出於會陰部（見①），向上行於脊柱內（見②），其外行者經氣沖與足少陰腎經交會（見③），夾臍上行（見④），沿腹部兩側（見⑤），散佈於胸中，再向上行，經過咽喉（見⑥），環繞口唇，到目眶下（見⑦）。

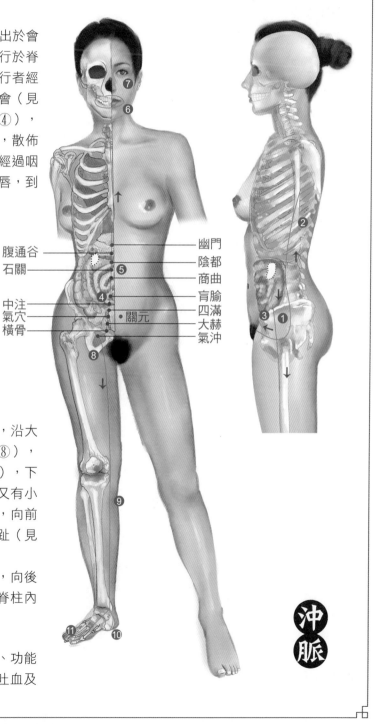

腹通谷
石關
中注
氣穴
橫骨

幽門
陰都
商曲
肓腧
四滿
關元
大赫
氣沖

沖脈

**分支：**從氣沖穴分出，沿大腿內側進入膕窩（見⑧），再沿脛骨內側（見⑨），下行至足底（見⑩）；又有小支脈從內踝後方分出，向前斜入足背，進入足大趾（見⑪）。

**分支：**從小腹中出來，向後與督脈相通，上行於脊柱內（見②）。

**適用病症**

月經不調、閉經、功能性子宮出血、乳少、吐血及氣逆上沖等。

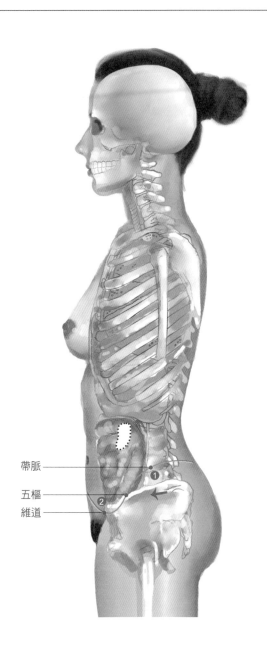

帶脈 ——
五樞 ——
維道 ——

## ◎ 經脈循行

　　起於季脇部，斜向下行到帶脈、五樞、維道穴（見①），繞身一周，環行於腰腹部，並於帶脈穴處再向前下方沿髂骨上緣斜行到少腹（見②）。

### 適用病症

　　腰痠冷痛、女性帶下量多、牙痛、耳聾、咽喉腫痛、中風偏癱等。

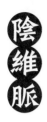

## ⟳經脈循行

　　起於小腿內側足三陰經交會之處（築賓穴）（見①），沿下肢內側上行至腹部，與足太陰脾經同行至脇肋部，與足厥陰肝經相合（見②），通過胸部（見③），上行至咽喉，與任脈相會（見④）。

### 適用病症

　　心痛、心悸、憂鬱、煩躁、腸鳴、腹瀉、食欲不振、脫肛等。

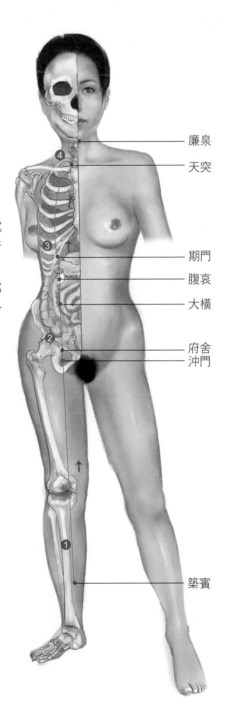

廉泉
天突

期門
腹哀
大橫

府舍
沖門

築賓

# 陽維脈

## 經脈循行

　　起於外踝下（見①），與足少陽膽經並行，沿下肢外側上行（見②），經軀幹部後外側（見③），從腋後上肩（見④），經頸部（見⑤）、耳後，前行至前額（見⑥），分布於頭側和項後，與督脈會合（見⑦）。

### 適用病症

　　關節腫痛、惡寒發熱、頭痛、腰痛、頸椎病、半身不遂、潮熱盜汗等。

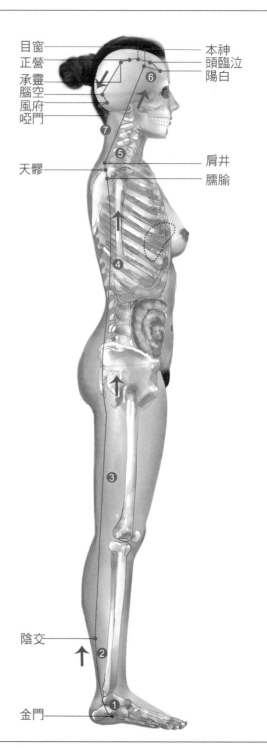

目窗
正營
承靈
腦空
風府
啞門

本神
頭臨泣
陽白

天髎
肩井
臑腧

陰交

金門

# 陰蹺脈

## 經脈循行

起於內踝下足少陰腎經的照海穴（見①），沿內踝後方，直上沿小腿（見②）、大腿內側，經過陰部（見③），向上沿腹部（見④）、胸部內側（見⑤），進入鎖骨上窩（缺盆）（見⑥），上經人迎之前（見⑦），經鼻旁到內眼角，與手、足太陽經和陽蹺脈會合（見⑧）。

### 適用病症

腹痛、腹脹、腸鳴、腹瀉、咽喉腫痛、嘔吐、昏迷、目赤腫痛、小便不利、便血、足內翻等症。

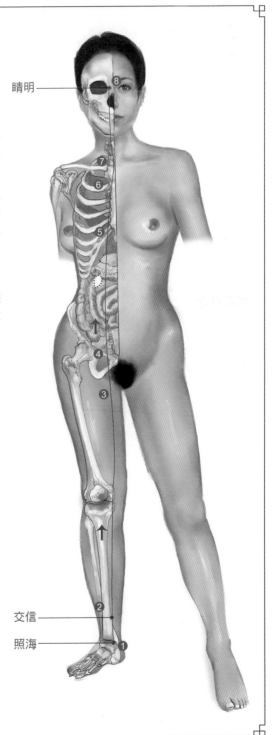

睛明

交信

照海

# 陽蹻脈

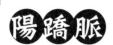

## 經脈循行

　　起於外踝下足太陽膀胱經的申脈穴（見①），經外踝後方上行（見②），經小腿、大腿外側（見③），再向上經腹部、側胸部和肩部（見④），經過頸部外側（見⑤），向上挾口角，到達內眼角，與手、足太陽經和陰蹻脈會合（見⑥），再上行進入髮際，向下到達耳後，與足少陽膽經會合於項後風池穴（見⑦）。

## 適用病症

　　目赤腫痛、失眠、腰背痛、頭痛、頸椎病、畏風自汗、手足麻木、半身不遂、耳聾、身腫、足外翻等。

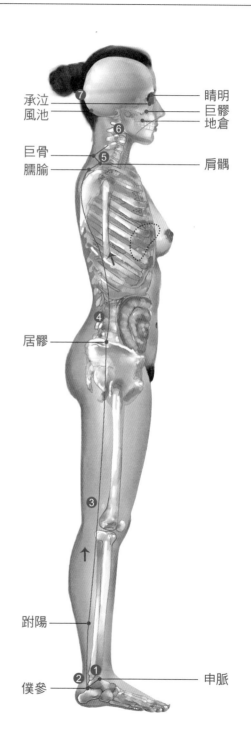

承泣　風池　晴明　巨髎　地倉　巨骨　臑腧　肩髃　居髎　跗陽　僕參　申脈

# 第五章

## 刮痧、拔罐、艾灸對症養生療法

刮痧、拔罐、艾灸可作為輔助治療疾病的方法，也可作為自我保健的一種方式。很多人對這門安全有效的非藥物療法具有濃厚的興趣，但卻無從下手。本章一一列舉出日常生活中的常見不適及常見病，並針對不適及常見病做了詳細的刮痧、拔罐、艾灸介紹，讓您一看就懂，一學就會。

# ■ 常見不適的刮痧、拔罐、艾灸養生療法

## 眼瞼跳動症

眼瞼跳動症即眼瞼痙攣，表現為輕微的眼瞼跳動，常以自我感覺為主，經常自主地發生，一般與緊張或疲勞有關。輕微的眼瞼痙攣無需治療就能自行消失。刮痧、拔罐有助於緩解局部的肌肉緊張，可產生緩解痙攣的作用。

### 刮痧養生療法

選穴：◎攢竹◎太陽◎絲竹空◎風池◎合谷◎內關

配穴：兼有心神不安者，加神門、通里；兼有肝風內動者，加肝腧、太沖、太溪。

體位：坐位。

所需器具：刮痧板。

### 施術法

攢竹、合谷、內關可以用刮痧板的角端進行點按（圖①），以局部出現痠麻脹痛的感覺為準，持續1分鐘。攢竹、太陽、絲竹空等其他面部穴位與頭側的風池則用刮痧板的厚緣進行刮拭即可（圖②），用力不宜過重。

### 施術原理

本病常與精神刺激引起的肝氣鬱滯、肝風內動有關，勞累過度、休息不足、暗耗陰血等是致病的主要原因。選用風池可疏散肝風，再配合其局部穴位如攢竹、太陽、絲竹空等，有舒筋活絡的作用。

### 拔罐養生療法

選穴：◎睛明◎陽白◎四白◎太陽◎合谷◎足臨泣

配穴：兼有肝腎不足者，加肝腧、腎腧；兼有氣血不足者，加脾腧、胃腧、足三里。

體位：坐位。

所需器具：火罐、三稜針。

### 施術法

首先對陽白、四白等主穴進行拔罐治療，一般採用閃罐法，操作3～5次，以局部皮膚發紅為準，不留罐（圖③、④）。睛明穴一般採用按摩的手法進行治療，不宜用火罐，合谷亦可配合三稜針放血。以上操作隔日1次。

### 施術原理

眼瞼痙攣是由於用眼過度或精神緊張、情志不遂，導致眼輪匝肌的不規則收縮。對眼周穴位進行操作可以緩解局部的肌肉痙攣，調節肌肉的張力，有利於病變神經恢復其正常功能。

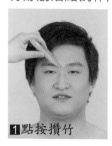

**1** 點按攢竹

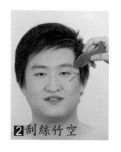

**2** 刮絲竹空

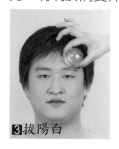

**3** 拔陽白

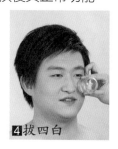

**4** 拔四白

# 急性扁桃腺炎

急性扁桃腺炎經常是在機體抵抗力下降的時候，扁桃腺感染細菌或病毒所致，其起病急，以咽痛為主要症狀，並常伴有畏寒、發熱、頭痛等症狀，是青少年的常見病。刮痧、拔罐能扶助機體的正氣，並有退熱祛邪的作用，是治療此病的常用方法。

## ❀刮痧養生療法

選穴：◎合谷◎翳風◎足三里◎照海◎行間

配穴：兼有咽喉腫痛者，加天突、廉泉、曲池；兼有惡寒發熱表證者，加大椎、風池。

體位：坐位。

所需器具：刮痧板、三稜針、瓷勺。

### 施術法

首先對主穴進行操作，合谷、翳風用刮痧板的角端進行點按，以局部有痠脹感為準，持續1分鐘，然後對足三里順著足陽明胃經的循行路線由近端至遠端進行刮拭。最後對配穴進行操作。而照海、行間皆可用刮痧板的薄緣進行刮拭，以局部皮膚發紅為準（圖①、②）。

### 施術原理

合谷是治療五官科疾病的常用穴位，而翳風有清熱通竅的作用，足三里能增強人體的體質，照海、行間有很好的瀉熱作用。

## ❀拔罐養生療法

選穴：◎曲池◎內庭◎合谷◎尺澤◎孔最

配穴：咽喉腫痛明顯者，加天突、缺盆、人迎、廉泉。

體位：坐位。

所需器具：火罐、三稜針。

### 施術法

首先對曲池等主穴定位做常規消毒，取三稜針對其進行點刺放血，以血色由紫黑轉為鮮紅為準，然後用閃火法進行拔罐（圖③），留罐10～15分鐘，以皮膚出現瘀腫或罐內出現水氣為準。最後對隨症配伍的穴位進行操作。

### 施術原理

急性病症在選擇穴位時，主要以清熱解毒為主，應選擇曲池、內庭、合谷等，對其進行點刺放血後，拔罐均有很好的退熱效果，尺澤、孔最屬手太陰肺經的穴位，孔最又為郄穴，長於治急性病。

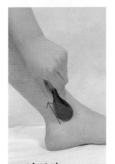
❶刮照海

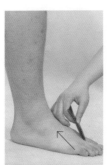
❷刮行間

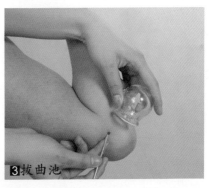
❸拔曲池

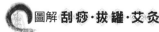

# 頭痛

人體五臟六腑之清陽之氣，皆循經上注於頭部，故稱頭為諸陽之會。頭痛分為外感和內傷，外感頭痛常因感受風邪所至，內傷頭痛則多與肝脾腎三臟功能紊亂所致的氣血失調有關，而刮痧、拔罐則能調理氣血、強健臟腑，緩解頭痛問題。

## 刮痧養生療法

**選穴**：◎印堂◎太陽◎百會◎頭維◎合谷◎風池◎陽陵泉◎太沖

**配穴**：外感頭痛加列缺；內傷頭痛加三陰交、肝腧、腎腧、太溪。

**體位**：坐位、俯臥位。

**所需器具**：刮痧板、瓷勺。

### 施術法

先刮主穴到痧痕出現。再隨症選用相應的印堂、太溪，延著由下至上的方向刮拭（圖①、②）。

### 特別注意

太陽穴如果受擊太重，易造成腦震盪，施術時要注意，力道不宜過大。

面部刮痧時手法宜輕，以補為主。刮前可先在面部塗些乳液或潤膚劑。

### 施術原理

督脈為陽脈之海，百會穴屬督脈，所以與頭痛的治療密切相關。

## 拔罐養生療法

**選穴**：◎太陽◎大椎◎百會

**配穴**：外感頭痛加列缺；內傷頭痛加三陰交、肝腧、腎腧、太溪。

**體位**：坐位。

**所需器具**：火罐。

### 施術法

選用合適大小的火罐，對太陽、大椎、百會進行吸拔，留罐5～10分鐘（圖③、④）。每日1次，7日為1療程，並隨症選用配穴。

### 特別注意

百會穴在施拔罐術時，需將其周圍頭髮剃掉，這樣有利於拔罐的進行。而且要注意的是，在施治前一定要確定為非器質性病變。

### 施術原理

太陽為經外奇穴，為治療頭痛要穴，大椎能通督調氣，開發清陽。

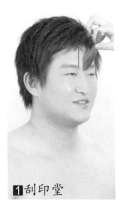

**①刮印堂**

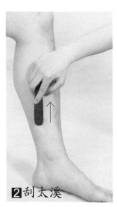

**②刮太溪**

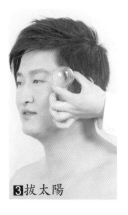

**③拔太陽**

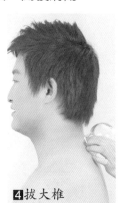

**④拔大椎**

# 落枕

落枕是一種常見病，好發於青壯年。患者經常在入睡前並無任何症狀，晨起後卻感到項背痠痛無力、頸部活動受限。落枕一般與睡枕及睡眠姿勢有密切關係。刮痧、拔罐有助於疏通頸部經絡，調理肩部氣血，可有效地治療落枕。

## ▓刮痧養生療法

選穴：◎頸百勞◎阿是穴◎後溪◎懸鐘

配穴：肌肉強痛者，加大椎、大杼。

體位：仰臥位、坐位。

所需器具：刮痧板。

### 施術法

先在欲刮拭部位塗抹上甘油，刮頸部頸百勞（圖①）、阿是穴，再刮拭手掌後溪（圖②），最後刮下肢懸鐘穴。以皮膚變成紫紅或出現痧點為準，懸鐘亦可用放痧的方法。

### 特別注意

日常生活中，要多活動頸部，選擇合適的床，採用正確的睡姿，枕頭墊得過高、軟硬不當或高低不平都會引發落枕。晚間睡覺時要把窗戶關好，以防風吹頸部造成落枕。

### 施術原理

局部的頸百勞、阿是穴可疏通疼痛部位的經氣；後溪、懸鐘分屬小腸經和膽經，其經脈、經筋分布於項背部，可從遠端疏導項背部的經氣。

## ▓拔罐養生療法

選穴：◎大椎◎天柱◎肩外腧◎懸鐘◎後溪◎列缺

體位：俯臥位、坐位。

所需器具：火罐、抽氣罐、三稜針。

### 施術法

首先對肩外腧、列缺進行吸拔（圖③、④），使用抽氣罐，留罐10～20分鐘，吸力不宜太強，以局部皮膚變成紫紅為準。大椎配合三稜針放血治療，使血由紫黑色變成紅色為宜。吸拔後溪時要選用小號的抽氣罐進行，且吸拔時間不宜過長，以3～5分鐘為宜。而懸鐘、天柱皆需要選用小號的抽氣罐進行操作。

### 施術原理

後溪通督脈，是治療落枕的特效穴位，而懸鐘為髓會，通手、足少陽經脈，有舒筋活絡的作用。而大椎、天柱、列缺有助於袪風散寒，肩外腧屬於局部取穴，加上大椎、天柱，配合遠端的列缺，符合近遠端取穴的原則，有助於調理頸部的氣機，舒筋活絡。

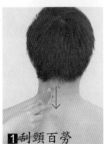
❶刮頸百勞

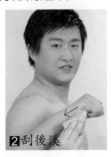
❷刮後溪

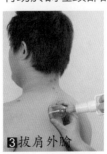
❸拔肩外腧

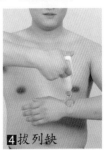
❹拔列缺

# 頸椎病

頸椎病是指因頸椎及其周圍軟組織發生病變或骨質增生等導致局部神經血脈受壓或刺激而引起的綜合症候群。其主要表現為頸肩臂疼痛、僵硬,疼痛可放射至前臂、手指,指尖有麻木感。刮痧、拔罐能緩解痙攣,是治療頸椎病的常見方法。

## ❀刮痧養生療法

選穴:◎阿是穴◎大椎◎風門◎天宗◎中渚

配穴:上肢麻木疼痛重者,加肩髃、曲池、合谷;頭暈、耳鳴重者,加率谷、百會、太沖;心慌、心悸重者,加內關、足三里。

體位:坐位。

所需器具:刮痧板、瓷勺。

### 施術法

用刮痧板的角端點按中渚(圖①),力道宜重,以局部感到痠麻脹痛,難以忍受為準,重複3～5次,每次持續15秒。然後順著經絡循行方向刮拭大椎至風門(圖②),力道宜重,用刮痧板的厚緣進行,以皮膚出現均勻痧痕為準。

### 施術原理

頸椎病乃氣血阻滯所致,以足太陽、督脈兩經脈為主,並影響其他經絡循行,所以會出現頭頸、背部及上下肢症狀。透過刮痧,能疏通經絡,活血止痛。

## ❀拔罐養生療法

選穴:◎風池◎大杼◎風門◎天宗◎曲池◎肩井◎大椎◎厥陰腧

配穴:兼有噁心、嘔吐者,加內關、中脘;兼耳鳴、耳聾者,加腎腧、太溪。

體位:坐位。

所需器具:火罐。

### 施術法

取風池、大杼、風門、肩井、天宗、曲池、厥陰腧等穴位。用罐口的玻璃火罐在背部的肩井、大椎、天宗、厥陰腧等部位(圖③、④),以酒精閃罐法扣罐、留罐20分鐘,2日1次,10次為1療程。

### 特別注意

注意坐姿,不能久坐,要經常活動。

### 施術原理

對上述主穴及配穴進行操作,並結合病人的病情,可扶正祛邪、調和氣血、活血祛瘀、溫通經脈,從而達到陰平陽秘的狀態。

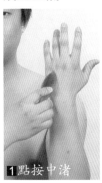

①點按中渚

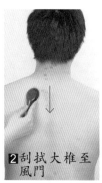

②刮拭大椎至風門

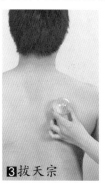

③拔天宗

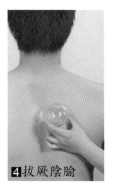

④拔厥陰腧

# 失眠

失眠又稱不寐、目不瞑。是以夜間不易入睡或睡而易醒、醒後不能再睡為主要症狀的病症。虛者多屬陰虛火旺、心脾兩虛、心膽氣虛，實者則與肝鬱化火、痰熱內擾有關。選用相應的穴位進行刮痧、拔罐，可以對其進行治療。

## ❀刮痧養生療法

**選穴：**◎四神聰◎神門◎三陰交

**配穴：**兼有頭暈、健忘、面白無華者，加心腧、脾腧、足三里；陰虛火旺者，加太溪、腎腧；因胃腸不和所致者，加中脘、足三里；兼心膽氣虛所致者，加心腧、膽腧。

**體位：**坐位、仰臥位。

**所需器具：**刮痧板、瓷勺。

### 施術法

刮拭百會、四神聰時需要將病人的頭髮剃掉，以百會穴為中心，向四周方向刮拭（圖①）。神門可以用刮痧板的短端刮拭（圖②），三陰交則要循脾經的方向進行刮拭，以皮膚出現痧痕為準。

### 施術原理

四神聰為經外奇穴，能鎮靜安神；失眠的病位在心，取心經的原穴神門，以寧心安神；三陰交能健脾柔肝，補腎養陰，而失眠與這三臟有密切的關係。

## ❀拔罐養生療法

**選穴：**◎身柱◎靈台◎合谷◎外關◎神門

**配穴：**胃不和則臥不安，有飲食停滯者，加梁門、天樞；兼有肝氣鬱滯者，加太沖。

**體位：**仰臥位、俯臥位。

**所需器具：**火罐、三稜針、抽氣罐。

### 施術法

以拇指指腹在心腧、腎腧進行往復重力按揉5次左右，然後於兩側膀胱經上各拔罐4個（均勻分布），留罐30分鐘。身柱、靈台不需按揉，直接拔罐即可（圖③、④）。

### 特別注意

睡前不飲濃茶、咖啡等，保持心情愉快及加強身體的鍛鍊。

### 施術原理

選用身柱和靈台穴拔罐有助於調整心神，安神定志。

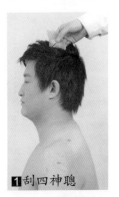
❶刮四神聰

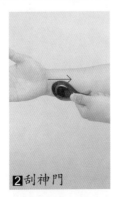
❷刮神門

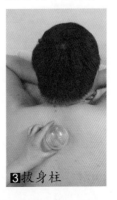
❸拔身柱

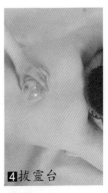
❹拔靈台

# 多寐

多寐就是常說的「嗜睡症」，其特點是無論晝夜，時時欲睡，喚之能醒，醒後復睡。多寐主要是由於陰盛陽虛所致，陽主動，陰主靜，陰盛故多寐。多寐亦與脾虛濕盛有關。刮痧、拔罐療法有調整陰陽的作用，使陰陽協調，自然病除。

## 刮痧養生療法

選穴：◎太陽◎百會◎睛明◎心腧至肝腧◎足三里

配穴：兼有痰濕、胸悶、欲嘔者，加豐隆穴。

體位：坐位、俯臥位。

所需器具：刮痧板。

### 施術法

睛明穴用刮痧板的角端點按，用力要輕，其餘的穴位如太陽（圖①）、百會等可用刮痧板的薄緣在所選的穴位上刮拭。豐隆穴採用瀉法，由下至上刮拭（圖②）。心腧至肝腧採用補法。

### 特別注意

多寐重在預防，要調整好睡眠節律。

### 施術原理

豐隆是治痰的要穴，配合足三里可以補虛瀉實。心腧至肝腧發揮承接臟經腑氣的作用。百會又有升舉陽氣、醒神的作用，可輔助治療多寐。

## 拔罐養生療法

選穴：◎豐隆◎足三里◎脾腧◎肝腧◎腎腧

配穴：兼有脾胃不足者，加三陰交、公孫；難以叫醒者，加水溝、神門；痰濁壅盛、舌苔厚膩者，加陰陵泉、水分；兼有飲食停積者，加梁門、胃腧。

體位：坐位、俯臥位。

所需器具：火罐、抽氣罐。

### 施術法

豐隆需要留罐，並選用較大的火罐，一般留10～20分鐘（圖③）。吸拔公孫穴時，要注意選用適合該穴位的小號的火罐（圖④）。

### 特別注意

對於因器質性病變引起的嗜睡，要及時去正規醫院進行系統治療。

### 施術原理

選用的穴主要是補益脾胃，以促進陽氣提升和安神醒神的功能。

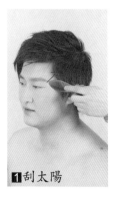
①刮太陽

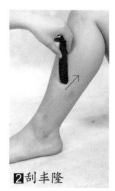
②刮豐隆

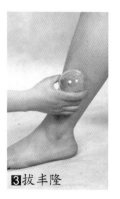
③拔豐隆

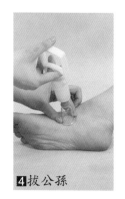
④拔公孫

# 健忘

健忘是指記憶力差、遇事易忘的症狀，多因心脾虧損、陰虛火旺、年老精氣不足或瘀痰阻痹等所致。常見於腦萎縮、頭部內傷、中毒等疾病。刮痧、拔罐、艾灸能發揮重要的調節作用，幫助氣血清陽的上承，是治療健忘的重要方法之一。

## 刮痧養生療法

選穴：◎心腧◎腎腧◎志室◎太溪

配穴：兼有淤阻經絡者，加丰隆、膈腧、地機；年高體弱者，加脾腧、胃腧、足三里。

體位：俯臥位、坐位。

所需器具：刮痧板、瓷勺。

### 施術法

心腧、志室、腎腧採用補法，即要循著足太陽膀胱經的走行，由上至下進行刮拭。足三里和太溪則採用平補平瀉的方法，刮拭太溪時可逆著經絡的循行由下至上進行操作，用力要輕。實際操作的時候，要先刮拭主穴（圖①、②）。

### 施術原理

腎主志，所以健忘和腎的關係密切，在治療時要選用補益腎精的穴位。

## 拔罐養生療法

選穴：◎百會◎中脘◎足三里◎志室

配穴：脾胃不足，氣血虛弱者，加脾腧、三陰交；兼有心悸失眠者，加神門、郄門。

體位：坐位、俯臥位。

所需器具：火罐。

### 施術法

按照常規方法對志室（圖③）、中脘、足三里進行拔罐，留罐30分鐘，每天1次，5次為1療程。

### 施術原理

志室是治療健忘的要穴。

## 艾灸養生療法

選穴：◎百會◎神門◎腎腧

體位：坐位。

所需器具：艾條。

### 施術法

一般採用溫和灸。手持點燃的艾條，對準以上穴位，距皮膚1.5～13公分，以施灸處感到溫熱、舒適為準，一般以30分鐘為準（圖④）。

### 施術原理

神門穴能養心安神，腎腧穴能滋陰補腎，百會穴能通暢腦氣、寧靜心神。

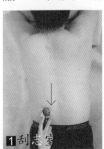
1 刮志室

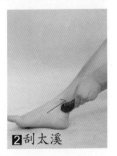
2 刮太溪

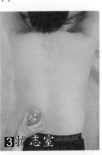
3 拔志室

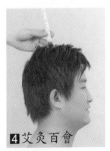
4 艾灸百會

# 呃逆

　　呃逆是以胃氣不降，上逆沖膈而致喉間呃呃連聲，聲短而頻，且不能自制的病症。常因飲食不節、胃失和降、情志不和、肝氣犯胃或正氣虧虛、耗傷中氣等引起。呃逆的辨證施治，須先辨虛實寒熱。刮痧、拔罐則有助於和胃降逆止呃。

## 刮痧養生療法

選穴：◎中脘◎內關◎足三里◎夾脊穴◎膈腧

配穴：兼有氣滯者，加膻中、太沖；因胃寒引起者，加上脘；虛呃加胃腧、膻中。

體位：俯臥位、仰臥位、坐位。

所需器具：刮痧板、瓷勺。

### 施術法

　　沿著背部的夾脊穴刮痧（圖①），每側各3行，然後重刮其他主穴，再隨症刮拭配穴。內關穴可以用刮痧板角端點按（圖②）。

### 特別注意

　　如果在久病以後出現呃逆，要注意病情惡化，應該及時診斷治療。

### 施術原理

　　呃逆為胃氣上逆沖膈所致，所以主穴在治療嘔吐所選穴位基礎上再加上膈腧，因其為膈之背腧，統治膈膜之病。並注意要進行辨證選穴。

## 拔罐養生療法

選穴：◎膈腧◎上脘◎中脘◎氣海◎阿是穴

配穴：寒呃者加中脘；熱呃者加內庭；痰呃者加丰隆、行間；瘀呃者加期門。

體位：俯臥位、仰臥位。

所需器具：火罐、抽氣罐。

### 施術法

　　分次選擇任脈上的上脘或中脘（圖③）、氣海及膈腧（圖④），用大號拔火罐，在上述穴位進行操作，留罐15分鐘，每日1次。

### 特別注意

　　臨床施治時，要注意區別藥理性和病理性呃逆。

### 施術原理

　　拔罐時分次選擇任脈上的上脘、中脘、氣海穴，有理氣和胃、宣發肅降肺氣的功效。同時選用大號拔罐器，可增加局部溫熱面積和拔罐力量。

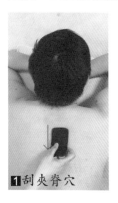
**1**刮夾脊穴

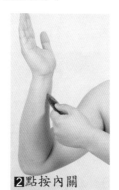
**2**點按內關

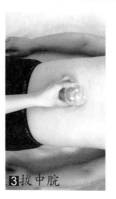
**3**拔中脘

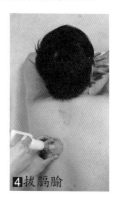
**4**拔膈腧

# 脇痛

脇痛是一側或兩側脇肋部疼痛為主要表現的病症。脇肋部是對腋部以下至十二肋骨部分的統稱。因為肝居於右脇，而其經脈又分布於兩脇，而膽又附於肝，所以脇痛與肝膽密切相關。刮痧拔罐有助於調理肝膽氣機，為中醫的特色療法。

## 刮痧養生療法

選穴：◎京門◎日月◎期門◎雙側陽陵泉◎太沖至行間

配穴：疼痛明顯者，加阿是穴；兼有肝腎功能不足者，加腎腧、三陰交。

體位：坐位、俯臥位。

所需器具：刮痧板。

### 施術法

逆著經絡的循行方向刮拭，以刮出痧痕為準，比如期門是由上至下（圖①），腎腧是由下至上（圖②）。

### 特別注意

在施治之前，需要到醫院對疾病進行診斷確定，看是否有器質性的病變，如無器質性疾病則可放心刮治。

### 施術原理

運用近處取穴和遠處取穴相配，並且選用雙側穴位。有助於對氣機的全面調整。

## 拔罐養生療法

選穴：◎日月◎期門◎陽陵泉◎阿是穴

配穴：足太陽膀胱經背部雙側肺腧到腎腧各穴。

體位：俯臥位。

所需器具：火罐。

### 施術法

走罐法。從肺腧到腎腧，先左側再右側來回走罐7～10次，以皮膚紫紅色為準，再將火罐停留在肝腧、脾腧、腎腧10～15分鐘。隔日1次，2週為1療程（圖③）。

### 特別注意

拔罐工具使用前後必須嚴格消毒。

### 施術原理

肝的特性是喜條達而惡憂鬱，脇痛則涉及到肝臟氣機的鬱滯，使用走罐法一方面可以達到通行氣血的作用，另一方面可透過對穴位的溫熱刺激來補益臟腑。

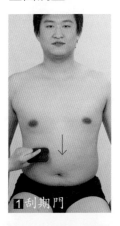

①刮期門

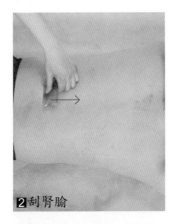

②刮腎腧

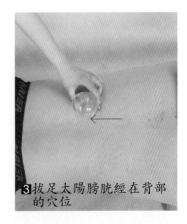

③拔足太陽膀胱經在背部的穴位

# 嘔吐

嘔吐是由於胃失和降，胃氣上逆致食物成痰從口中吐出的病症。中醫學一般將嘔吐分為虛實兩類，實證主要由感受寒氣、飲食失常或情志失調所引起；虛證常與脾胃虛弱有關。刮痧、拔罐可以利用其疏通氣血的作用，以助胃臟的通降。

## 刮痧養生療法

選穴：◎中脘◎足三里◎內關

配穴：因寒所致者，加膈腧、胃腧；熱吐者，加合谷；食滯者，加梁門、天樞；有痰飲者，加膻中、豐隆；肝氣犯胃者，加陽陵泉、太沖；脾胃虛寒者，加脾腧、胃腧。

體位：坐位、仰臥位。

所需器具：刮痧板、三稜針、瓷勺。

### 施術法

重刮中脘、足三里（圖①、②）、內關，每個穴位及其兩側各3行，以出現痧痕為準，並辨症選用配穴。

### 特別注意

在嘔吐急性發作時，還可在內關穴進行強刺激並持續運針1～3分鐘。

### 施術原理

內關有寬胸理氣、降逆止嘔的作用；中脘亦可理氣、和胃、止嘔；足三里則有助於疏理胃腸氣機。

## 拔罐養生療法

選穴：◎胃腧◎脾腧◎足三里

配穴：肝氣犯胃者，加陽陵泉、太沖。

體位：俯臥位、坐位。

所需器具：玻璃罐、竹罐或抽氣罐。

### 施術法

選取胃腧、足三里等（圖③、④）主穴，用玻璃罐留罐20～30分鐘，每日施行拔罐術1次。亦可採用藥罐法。常用煮罐藥為曼陀羅、白芍、元胡、桂枝各15克、生薑30克。以上諸味同煮成濃度約為30%的藥液20～40毫升，再煮竹罐3～5分鐘即可使用。

### 特別注意

使用藥罐時防止被燙傷。在施罐的過程中，要時時詢問患者的感受。

### 施術原理

根據穴位取用的原則，並結合病人的病情，補虛扶弱，調和氣血，以達到陰平陽合的狀態。

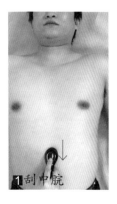

1 刮中脘

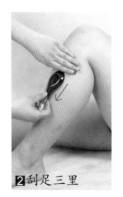

2 刮足三里

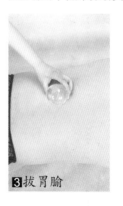

3 拔胃腧

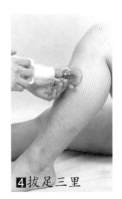

4 拔足三里

# 中暑

中暑是指機體長期處在高溫和熱輻射的條件下，其體溫調節中樞出現障礙，並有水、電解質的代謝紊亂及神經系統方面的功能損害症狀的總稱。中暑是一種威脅生命的急症，必須及時治療。刮痧和拔罐簡易方便，很適合中暑的家庭急救。

## ✿刮痧養生療法

選穴：◎大椎◎委中◎曲池◎尺澤

配穴：兼有胸悶者，加膻中；頭痛者，加印堂、太陽；昏迷者，加掐或針刺人中穴。

體位：俯臥位、坐位。

所需器具：刮痧板、三稜針、瓷勺。

**施術法**

使用瀉法，重刮主穴。對大椎、委中、尺澤，在出現痧痕後，可用三稜針點刺放血（圖①、②）。

**特別注意**

一旦中暑，要迅速將中暑者轉移至陰涼通風處休息。使其平臥，頭部抬高，鬆解衣扣。如果中暑者神志清醒，並無噁心、嘔吐，可飲用含鹽的清涼飲料、茶水、綠豆湯等。

**施術原理**

所選取的主穴都有很好的退熱效果，而中暑最主要的表現就是發熱，所以應當立即採用退熱的方法進行治療。

## ✿拔罐養生療法

選穴：◎足三里◎大椎◎曲池◎合谷◎內關

配穴：重症中暑，加人中、十宣、委中、陽陵泉、少沖。

體位：坐位、俯臥位。

所需器具：火罐、三稜針。

**施術法**

對以上主穴進行拔罐、留罐，亦可隨症點刺放血十宣、曲澤、大椎、曲池、委中，擠出紫黑血液，並給予清涼飲料（圖③、④）。

**特別注意**

對於持續高熱不退、神志昏迷者，應及時送到醫院就診。

**施術原理**

所選穴位中如曲池、大椎、委中等均為瀉熱的要穴，常於發熱的病症中使用。

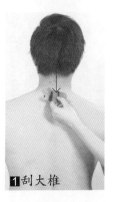

**1** 刮大椎

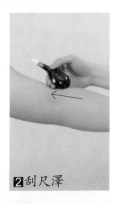

**2** 刮尺澤

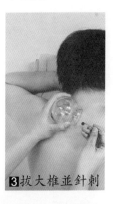

**3** 拔大椎並針刺

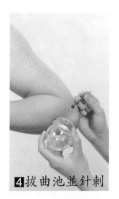

**4** 拔曲池並針刺

# 眩暈

眩暈是目眩和頭暈的總稱，以眼花、視物昏暗發黑為眩；以視物旋轉，不能站立為暈，兩者合併稱為眩暈。中醫學認為眩暈主要和肝腎不足、氣血腎精不能上承等有關。刮痧、拔罐是在運用的特定穴位上施術，有助於其病症的減輕。

## 🌸刮痧養生療法

選穴：◎四神聰◎百會至風府◎肝腧◎腎腧◎三陰交

配穴：肝陽上亢所致者，加太溪、太沖；痰濁內盛者，加丰隆；噁心嘔吐者，加內關、中脘。

體位：坐位、俯臥位。

所需器具：刮痧板、瓷勺。

### 施術法

以百會穴為中心，向四神聰、風府穴刮拭（圖①）；刮拭太沖應逆著經絡進行，由遠端至近端（圖②）。

### 特別注意

要明確眩暈的病因，在排除器質性和顱腦病變的情況下才能施行刮治。刮拔力道要適中。

### 施術原理

頭部穴位都有醒腦開竅的作用。太沖、三陰交能補肝、脾、腎三臟。

## 🌸拔罐養生療法

選穴：◎太沖◎太溪◎腎腧

配穴：氣血虛眩暈者加脾腧、關元、足三里；肝陽上亢者加用風池、行間、俠溪；兼肝腎陰虧者加肝腧、陰谷；痰濁中阻者加內關、丰隆、解溪。

體位：坐位、仰臥位。

所需器具：火罐、抽氣罐。

### 施術法

留罐法，以上提及的太沖等主穴各拔3分鐘（圖③）。可根據病情配足三里等穴，方法同主穴（圖④）。

### 特別注意

痰濕所致的眩暈飲食宜清淡，要忌食肥甘厚膩。

### 施術原理

治療眩暈多從肝腎論治，因此選用主穴時，用腎腧、太溪、太沖以產生養陰生精、平肝潛陽的作用。

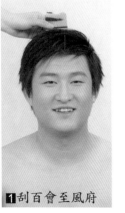
①刮百會至風府

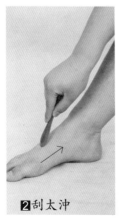
②刮太沖

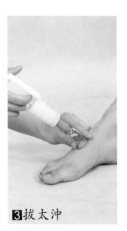
③拔太沖

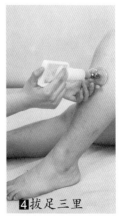
④拔足三里

# 鬱症

鬱症，是氣機鬱滯不得發越之症的總稱，與情志相關，並以氣鬱為先，實證有肝氣鬱結、氣鬱化火、痰氣鬱結等。在進行中醫治療時，選用特定的穴位，施刮痧、拔罐、艾灸，能幫助氣血的流通，從而怡情易性，減輕臨床症狀。

## 刮痧養生療法

選穴：◎肝腧◎膽腧◎太沖◎太溪

配穴：因痰濕所致者，加丰隆穴；兼有心氣不足者，加神門、心腧。

體位：俯臥位、坐位。

所需器具：刮痧板。

### 施術法

俯臥位，先刮拭肝腧、膽腧，逆著經絡，即從下到上進行刮痧。刮拭太溪穴時採用由下至上的刮拭方式（圖①），或直接用刮痧板的角端進行點按。

### 施術原理

肝主疏泄，調整著全身的氣機運行，也與情志有著密切的關係；膽為肝之腑，所以選用肝腧、膽腧以調理肝膽之氣，疏泄氣機。太溪為腎經的原穴，能產生補益肝腎，滋水涵木的作用。

## 拔罐養生療法

選穴：◎水溝◎內關◎神門◎太沖

配穴：肝氣鬱結者，加曲泉、膻中、期門；氣鬱化火者，加行間、俠溪、外關；痰氣鬱結者，加丰隆、陰陵泉。

體位：坐位、仰臥位。

所需器具：火罐。

### 施術法

神門、內關、太沖以閃罐法；陰陵泉穴用常規拔罐法，留罐10～20分鐘（圖②）。

### 施術原理

腦為元神之府，督脈絡腦，神門為心經原穴，內關為心包經絡穴，二穴均可調理心神而安神定志。

## 艾灸養生療法

選穴：◎水溝◎百會◎印堂

體位：坐位。

所需器具：艾條。

### 施術法

水溝用艾條灸，以眼球濕潤為佳（圖③）；在距百會穴1～2公分處用艾條灸，時間以約15分鐘為最佳。待頭頂有明顯發熱感即停止。灸印堂穴溫度要適當，最好是以溫熱為佳，時間大概5分鐘，每日1次。

### 施術原理

腦為元神之府，督脈絡腦，水溝可醒腦調神；百會、印堂是治療神志病的要穴，可共同產生疏肝理氣、協調臟腑等功能，進而加速大腦生理功能的恢復。

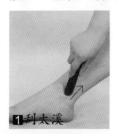
❶刮太溪

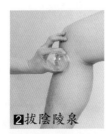
❷拔陰陵泉

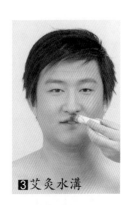
❸艾灸水溝

# 痿症

痿症是以筋骨痿軟、肌肉瘦削、麻木不仁、手足不用為主要特徵的一類疾患。現在臨床常見的痿症，以肺胃津傷、肝腎虧損、濕熱浸淫三個類型為多。刮痧、拔罐對肢節經絡的溫熱刺激，有助於氣血的流通和肢體功能的恢復。

## ✿刮痧養生療法

選穴：◎大杼◎脾腧◎中脘◎足三里◎陽陵泉◎懸鐘

配穴：兼有肢體疼痛者，加腎腧、承筋；下肢痿軟明顯者，加腎腧、三陰交。

體位：坐位。

所需器具：刮痧板。

### 施術法

足三里可以用刮痧板角端點按，刮拭陽陵泉要順著經絡由上至下進行刮拭（圖①），刮拭懸鐘則由下至上（圖②）。

### 特別注意

注意結合肢體、關節的鍛鍊。

### 施術原理

懸鐘為髓會，有強筋健骨的作用。痿症與手、足陽明經密切相關，因為脾胃為後天之本，氣血生化之源，所以脾胃功能健全，氣血生化有源，才能有助於痿症的恢復。故選用脾腧、中脘、足三里來調整脾胃之氣。

## ✿拔罐養生療法

選穴：◎肩井◎曲池◎合谷◎陽溪◎髀關◎梁丘◎足三里◎解溪

配穴：肺熱者加尺澤、肺腧；濕熱者加陽陵泉、脾腧；肝腎陰虧者加肝腧、腎腧、懸鐘、陽陵泉。

體位：俯臥位、坐位。

所需器具：火罐、抽氣罐。

### 施術法

梁丘等主穴用抽氣罐吸拔（圖③），留罐15分鐘。同時可根據病情，配懸鐘等穴位，亦可用閃火法（圖④）。

### 特別注意

經常輕輕用手拍打患肢有利於康復。

### 施術原理

《黃帝內經》述治療痿症要「獨取陽明」，所以方中所用梁丘、足三里、解溪均屬於足陽明胃經，而合谷是手陽明大腸經上的穴位，符合治療本病的理論。

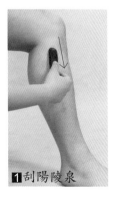

**1**刮陽陵泉

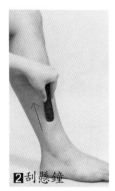

**2**刮懸鐘

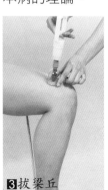

**3**拔梁丘

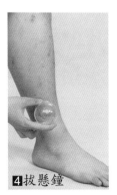

**4**拔懸鐘

# 痹症

痹症是因風、寒、濕、熱等外邪侵襲人體，閉阻經絡影響氣血運行所致的病症。主要表現為肌肉、筋骨、關節的痠麻脹痛、屈伸不利，或關節紅腫熱痛。而刮痧和拔罐有疏通氣血的作用，正適用於痹症的治療。

## ❀刮痧養生療法

選穴：◎大椎◎大杼◎腎腧

配穴：偏於人體上肢部者，加肩井、肩髃、手三里等；偏於下肢部者，加環跳、委中、足三里、崑崙、太溪；兼有腎虛者，加腎腧、太溪。

體位：坐位、俯臥位。

所需器具：刮痧板、瓷勺。

### 施術法

先刮拭大椎至大杼穴，直到皮膚出現痧痕為止（圖①）。然後沿足太陽膀胱經的循行，刮拭大杼、腰腧。肩井、肩髃，以由內向外的方向刮拭（圖②）。

### 特別注意

施術時注意保暖、避風。

### 施術原理

腎主骨生髓，所以與骨關係密切，腎精充足，對肢體關節有良好的充養作用。對腎腧進行良性刺激可產生養腎的目的。

## ❀拔罐養生療法

選穴：◎血海◎腎腧◎足三里

配穴：偏於人體上部者，加肩髃；腰部疼痛明顯者，加次髎、承扶、腰陽關。

體位：坐位、俯臥位。

所需器具：火罐、三稜針。

### 施術法

血海、足三里等主穴均施以閃火法，每穴留罐3分鐘（圖③）。可根據病情配肩髃等穴位，方法同主穴（圖④）。如果局部經絡明顯，亦加刺絡。

### 特別注意

痹症是種慢性病，需要患者長期持續治療。

### 施術原理

風寒濕痹易耗損人體的元氣，日久造成氣虛、血虛，導致手足麻木。拔罐不但能袪除瘀滯、風濕等病理產物，還能調節臟腑功能。所以，刺絡拔罐可以治療痹症。

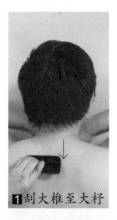
❶刮大椎至大杼

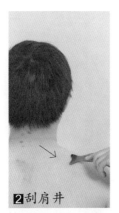
❷刮肩井

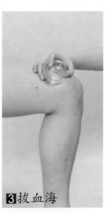
❸拔血海

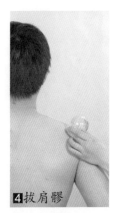
❹拔肩髃

# 腹脹

腹脹，可以是自我感覺，常常伴有相關的症狀，如嘔吐、腹瀉、噯氣等；也可以是客觀上的檢查所見，可是腹部的一部分或全腹部膨隆。腹部肌肉較厚，刮痧和拔罐可以透過較強的刺激，達到調整腹部氣機的作用。

## 刮痧養生療法

選穴：◎中脘◎脾腧◎內關◎足三里

配穴：兼有血瘀者，加用地機、膈腧；兼有氣滯者，加太沖；陰虛所致者，加三陰交。

體位：仰臥位、坐位。

所需器具：刮痧板。

### 施術法

先刮拭主穴，直至皮膚出現痧痕，刮拭內關需逆著經絡的走行，即由遠端至近端，亦可用刮痧板的角端進行點按（圖①）。刮拭太沖也應逆著經絡由遠端向近端操作（圖②）。

### 特別注意

明確病因，排除器質性病變引起者。

### 施術原理

中脘、脾腧，腹背結合，用於調整腸胃的氣機。內關降逆止嘔，而足三里有雙向調節的作用，對於虛實的腹脹都有調整的作用。

## 拔罐養生療法

選穴：◎天樞◎足三里◎脾腧

配穴：寒濕者加中脘、大腸腧；濕熱者加中脘、陰陵泉、三陰交；傷食者加脾腧、胃腧、中脘；兼有肝氣鬱滯者，加期門、太沖。

體位：仰臥位、坐位。

所需器具：火罐、抽氣罐。

### 施術法

天樞可採用抽氣罐吸拔，一般留罐15～20分鐘（圖③）。足三里、脾腧用閃火法，亦可用閃罐法。期門要用火罐，留置時間不能太長，5分鐘即可（圖④）。

### 特別注意

調整飲食，少吃易產氣的食物。天氣寒冷也易引起腹脹，所以一定要注意保暖。還需注意不要迎風進食。

### 施術原理

天樞穴是大腸的募穴，對大腸具有雙向調節的作用，並有助於恢復大腸的氣機。

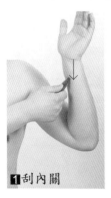
1 刮內關

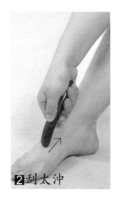
2 刮太沖

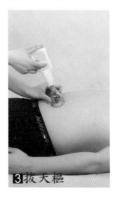
3 拔天樞

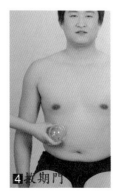
4 拔期門

# 自汗盜汗

自汗是指不因勞累活動、天熱、穿衣過暖及服用發散藥物等因素而自然汗出的現象，出汗動則益甚，又稱自汗出。盜汗是入睡後出汗，醒後汗出即止為特徵的一種病症。刮痧、拔罐和艾灸有助於調節人體陰陽的失調，從而產生固表止汗的作用。

## ✿刮痧養生療法

**選穴：**◎神門◎肺腧至脾腧◎內關◎合谷◎足三里

**配穴：**陰虛內熱明顯者，加腎腧、肝腧、太溪；汗泄不止者，加復溜、後溪。

**體位：**坐位、俯臥位。

**所需器具：**刮痧板、瓷勺。

**施術法**

沿足太陽膀胱經循行的路線，從兩側肺腧刮拭到脾腧，採用平補平瀉法，直到皮膚出現潮紅為止（圖①）。刮拭神門，則需沿著由遠端至近端的方向進行（圖②）。

**特別注意**

平時要注意保暖，經常換洗衣服。

**施術原理**

汗出過多，易出現心悸不安的表現，神門可以安神定悸，配合內關、脾腧等穴，有助於正氣的恢復。

## ✿拔罐養生療法

**選穴：**◎神闕◎湧泉◎大椎◎肺腧◎膏肓腧◎脾腧◎復溜

**配穴：**汗出過多者，加後溪、築賓；易感冒者，加風門、風池、足三里。

**體位：**仰臥位、俯臥位、坐位。

**所需器具：**火罐。

**施術法**

選用合適大小的火罐，對大椎、神闕、肺腧等穴進行吸拔，每日1次，7日為1療程（圖③）。

**施術原理**

汗證以虛為主，補虛是其基本治療原則，除內服藥外，還可應用拔罐法進行治療。

## ✿艾灸養生療法

**選穴：**◎神闕◎湧泉◎大椎

**體位：**坐位、俯臥位。

**所需器具：**艾條。

**施術法**

施術者首先切一塊薄厚適中的薑片，薑片上放適量艾炷，將薑片放在神闕（圖④）、湧泉穴上，每穴每次灸15分鐘，每日1次，10次為1療程。

**施術原理**

中醫認為，神闕、大椎等穴都是治療汗證的要穴。

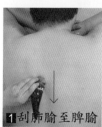 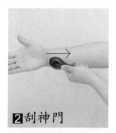 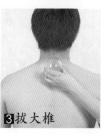 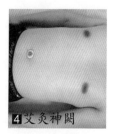

**1**刮肺腧至脾腧　　**2**刮神門　　**3**拔大椎　　**4**艾灸神闕

# 胃痛

胃痛又稱胃脘痛，是以劍突下胃脘近心窩處常發生疼痛為主的疾患。歷代文獻中所稱的「心痛」、「心下痛」，多指胃痛。其常見原因有寒邪客胃、飲食傷胃、脾胃虛弱等。不通則痛，刮痧、拔罐可以利用其通經活絡的作用，緩解胃部的疼痛。

## 刮痧養生療法

**選穴：**◎中脘◎胃腧◎足三里◎太沖

**配穴：**兼有瘀血者，加膈腧、公孫、內關。

**體位：**俯臥位、坐位。

**所需器具：**刮痧板、瓷勺。

### 施術法

胃腧在背部，故刮拭要柔和，肌肉豐厚的地方用刮痧板的厚緣，四肢可以用其薄緣（圖①）。太沖在足部，可以選用刮痧板的邊緣進行治療（圖②）。

### 特別注意

有潰瘍出血或穿孔等重症者，要及時就醫，採取綜合治療措施或手術治療。

### 施術原理

足三里是治胃腑病症的要穴，能消散陰寒、通降胃氣、養胃護胃；胃腑的經氣在背部輸布於胃腧，有助於調理胃氣。肝氣最容易犯胃，所以主穴中加用太沖以疏肝理氣。

## 拔罐養生療法

**選穴：**◎胃脘（即上脘、中脘、下脘）◎關元

**配穴：**脾胃虛弱者，加足三里、胃腧；因情志引起者，加太沖；兼有嘔吐者，加內關、梁門。

**體位：**仰臥位、俯臥位。

**所需器具：**火罐。

### 施術法

關元、下脘等主穴均採用單純拔罐法（圖③、④）。即按常規方法行罐，用較大口徑的罐，留罐5分鐘，每日1次。如兼有嘔吐者，加拔鳩尾、神闕穴。

### 特別注意

注意病人飲食、起居、情志的調整。

### 施術原理

關元穴是治療虛弱病症的要穴，且其位於任脈上。任脈為「陰脈之海」，故調理著全身的陰經，有助於調理胃部的氣機。

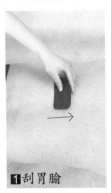
❶刮胃腧

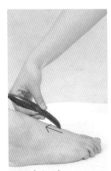
❷刮太沖

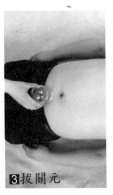
❸拔關元

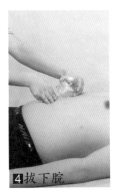
❹拔下脘

# 腹痛

腹痛是指胃脘以下，恥骨毛際以上部位發生的疼痛。凡外邪侵襲、勞倦內傷、飲食積滯、痰瘀內停等均可導致氣血運行不暢而發生腹痛。刮痧、拔罐可以透過調理氣機、疏通血絡，達到減輕腹部疼痛的效果，您不妨試一試。

## 刮痧養生療法

**選穴**：◎中脘至關元◎足三里◎雙側脾腧至大腸腧

**配穴**：因寒所致者，加下巨虛；兼有熱者，加行間；腹痛急迫，以刺痛為主者，加地機。

**體位**：仰臥位、俯臥位。

**所需器具**：刮痧板、三稜針、瓷勺。

### 施術法

腹痛劇烈者使用刮痧板的薄緣在穴位重刮，如果腹痛綿綿，可使用刮痧板的厚緣用力刮拭。刮中脘至關元、脾腧至大腸腧，每側各刮拭三行（圖①、②），以出現輕度痧痕為宜。

### 特別注意

腹痛的原因很複雜，在進行治療時要明確診斷，排除器質性病變。

### 施術原理

熱性腹痛和瘀血腹痛皆因有實邪，刮痧後可針刺，給實邪以出路，從而達到扶正祛邪的效果。

## 拔罐養生療法

**選穴**：◎關元◎下巨虛◎氣海◎內關◎脾腧

**配穴**：兼有脘腹脹痛者，加太沖；因寒所致者，可配合溫灸。

**體位**：仰臥位、坐位。

**所需器具**：抽氣罐。

### 施術法

以上均採用單純拔罐法，下巨虛、氣海（圖③、④），可用抽氣罐吸拔，留罐10～15分鐘。

### 特別注意

在進行拔罐療法的同時，也要注意飲食及情志的調整。

### 施術原理

腹痛病位在下焦，因此溫灸關元可消除下焦之積寒，使陽氣得伸；下巨虛屬足陽明胃經而為手太陽小腸經之下合穴，太陽主表，故此穴可達寒邪、通腑氣。內關為手厥陰心包經之絡，別走手少陽三焦經，配氣海可通調腹中之氣機，理氣鎮痛。

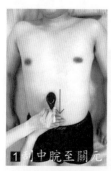
❶刮中脘至關元

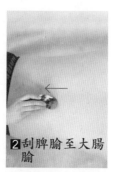
❷刮脾腧至大腸腧

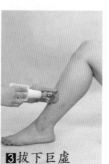
❸拔下巨虛

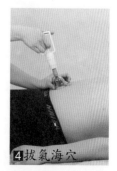
❹拔氣海穴

# 腰痛

腰痛是以腰部一側或兩側疼痛為主要症狀的病症。其疼痛可放射到腿部，常伴有外感或內傷症狀。女性由於有月經、孕育、分娩、哺乳等生理及病理特點，腰痛是常見的病症。刮痧、拔罐不僅可以疏通腰部局部的氣血，且能緩解腰痛症狀。

## 刮痧養生療法

**選穴：**◎患側的腰眼◎腎腧至關元腧◎雙側的後溪◎阿是穴

**配穴：**因寒濕所致者，加命門、大腸腧、陰陵泉、委中；因濕熱引起者，加陰陵泉、三陰交、委中；兼有瘀血阻滯者，加膈腧、血海、委中。

**體位：**俯臥位、仰臥位。

**所需器具：**刮痧板、三稜針、瓷勺。

### 施術法

刮拭雙側脾腧至大腸腧、腎腧至關元腧時用力要輕柔（圖①、②）。阿是穴可用刮痧板的角端點按。

### 特別注意

病人在起居方面要注意調適，避風、避寒。

### 施術原理

督脈為陽脈之海，又行於人體後背的正中部，結合腎腧至關元腧的經絡，可用於緩解腰部的疼痛。

## 拔罐養生療法

**選穴：**◎腎腧◎關元腧

**配穴：**風濕腰痛加環跳、委中、崑崙；腎虛腰痛加命門、腰眼；閃挫腰痛者加志室、腰眼、阿是穴。

**體位：**俯臥位。

**所需器具：**火罐。

### 施術法

按常規方法拔罐腎腧及關元腧後，留罐10～15分鐘，每日1次，7次為1療程。關元腧留罐時間可稍長（圖③）。環跳可使用大口徑的火罐，以增強其吸拔的力量（圖④）。

### 特別注意

明確診斷，排除器質性病變。

### 施術原理

腎腧與關元腧能調理腰部的氣血，又有補腎強腰的功效，對這些穴位進行拔罐，並隨症配伍局部的穴位，可以有效緩解由各種原因導致的腰痛。

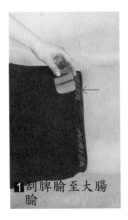

①刮脾腧至大腸腧

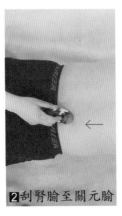

②刮腎腧至關元腧

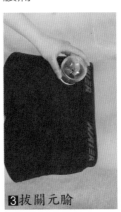

③拔關元腧

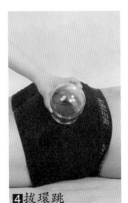

④拔環跳

# 梅核氣

梅核氣是以自覺咽喉中有異常感，但不影響飲食的病症。該病多發於成年人，以女性居多。其多因情志不暢、肝氣鬱結或乘脾犯胃，使津液不得輸布，凝結成痰，痰氣結於咽喉所致。刮痧、拔罐、艾灸有很好的疏理氣機的作用，有助於本病的治療。

## ❀刮痧養生療法

選穴：◎心腧至腎腧◎氣海至關元◎太沖◎神門

配穴：丰隆、脾腧、合谷、陰陵泉。

體位：仰臥位、俯臥位。

所需器具：刮痧板。

### 施術法

病人採用俯臥位，沿著經絡循行的方向，先刮心腧至腎腧（圖①）。腹部穴位按照氣海至關元的順序（圖②），刮拭神門要順著經絡的方向，而刮拭太沖時要逆著經絡的方向操作，即刮向足部的遠端。

### 施術原理

梅核氣的產生常與痰、氣有關，所以要選用心腧、神門、腎腧等穴位增加心氣的功能。

## ❀拔罐養生療法

選穴：◎尺澤◎曲池◎膻中◎天突

配穴：太沖、丰隆、內關。

體位：坐位。

所需器具：火罐、三稜針。

### 施術法

拔膻中，採用留罐法，以15～20分鐘為準，每日1次（圖③），曲池、尺澤可於拔罐後配合針刺。

### 施術原理

梅核氣常為肝氣上沖影響肺胃所致，膻中能有助於寬胸理氣，散結消痰。尺澤、曲池則有助於熱邪的外泄。

## ❀艾灸養生療法

選穴：◎天突◎膻中◎曲池

配穴：內關、丰隆、太沖。

體位：坐位、仰臥位、俯臥位。

所需器具：艾條及其他。

### 施術法

用大拇指和食指揪起天突部位的皮膚，一揪一鬆，直至出現痧點（圖④）。

### 施術原理

對天突進行操作可疏通咽部氣機。

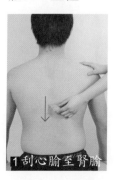
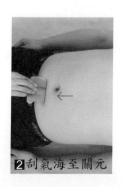
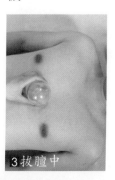
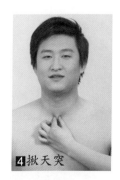

1 刮心腧至腎腧　　2 刮氣海至關元　　3 拔膻中　　4 揪天突

# 便秘

便秘是指大便秘結，排便間隔時間延長，或雖有便意，但排便不暢，可見於多種急慢性疾病。其原因十分複雜，中醫學將其分為氣秘、熱秘、實秘、虛秘四種。刮痧、拔罐時所選用的穴位皆是治療便秘的相關穴位，有助於調理胃腸氣機。

## 刮痧養生療法

選穴：◎雙側支溝◎天樞◎雙側足三里至上巨虛

配穴：兼有氣滯者，加太沖穴；兼有熱者，加內庭、合谷穴；兼有腎虛者，加腎腧、太溪穴。

體位：坐位、仰臥位。

所需器具：刮痧板、瓷勺。

### 施術法

由支溝穴向腕部方向刮拭，由天樞穴向下刮拭，以皮膚潮紅直至出現痧痕為準（圖①）。雙側足三里至上巨虛亦是由上至下進行刮拭（圖②）。

### 特別注意

病人要多吃膳食纖維含量高的食物、水果和蔬菜。

### 施術原理

支溝屬手少陽三焦經上的穴位，是治療便秘的要穴。天樞為大腸的募穴，對其氣機有雙向調節的作用。

## 拔罐養生療法

選穴：◎天樞◎大橫◎脾腧◎胃腧◎大腸腧◎小腸腧

配穴：屬於寒秘者，加用氣海、關元、腎腧、左側水道穴，並可配合艾灸；熱秘可配合針刺合谷、曲池；因氣滯引起、矢氣頻發者，加中脘、行間。

體位：仰臥位、俯臥位。

所需器具：火罐、三稜針。

### 施術法

大橫、小腸腧等主穴位均採用留罐法，用拔罐器在穴位上，留罐10～15分鐘，隔日1次，10次為1個療程（圖③、④）。

### 特別注意

要注意生活習慣的調整，飲食要注意清淡。

### 施術原理

天樞對大腸有雙向調節的作用，而所選用的穴位皆與脾胃腸等消化器官有關，故對便秘有一個綜合調理的作用。

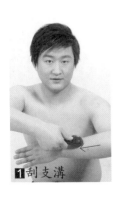
1 刮支溝

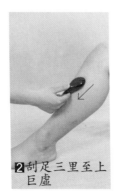
2 刮足三里至上巨虛

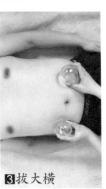
3 拔大橫

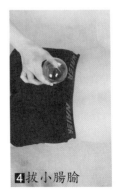
4 拔小腸腧

# 咳嗽

咳嗽分為外感咳嗽和內傷咳嗽。外感咳嗽常因氣候變化引起；而內傷咳嗽則是由於臟腑功能失調影響到肺所致，往往咳嗽時間較長，而且反覆發作。刮痧和拔罐療法可以透過對體表的作用，影響深層氣血的流通，從而促進邪氣的外泄。

## 刮痧養生療法

選穴：◎天突◎膻中◎尺澤◎肺腧

配穴：外感邪氣所引起者，加風池、風門；內傷咳嗽者，加脾腧、腎腧、三陰交；痰多者，加豐隆、足三里；胸悶者，加內關。

體位：仰臥位、坐位。

所需器具：刮痧板、瓷勺。

### 施術法

用刮痧板的厚緣於天突至膻中進行刮拭（圖①），再刮尺澤、肺腧，直到皮膚出現痧痕或變成紫紅色為止（圖②）。

### 特別注意

外感咳嗽、痰多者，手法要重；如果是內傷咳嗽，並有氣陰兩虛者，手法宜輕。

### 施術原理

天突、膻中屬任脈上的穴位，屬於近端取穴。肺氣在背部輸注於肺腧穴，所以將胸部的天突、膻中和背部的肺腧結合使用，有助於臟氣的順承。

## 拔罐養生療法

選穴：◎風門◎肺腧◎大椎◎天突◎膻中

配穴：兼有痰濁者，加豐隆；兼有發熱者，加合谷、曲池。

體位：仰臥位、坐位。

所需器具：抽氣罐、火罐。

### 施術法

祛邪解表的穴位，常用的是大椎、肺腧和風門穴（圖③），每天選穴2～3個穴位交替施術。膻中採用單純留罐法（圖④）。拔罐時間不能太長，以免引起氣胸。

### 特別注意

可能局部有些潮濕、瘙癢，不要亂抓。

### 施術原理

對咳嗽病人施術時，應結合病人病情，扶正祛邪，以達到陰平陽秘的狀態。風門、肺腧、大椎均是祛鬱解表的要穴，結合任脈的天突、膻中，亦有助於調節肺的宣降氣機。

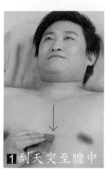
1 刮天突至膻中

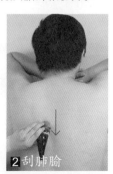
2 刮肺腧

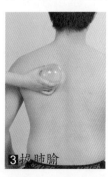
3 拔肺腧

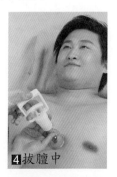
4 拔膻中

# 近視

近視是指眼球在靜止狀態時，來自3公尺以外的平行光線，經眼的屈光後，其焦點落在視網膜前的疾病，多數是青少年時期學習和工作時用眼不當所致。刮痧、拔罐可以疏通眼部的經絡，對視力的恢復有較好的輔助作用。

## 刮痧養生療法

選穴：◎合谷◎攢竹◎睛明◎瞳子髎◎承泣◎風池◎光明

配穴：兼有肝腎不足者，加肝腧、腎腧；伴有眼睛酸澀，易流淚者，加太沖、肝腧。

體位：坐位、俯臥位。

所需器具：刮痧板。

### 施術法

首先對主穴進行定位，用刮痧板刮拭瞳子髎和承泣，瞳子髎沿著由前向後的方向（圖①），而承泣沿著由上至下的方向進行，皆採順著經絡循行方向的方式進行（圖②），用力宜輕。然後用刮痧板的角端點按面部的攢竹、睛明，再刮後頭部的風池，最後刮拭下肢外側的光明。

### 施術原理

攢竹和睛明屬於局部取穴，可以疏通局部的氣血，而承泣為治療眼疾的特效穴，光明能調補肝膽而產生明目的作用，配合谷、風池以疏風通絡。對於肝腎不足者，亦可配用肝腧、腎腧調補肝腎經氣。

## 拔罐養生療法

選穴：◎夾脊穴◎攢竹◎太陽◎絲竹空◎魚腰◎承泣◎肝腧◎腎腧

配穴：兼有脾胃虛弱者，加脾腧、胃腧、足三里；兼有眼花、眩暈者，加太沖、太溪。

體位：俯臥位、坐位。

所需器具：火罐、抽氣罐。

### 施術法

首先對夾脊穴進行操作，用走罐法進行治療（圖③），並配合對頸側軟組織的推拿按摩。然後選用太陽、絲竹空、攢竹、承泣進行拔罐，宜用小號的抽氣罐進行，注意吸拔力道不能太大。魚腰可用刮痧板的角端進行點按。

### 特別注意

治療期間不可過度用眼。

### 施術原理

本病主要是由肝腎虧虛，精血不能貫注於目而致。所以在局部取穴治療的同時，需要加一些扶助正氣的穴位以增強肝、腎、脾胃的能力，以助精血的上承。

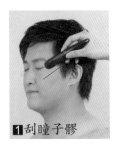
① 刮瞳子髎

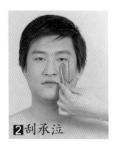
② 刮承泣

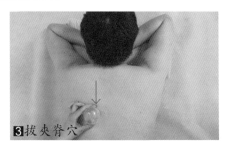
③ 拔夾脊穴

## ■ 常見病的刮痧、拔罐、艾灸養生療法

# 消化系統常見病

### 胃下垂

胃下垂的測定標準是直立位時，胃下緣在髂脊連線以下5公分，或胃小彎弧線最低點降到髂脊連線以下的位置，常伴有胃的排空功能障礙。臨床表現為腹脹，食後更為突出。刮痧與拔罐有助於脾胃氣機的升發，從而治療胃下垂的病症。

### 刮痧養生療法

選穴：◎脾腧◎胃腧◎膻中◎中脘◎足三里

配穴：噯氣頻作時，加用內關、梁丘；腹脹者，加梁門、大橫穴。

體位：仰臥位、俯臥位、坐位。

所需器具：刮痧板。

### 施術法

沿著脾腧、胃腧由上至下刮拭，以補法為主（圖①）。膻中、中脘刮拭力道要輕，用刮痧板的厚緣操作（圖②）。

### 特別注意

胃下垂患者消化功能較弱，很容易引起消化不良。飲食調理需要少食多餐。

### 施術原理

脾腧、胃腧為脾胃之氣輸注背部的腧穴，膻中、中脘、足三里相互配伍有升舉陽氣的作用。

### 拔罐養生療法

選穴：◎脾腧◎胃腧◎中脘◎足三里

配穴：中氣下陷者，加氣海、大橫；脾胃虛寒者，加氣海、肝腧。

體位：仰臥位、俯臥位。

所需器具：火罐。

### 施術法

大橫、氣海等穴位均可採用閃火法（圖③、④），留罐10分鐘，每日2～3次，7日為1療程。

### 特別注意

治療期間忌做跳躍運動，並要加強鍛鍊腹部肌肉，使腹肌保持一定的緊張度。

### 施術原理

胃下垂的病因為先天不足、後天失養，或大病、久病之後脾胃虛弱，中氣升舉無力，導致胃下垂的發生。所以選穴以補益脾胃，升舉涵氣為主。

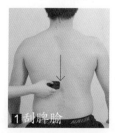
1 刮脾腧

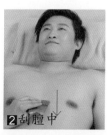
2 刮膻中

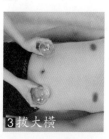
3 拔大橫

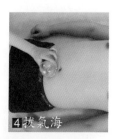
4 拔氣海

# 慢性胃炎

慢性胃炎是由多種病因引起的各種慢性胃黏膜炎性病變，其起病緩慢，多於進食後有胃脘部的不適或疼痛、食欲減退、噁心、嘔吐、腹脹及噯氣等。刮痧、拔罐、艾灸可以透過對胃腸氣機的調理，恢復其正常的功能，是中醫學的特色療法。

## 刮痧養生療法

選穴：◎雙側的膈腧至脾腧◎胃腧◎中脘◎天樞◎足三里

配穴：因肝氣犯胃所致者，加太溪、肝腧；兼有消化不良者，加梁丘、梁門。

體位：仰臥位、俯臥位。

所需器具：刮痧板。

### 施術法

從膈腧到脾腧、胃腧沿著從上至下的方向進行刮拭，以補法為主（圖①）。中脘、天樞要用刮痧板厚緣操作（圖②），用力宜輕。足三里可用點按或掐的手法。

### 施術原理

依據腹背結合的原則選取穴位，以調理整體的胃腸之氣。

## 拔罐養生療法

選穴：◎膽腧◎胃腧◎大椎◎中脘

配穴：脾胃虛寒者，加大腸腧、關元、巨闕；如果水泄不止者，加水分、陰陵泉。

體位：坐位、俯臥位。

所需器具：火罐、三稜針、抽氣罐。

### 施術法

脾腧、膽腧、胃腧用常規拔罐法（圖③），留罐10分鐘，隔日1次。大椎先用三稜針點刺放血後，再用閃火法拔罐（圖④），留罐10分鐘，隔日1次。

### 施術原理

肝膽和脾胃有密切的關係，對肝膽進行調理，使其不至犯胃，可以緩解症狀。

## 艾灸養生療法

選穴：◎神闕◎中脘◎胃腧

配穴：大腸腧、關元、巨闕。

體位：仰臥位、俯臥位。

所需器具：艾條、薑片、打火機。

### 施術法

曝露臍部，取新鮮薑片（薑片直徑2～3公分，厚度0.2～0.3公分，中間用針刺數孔）放在穴位上，上置艾炷點燃施灸，根據病情反覆進行，直到局部皮膚潮紅濕潤為準。

### 施術原理

艾灸具有行氣血、除寒濕的功效，對慢性胃炎有輔助治療作用。

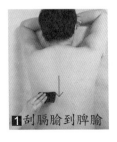
❶刮膈腧到脾腧

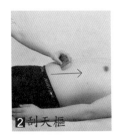
❷刮天樞

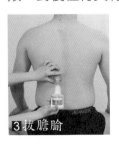
❸拔膽腧

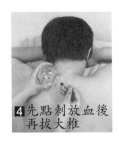
❹先點刺放血後再拔大椎

# 慢性結腸炎

本病是常見的腸道功能紊亂性疾病，其功能障礙表現為左下腹陣發性絞痛，且排便次數增加，伴有腹脹和排便不暢感。多見於20～50歲的青壯年人，女性略多於男性。刮痧和拔罐有助於腸道氣機的調整，是重要的輔助療法。

## 刮痧養生療法

選穴：◎脾腧◎大腸腧◎腎腧◎命門◎中脘◎天樞◎章門

配穴：兼有噁心嘔吐者，加內關；兼有發熱者，加大椎、曲池。

體位：仰臥位、俯臥位。

所需器具：刮痧板。

### 施術法

首先從脾腧向下經腎腧刮至大腸腧（圖①），以平補平瀉方法為主。仰臥位時，刮拭中脘、章門、天樞等（圖②）。刮拭腎腧沿由上至下的方向操作，以補法為主，天樞亦由上至下刮拭，用力宜重。

### 特別注意

飲食要清淡、易消化，忌食辛辣油膩的食物，且需預防腸道的感染，同時要忌食豆類、豆製品、麥類麵製品，及大蒜、韭菜、馬鈴薯、皮蛋、圓白菜、花生、瓜子等易產氣食物。

### 施術原理

脾主大腹，腹瀉不但與脾有關，亦與腎相關，故加用腎腧、命門以補火暖土。

## 拔罐養生療法

選穴：◎脾腧◎胃腧◎大腸腧◎中脘◎天樞

配穴：肝脾不和者，加肝腧、期門、陽陵泉；脾腎陽虛者，加腎腧、關元、神闕、命門。

體位：坐位、俯臥位。

所需器具：火罐。

### 施術法

先將大腸腧、陽陵泉定位，然後採用單純拔罐法，留罐10～15分鐘，每日2～3次，10日為1療程（圖③、④）。天樞亦可採用閃罐法，直至皮膚變成紫黑色或罐內出現水氣為止。陽陵泉則採用單純拔罐的方法進行操作。

### 特別注意

治療期間保持心情舒暢。

### 施術原理

拔罐時結合病人的病情，可以達到扶正祛邪、調和氣血、陰平陽秘的狀態。

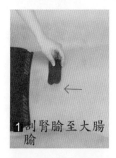
❶刮腎腧至大腸腧

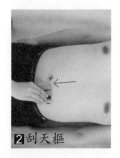
❷刮天樞

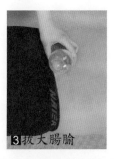
❸拔大腸腧

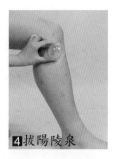
❹拔陽陵泉

# 慢性膽囊炎

膽囊炎有急、慢性之分，慢性膽囊炎多由急性轉變而來，主要表現為腹脹、上腹部悶脹、胃部灼熱、噯氣和厭食等消化不良症狀，右上腹部則可能有輕度壓痛。刮痧、拔罐的特殊作用可作為治療此病的重要輔助療法。

## 刮痧養生療法

**選穴**：◎肝腧◎膽腧◎章門◎日月◎足三里◎膽囊穴

**配穴**：兼有膽結石者，加陽陵泉；兼有噯氣頻作者，加內關、中脘。

**體位**：仰臥位、坐位。

**所需器具**：刮痧板、瓷勺。

### 施術法

將肝腧、膽腧沿著足太陽膀胱經的循行方向進行刮拭，由上至下從章門刮至日月，直至皮膚發紅（圖①）。由上至下刮拭膽囊穴（圖②）。

### 特別注意

宜少食乾豆類及其製品，少吃辣椒、生蒜等刺激性食物或辛辣食品。多飲水，以利於膽汁的稀釋。

### 施術原理

日月為膽腑的募穴，配合腎腧、膽腧，募腧相配，以調理膽腑的氣機，有助於膽功能的通利。

## 拔罐養生療法

**選穴**：◎膽腧◎日月◎中脘◎足三里◎膽囊◎陽陵泉

**配穴**：伴有絞痛者，加合谷；兼有高熱者，加曲池；兼有嘔吐者，加內關。

**體位**：仰臥位、俯臥位、坐位。

**所需器具**：火罐、三稜針。

### 施術法

對以上各穴用閃火法後留罐，每穴施罐10～15分鐘，膽囊穴可延長吸拔的時間（圖③）。根據病情用閃火法吸拔內關，每次10～15分鐘（圖④）。

### 特別注意

病人要多飲水。

### 施術原理

日月為膽腑的募穴，配合背部的膽腧，屬募腧相配，有助於調理膽腑的氣機。而陽陵泉為膽經的合穴，且肝膽多同病，因此本穴位是治療膽腑疾病的極其重要的穴位。

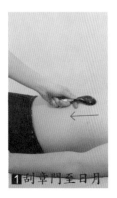
①刮章門至日月

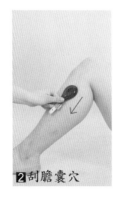
②刮膽囊穴

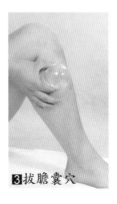
③拔膽囊穴

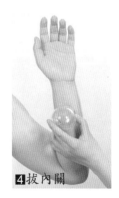
④拔內關

# 慢性腹瀉

慢性腹瀉是指由於胃腸道的分泌、消化吸收及胃腸蠕動功能障礙，導致瀉下不止、糞便稀薄、次數增加，甚至伴有未消化的食物或為水樣便，且病程超過2個月的疾病。刮痧、拔罐、艾灸有補虛扶弱的作用，可達到止瀉的效果。

## 刮痧養生療法

選穴：◎脾腧◎大腸腧◎下脘◎關元◎足三里

配穴：兼有腎虛者，加腎腧、太溪；大便中如有未消化的食物時，加梁門、滑肉門。

體位：仰臥位、俯臥位。

所需器具：刮痧板。

**施術法**

在背部沿著足太陽膀胱經的循行由上至下進行刮拭，下脘、關元用刮痧板的厚緣進行刮拭，以皮膚發紅為準。也可用刮痧板的角端點按（圖①、②）。

**施術原理**

選用背部的脾腧、大腸腧結合腹部的下脘、關元，可以調理臟腑的氣機。關元是補虛強壯的要穴，足三里是陽明胃經上的穴位，亦是調理脾胃的要穴。

## 拔罐養生療法

選穴：◎脾腧◎胃腧◎大腸腧◎中脘◎天樞

配穴：神闕、大椎及背脊兩側膀胱經循行部位。

體位：俯臥位、仰臥位。

所需器具：火罐、三稜針。

**施術法**

取神闕穴，施以單純罐法，將罐吸拔在穴位上留罐5～10分鐘，每日1次，以局部皮膚明顯瘀血為佳（圖③）。用火罐以走罐法拔背部的足太陽膀胱經（圖④）。

**施術原理**

神闕穴也叫命蒂穴，對其施以溫熱的刺激，有補虛培元的作用。罐法與肌肉的接觸面積較大，可以有效的達到治病的效果。

## 艾灸養生療法

選穴：◎神闕◎中脘◎胃腧◎關元

配穴：大腸腧、巨闕。

體位：仰臥位、俯臥位。

所需器具：艾炷。

**施術法**

每次選2～3穴，點燃艾卷的一端，在距離皮膚2～3公分處燻烤，使局部有溫熱感而無灼痛感為宜。

**施術原理**

艾灸具有溫中散寒的功效，可輔助治療因著涼引起的腹瀉。

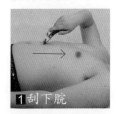
1 刮下脘

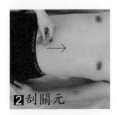
2 刮關元

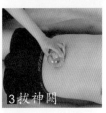
3 拔神闕

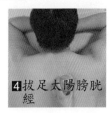
4 拔足太陽膀胱經

# 慢性闌尾炎

慢性闌尾炎是闌尾急性炎症消褪後遺留的慢性炎症病變，臨床主要表現為右下腹部疼痛，呈間斷性隱痛或脹痛，時重時輕，且部位較固定。刮痧和拔罐療法可以作為慢性闌尾炎的輔助療法，緩解其症狀。

## 刮痧養生療法

選穴：◎大腸腧◎關元腧◎大橫◎天樞◎闌尾

配穴：噁心嘔吐者，加內關、中脘；腹脹者，加梁門。

體位：仰臥位。

所需器具：刮痧板、瓷勺。

### 施術法

大腸腧和關元腧在刮拭時要按照足太陽膀胱經的循行由上至下進行治療，梁門、大橫、天樞穴刮拭時力道要輕，以平補平瀉法為宜（圖①、②）。

### 特別注意

注意季節、氣候的變化，預防腹部受寒冷刺激，以維護胃腸道的正常功能。

### 施術原理

背部的關元腧、大腸腧和腹部的大橫、天樞配合施術，有助於調理人體下部的氣機，以緩解疼痛。

## 拔罐養生療法

選穴：◎大腸腧◎天樞◎上巨虛◎闌尾

配穴：急性闌尾炎者加足三里；慢性闌尾炎者加居髎、血海、陰陵泉、三陰交。

體位：俯臥位、坐位。

所需器具：火罐、三稜針。

### 施術法

每次選兩個穴位，先對闌尾（圖③）、天樞進行吸拔，配以居髎（圖④），用閃火法，留罐10～15分鐘，每日2～3次，7日為1療程。

### 特別注意

單純性闌尾炎未化膿者可用拔罐法治療，若病情加重，可配服中藥。

### 施術原理

主穴中選用治療闌尾炎的特效穴——闌尾穴，可以幫助緩解闌尾炎造成的疼痛。而天樞是大腸的募穴，可配合大腸腧，以及上巨虛使用，是治療腸道疾病的常用配穴。

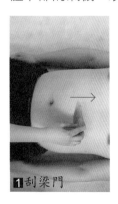

1 刮梁門

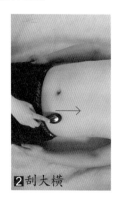

2 刮大橫

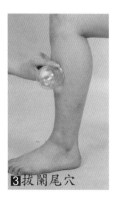

3 拔闌尾穴

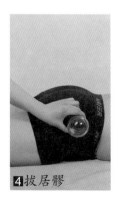

4 拔居髎

# 慢性胰腺炎

慢性胰腺炎是由膽道疾病或酒精中毒等因素導致的胰腺實質的進行性損害。主要表現為腹痛、消瘦無力、營養不良、腹瀉或脂肪痢，後期可能出現腹部包塊、黃疸糖尿病等。刮痧、拔罐有扶正祛邪的作用，可作為慢性胰腺炎的調理方法。

## 刮痧養生療法

**選穴**：◎脾俞◎肝俞◎魂門◎中脘◎天樞

**配穴**：兼有噁心嘔吐者，加內關；大便黏滯不爽者，加丰隆；兼有嘔血者，加膈俞、梁丘。

**體位**：俯臥位、坐位。

**所需器具**：刮痧板。

### 施術法

刮拭魂門一般用刮痧板的厚緣，用力宜輕（圖①）。中脘、天樞亦用刮痧板的厚緣進行刮拭，以平補平瀉法為主。刮拭丰隆用力可重，或用刮痧板角端點按亦可（圖②）。

### 特別注意

要注意低脂高蛋白飲食；不能飲食不節，過量食用醇酒厚味之品。

### 施術原理

依據前後配穴的原則，背部的肝俞、脾俞、魂門配合腹部的中脘、天樞，可用於調整人整體的氣機。肝俞、魂門配合使用有助於疏泄肝膽。

## 拔罐養生療法

**選穴**：◎足三里◎期門◎陽陵泉◎丘墟

**配穴**：肝氣鬱結者，加太沖；脾胃實熱者，加中脘、曲池、內庭；濕熱者，加陰陵泉、建里；噁心、嘔吐者，加內關、中脘。

**體位**：俯臥位、坐位。

**所需器具**：火罐。

### 施術法

先對期門、丘墟進行定位，用閃火法吸拔相應的穴位，留罐10分鐘（圖③、④）。每日2～3次，對於曲池、內庭亦可配合三稜針放血療法。

### 特別注意

肝膽、心腦疾病都要求心情開朗樂觀，胰腺病尤忌憂鬱煩惱，特別是慢性胰腺炎，生氣、憂鬱會使免疫系統功能降低，慢性炎症更難消除。所以患者應透過調控情緒來達到輔助治療效果。

### 施術原理

足三里是足陽明胃經的主要穴位，能強壯身心，有調理脾胃，提高機體免疫力的作用。

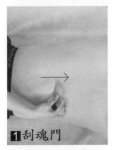
１刮魂門

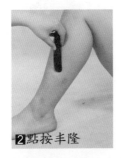
２點按丰隆

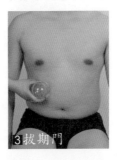
３拔期門

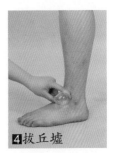
４拔丘墟

# 肝炎

肝炎是肝臟的炎症，致病原因有很多種。根據病因可分為病毒性肝炎、自身免疫性肝炎、酒精性肝炎、藥物性肝炎。按其發病過程可分為急性和慢性肝炎。刮痧、拔罐是治療肝炎的輔助療法之一，患者不妨試一試。

## 刮痧養生療法

**選穴：**◎足三里◎脾腧◎肝腧◎三陰交

**配穴：**兼有肝氣鬱滯者，加期門、中都；兼有噁心嘔吐者，加胃腧、內關、中脘。

**體位：**仰臥位、俯臥位、坐位。

**所需器具：**刮痧板、瓷勺。

### 施術法

中都、足三里、三陰交要用刮痧板或瓷勺的薄緣進行刮拭，用力可重（圖①）。採用平補平泄法刮拭內關，亦可用點按的方式，皆以皮膚出現痧痕或變成紫紅色為準（圖②）。

### 特別注意

在肝炎活動期不能刮痧；飲食不宜過飽，過飽容易加重胃、腸、肝的負擔。少吃油膩煎炸之品，因為過剩的脂肪沉積於肝臟，則形成脂肪肝。

### 施術原理

刮痧治療肝炎，主要是從補益肝、脾、腎三臟出發，並涉及到中醫學的整體觀念，即從機體的整體狀態去調整。

## 拔罐養生療法

**選穴：**◎肝腧◎膽腧◎陰陵泉◎期門

**配穴：**肝膽濕熱者，加膈腧、大椎、身柱、中脘、足三里；寒濕困脾者，加脾腧、胃腧、膻中、中脘、足三里；發黃明顯者，加用陰陵泉、中極。

**體位：**俯臥位、坐位。

**所需器具：**火罐。

### 施術法

對主穴採取閃火法，留罐10分鐘左右，配穴身柱及陰陵泉用閃火法即可（圖③、④）。3～5天1次，5次為1療程。

### 特別注意

慢性肝炎仍具一定傳染性，應注意隔離消毒。

### 施術原理

拔罐時應把取穴原則與病人的病情結合起來，才能扶正祛邪、調和氣血。

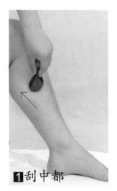
❶刮中都

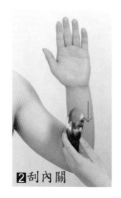
❷刮內關

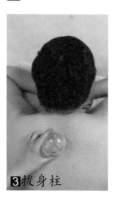
❸拔身柱

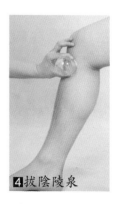
❹拔陰陵泉

# 肝硬化

肝硬化是肝細胞彌漫性變性壞死、纖維組織增生和肝細胞結節狀再生，三種改變反覆交錯進行，使肝小葉結構和血液循環改變，而導致肝變形、變硬造成的。刮痧、拔罐和艾灸可作為治療肝硬化的輔助療法，臨床效果也很好。

## ❀刮痧養生療法

**選穴：**◎肝腧◎膽腧◎內關◎陰陵泉◎足三里◎三陰交

**配穴：**兼有腎虛者，加用腎腧、太溪；肝氣鬱滯者，加用太沖、行間。

**體位：**俯臥位、坐位。

**所需器具：**刮痧板。

**施術法**

刮拭陰陵泉應順著脾經進行（圖①），內關可用刮痧板角端點按，刮拭行間需用力順著經絡的方向進行（圖②）。

**施術原理**

肝膽的氣機在背部輸注於肝腧、膽腧，並用內關、陰陵泉、足三里、三陰交等穴可以補肝、腎、脾。

## ❀拔罐養生療法

**選穴：**◎曲泉◎肝腧◎膽腧◎章門◎關元

**配穴：**兼有腎虛者，加腎腧、太溪；消化不良者，加足三里、中脘；口苦者，加陽陵泉、期門、中脘、章門、內關、陽陵泉、足三里、三陰交等。

**體位：**俯臥位、坐位。

**所需器具：**火罐。

**施術法**

每次選2～3個穴位，如可先選用曲泉、章門進行操作，用常規拔罐法，留罐10～15分鐘（圖③、④）。

**施術原理**

關元是培元補虛的要穴，亦可使用按摩等其他方法，可增強機體的抵抗能力。

## ❀艾灸養生療法

**選穴：**◎期門◎中脘◎足三里◎水分◎三陰交

**配穴：**陽陵泉、脾腧、腎腧、肝腧。

**體位：**仰臥位、俯臥位。

**所需器具：**艾條。

**施術法**

每次選3～5穴，每穴溫和灸15～20分鐘，每日1～2次，10次為1個療程。

**施術原理**

肝腧具有疏肝利膽、理氣明目的作用。

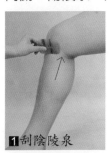
**1**刮陰陵泉

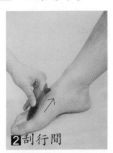
**2**刮行間

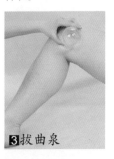
**3**拔曲泉

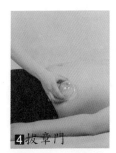
**4**拔章門

# 急性胃腸炎

急性胃腸炎是由多種原因引起的胃腸道黏膜的急性彌漫性炎症，多發於夏秋季節。其主要臨床表現為噁心、嘔吐、陣發性腹痛、水樣便等病。刮痧與拔罐透過對相應穴位的刺激，有助於胃腸氣機的調理。

## 刮痧養生療法

選穴：◎大椎◎關元◎天樞◎內關◎足三里

配穴：兼有噁心嘔吐者，加中脘；兼有宿食停滯者，加梁門、滑肉門。

體位：仰臥位、坐位。

所需器具：刮痧板、三稜針、瓷勺。

### 施術法

先刮拭主穴，關元採用補法（圖①），而天樞採用平補平瀉法，大椎在刮拭後可用三稜針點刺放血。內關、足三里都可以採用點按的方法（圖②）。

### 特別注意

腹痛劇烈時，此時應禁食，使胃腸道徹底休息，依靠靜脈輸液以補充水分和電解質。病情較輕的患者，可飲鹽水以補充水和鹽，改善水鹽代謝紊亂。待腹痛減輕時，再酌情飲食。

### 施術原理

關元有增強機體元氣，扶正祛邪的作用。而內關、足三里相互配合可以增強胃腸的功能。

## 拔罐養生療法

選穴：◎天樞◎大腸腧

配穴：寒濕者，加中脘、氣海；濕熱者，加中脘、陰陵泉。

體位：仰臥位、坐位。

所需器具：火罐、抽氣罐。

### 施術法

對主穴用閃火法拔罐，留罐15分鐘，然後隨症配合相應的穴位拔罐，天樞、中脘可用抽氣罐，留罐時間可稍長些（圖③、④）。

### 特別注意

急性胃腸炎拔罐治療應根據不同的病因辨症選穴。急性胃腸炎主要透過外源及內源性刺激損傷胃腸黏膜所導致。因此在日常生活中應盡可能避免這兩種因素的作用，必須注意飲食衛生，不得酗酒、服用刺激性藥物。

### 施術原理

天樞位於足陽明胃經，是大腸的募穴，與大腸的背腧穴結合，屬於募腧結合，對大腸氣機的調理有很好的效果。

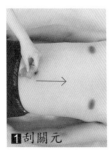
①刮關元

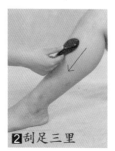
②刮足三里

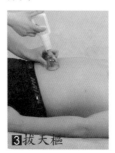
③拔天樞

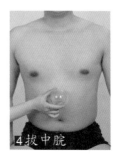
④拔中脘

# 細菌性痢疾

　　細菌性痢疾是由痢疾桿菌引起的以結腸化膿性病變為主要特徵的腸道傳染病。其好發期通常在夏秋兩季。常分為急性和慢性兩大類。刮痧、拔罐對消化道有良性的刺激作用，可作為治療痢疾的輔助治療方法。

## ☷刮痧養生療法

**選穴**：◎中脘至天樞◎章門◎膈腧◎大腸腧

**配穴**：膿血便嚴重者，加地機、梁丘；兼有噁心嘔吐者，加內關。

**體位**：仰臥位、俯臥位。

**所需器具**：刮痧板、瓷勺。

### 施術法

　　中脘至天樞、章門刮拭的時候一般用刮痧板的厚緣，用力宜輕（圖①），而膈腧至大腸腧應按照由上到下的方向進行刮拭（圖②），以皮膚出現痧痕為準。

### 特別注意

　　此病有傳染性，治療時需注意。

### 施術原理

　　本病在選取穴位時要遵守腹背結合的原則，如選用天樞和大腸腧相配合，亦是腹背配穴，有助於調整大腸的氣血。章門又被稱為臟會，與胃的募穴中脘及膈腧配合使用，能調理血分。

## ☷拔罐養生療法

**選穴**：◎足三里◎天樞◎上巨虛◎氣海◎大腸腧

**配穴**：濕熱痢加中脘、內關、合谷；寒濕痢加陰陵泉；疫毒痢加大椎、神闕；虛寒痢加關元、神闕；休息痢加脾腧、胃腧。

**體位**：仰臥位、俯臥位、坐位。

**所需器具**：火罐、抽氣罐。

### 施術法

　　先對上巨虛、氣海等主穴用閃火法，留罐15分鐘（圖③），然後隨症吸拔配穴，如陰陵泉可以用抽氣罐吸拔（圖④）。一般留罐10～15分鐘。

### 特別注意

　　病情嚴重者，可中西醫配合積極搶救。

### 施術原理

　　選取的穴位多以能調理腸道為原則，如天樞和大腸腧募腧相配。上巨虛是大腸的下合穴，在治療腸道疾病時，常加用此穴。

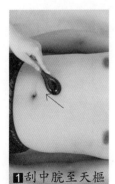

❶刮中脘至天樞

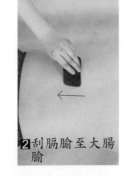

❷刮膈腧至大腸腧

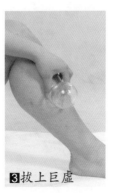

❸拔上巨虛

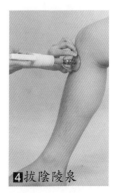

❹拔陰陵泉

# 胃、十二指腸潰瘍

胃、十二指腸潰瘍是指發生在胃、十二指腸球部的慢性潰瘍性病變。本病好發於青壯年，秋冬交替和冬春交替二季較為常見。發作時以上腹部疼痛為主要症狀，且具有節律性。刮痧、拔罐能有效調理胃腸的功能，適宜作為長期保健療法。

## 刮痧養生療法

選穴：◎脾腧◎胃腧◎天樞◎中脘◎章門◎內關

配穴：兼有肝氣鬱滯者，加太沖、期門；兼有飲食不消者，加梁門。

體位：仰臥位、俯臥位、坐位。

所需器具：刮痧板。

### 施術法

刮拭章門穴，要以瀉法為主（圖①）；內關可用刮痧板的角端點按；期門則逆著肝經的走向進行刮拭（圖②）。

### 特別注意

飲食要清淡，少吃油膩或辛辣食物。

### 施術原理

脾腧、胃腧為背部的腧穴，而天樞、中脘、章門為腹部的穴位，其氣匯集於此，腹背相配，用於調理臟腑的氣機。內關、中脘相配有止嘔的作用。

## 拔罐養生療法

選穴：◎脾腧至肝腧◎足三里

配穴：脾胃虛寒者，加氣海、內關、梁丘；瘀血內停者，加血海、地機。

體位：俯臥位、坐位。

所需器具：火罐。

### 施術法

先對脾腧至肝腧採走罐法，以皮膚變成紫紅為準（圖③）；足三里和中脘使用常規閃火法拔罐即可，留罐10～15分鐘；血海亦採用閃火法，然後留罐（圖④）。

### 特別注意

保持情緒穩定，飲食要有規律。

### 施術原理

本病與脾胃、肝膽有密切關係，且常因生氣、飲食不節而發作，因此在選穴時，可在脾腧至肝腧採走罐法，可增強對穴位和肌肉的牽引能力。

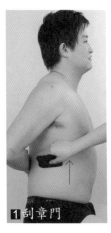
1 刮章門

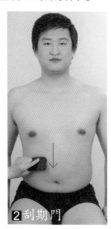
2 刮期門

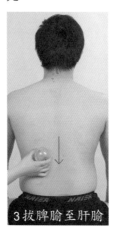
3 拔脾腧至肝腧

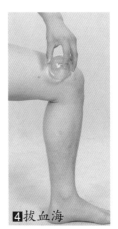
4 拔血海

# 胃腸痙攣

胃腸痙攣常因過度的精神刺激，如長期緊張、恐懼、悲傷、憂鬱等引起大腦皮層的功能失調，導致迷走神經功能紊亂，從而引發胃壁血管痙攣性收縮。刮痧、拔罐對胃腸痙攣有緩解作用，因此常作為治療此病的輔助方法。

## 刮痧養生療法

選穴：◎脾腧至胃腧◎中脘◎關元◎梁丘◎足三里

配穴：兼有瘀血者，加梁丘；伴有噁心嘔吐者，加內關。

體位：仰臥位、坐位。

所需器具：刮痧板。

### 施術法

先以補法為主刮拭脾腧至胃腧、關元（圖①）。而刮拭中脘時要用刮痧板的厚緣，用力宜輕。足三里、梁丘既可用刮痧板的厚緣刮拭，也可以用刮痧板的角進行點按（圖②）。

### 特別注意

飲食以清淡，容易消化為宜。

### 施術原理

梁丘屬足陽明胃經的郄穴，適用於急症的治療。因此有很好的緩解胃部痙攣的作用，脾腧與中脘相配，前後取穴，有助於增強臟腑的功能。

## 拔罐養生療法

選穴：◎中脘

配穴：兼有噁心嘔吐者，加內關、足三里；脘腹脹滿者，加梁門、太沖。

體位：仰臥位。

所需器具：火罐、三稜針。

### 施術法

先針刺中脘穴，令患者做咳或鼓氣的動作，在病人腹肌鼓脹的情況下，用木板緩慢而有節奏地敲擊針柄頂端，使針尖透過脂肪至肌層，留針15～30分鐘後，拔針。拔針以後要用無菌棉球按壓針孔數分鐘，再進行拔罐（圖③）。

### 特別注意

操作的時候要保持針刺的深度，但不能太深，以防傷及重要臟器。

### 施術原理

此法是針法和拔罐的結合。針灸有助於緩解胃腸的痙攣，且中脘為胃之募穴，因此此法也是治療胃腸疾病的特效法。

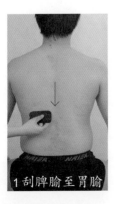

1 刮脾腧至胃腧

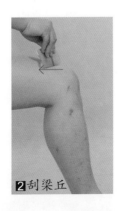

2 刮梁丘

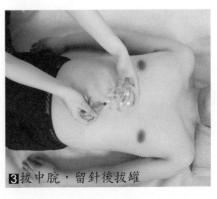

3 拔中脘，留針後拔罐

# 潰瘍性結腸炎

本病是以結腸、直腸黏膜廣泛潰瘍病變為特徵的炎性疾病，青壯年居多。主要臨床表現為腹瀉，混有黏液及膿血，每日幾次到十幾次不等，常伴有裡急後重、下腹部陣發性疼痛。刮痧、拔罐和艾灸有助於腸道氣機的調整，以達到止泄的目的。

## 刮痧養生療法

選穴：◎脾腧◎腎腧◎大腸腧◎中脘◎天樞◎合谷

配穴：兼有噁心嘔吐者，加內關；兼有腹脹者，加用梁門、太沖。

體位：仰臥位、俯臥位。

所需器具：刮痧板、瓷勺。

### 施術法

按照足太陽膀胱經的循行方向從脾腧刮至大腸腧，刮拭腎腧可循著由下至上的方向刮拭（圖①）。中脘、天樞應該用刮痧板的厚緣，用力宜輕（圖②）。

### 特別注意

注意飲食結構的調整，並配合運動。

### 施術原理

其選穴原則一方面是按照腹背結合的原則，另一方面符合遠端近端結合取穴的原則。刮拭方法以瀉為主，並注意補瀉結合。

## 拔罐養生療法

選穴：◎脾腧◎命門◎神闕◎天樞◎上巨虛

配穴：兼有脾胃虛弱者，加足三里、胃腧、氣海；兼有噁心嘔吐者，加內關；腹脹明顯者，加中脘、建里。

體位：仰臥位、俯臥位、坐位。

所需器具：火罐。

### 施術法

命門、天樞等穴位均可採取閃火法，留罐3分鐘（圖③）。內關亦可手指點掐。

### 施術原理

脾理大腹，因此從補脾出發，並結合補腎的命門、補虛培元的神闕等穴位進行治療。

## 艾灸養生療法

選穴：◎命門◎神闕◎天樞◎上巨虛

配穴：足三里、胃腧、內關、氣海。

體位：仰臥位、俯臥位。

所需器具：鹽、艾條。

### 施術法

每次取2～3穴，在所選穴位處撒一層乾燥的鹽，溫和施灸。

### 特別注意

不見成效者，要及時就醫。

### 施術原理

灸足三里穴能使胃痙攣趨於弛緩，胃蠕動強者趨於減弱；灸氣海能使氣血通暢。

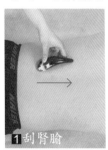
1 刮腎腧

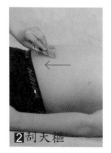
2 刮天樞

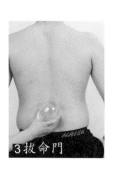
3 拔命門

## 胃神經官能症

胃神經官能症是由於高級神經活動障礙導致的植物神經系統功能紊亂，主要為胃的運動與分泌機能失調。臨床表現常為反酸、噯氣、噁心、嘔吐、劍突下灼熱感、食後飽脹。對其治療正符合刮痧與拔罐調氣血的特點。

### ❀刮痧養生療法

選穴：◎百會◎四神聰◎風池◎足三里◎梁門

配穴：兼有噁心嘔吐者，加內關、中脘；兼有反酸者，可加太溪、太沖；兼有失眠、心悸者，加神門、陰郄。

體位：仰臥位、坐位。

所需器具：刮痧板。

**施術法**

以百會為中心，向四神聰呈放射性星狀刮拭（圖①、②）。足三里亦可用刮痧板的角端點按。梁門則逆著足陽明胃經的方向進行刮拭。

**特別注意**

該病女性多於男性，常與精神情志有關，所以要注意情志的調整。

**施術原理**

百會穴加上四神聰調整情志。足三里、梁門屬足陽明胃經，用於脾胃疾病的調理。兩者結合共同產生相應的作用。

### ❀拔罐養生療法

選穴：◎中脘◎胃腧◎氣海◎天樞◎足三里

配穴：兼有噁心嘔吐者，加內關、上脘；兼有泄瀉者，加脾腧、陰陵泉；兼有腹脹明顯者，加太沖、期門；兼有食積者，加梁門。

體位：仰臥位、坐位。

所需器具：火罐、抽氣罐。

**施術法**

採用單純拔罐法施術，每穴留罐10分鐘，足三里穴可配合點掐、按摩（圖③），而氣海拔罐後亦可配合艾灸治療（圖④）。每日2～3次，10日為1療程。

**特別注意**

明確診斷，排除器質性病變。

**施術原理**

中脘穴和足三里穴是治療胃腸疾病的常用穴，能行氣、和胃、止痛，緩解各種胃腸道症狀。

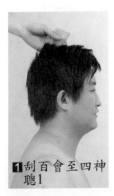

**1**刮百會至四神聰1

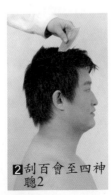

**2**刮百會至四神聰2

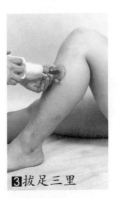

**3**拔足三里

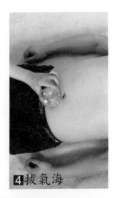

**4**拔氣海

# 便血

便血指血液從肛門排出，大便帶血，或純為血便，顏色呈鮮紅、暗紅或柏油狀，多見於下消化道出血，特別是結腸與直腸出血，但偶爾可見上消化道出血。刮痧、拔罐作為便血的輔助性療法對其有特效。

## 刮痧養生療法

選穴：◎上巨虛◎承山◎天樞◎血海

配穴：兼有腎虛者，加長強；兼有脾胃虛弱、統血不力者，加脾腧、足三里。

體位：坐位。

所需器具：刮痧板。

### 施術法

先對主穴進行刮拭，上巨虛沿著胃經的經絡，由上至下進行刮拭，而承山亦循膀胱經的循行，屬於補法（圖①）。血海是脾經上的穴位，逆著脾經的方向，用力宜輕（圖②）。

### 特別注意

菸酒或刺激性食品可加重腸黏膜充血水腫，使便血加重，故便血患者於治療期間應忌菸酒，宜食清淡易消化食品，如流食等。

### 施術原理

承山是治療便血的要穴和特效穴，而血海是治療血證的要穴。天樞有雙向調節的作用，加上大腸的下合穴，有助於胃腸氣機調理的上巨虛，可達到止血的目的。

## 拔罐養生療法

選穴：◎雙側大腸腧◎長強◎腰腧◎二白穴

配穴：血色紫暗，寒重者，加足三里、腎腧、大腸腧。

體位：仰臥位、俯臥位、坐位。

所需器具：火罐、三稜針。

### 施術法

先用三稜針垂直快速點刺長強穴，進針後將針體左右撥動5～6次，當下肢有明顯痠脹放射感時起針，再用閃火法拔罐於針眼處20分鐘（圖③）。拔二白穴應選用小號火罐（圖④）。

### 特別注意

起罐後，用無菌棉球壓迫針孔，以膠布固定。

### 施術原理

便血常見於消化道的出血，因此在主穴中選用雙側的大腸腧，有助於調節大腸的氣機，配以長強（是治療便血的要穴）、腰腧，有助於正氣的恢復，緩解便血症狀。

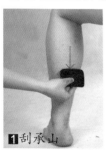

**1**刮承山

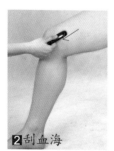

**2**刮血海

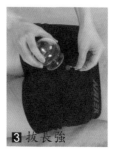

**3**拔長強

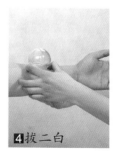

**4**拔二白

# 膽結石

膽結石是膽道系統的常見病，臨床上以上腹部絞痛為主要特徵，並伴有寒顫、高熱、黃疸、噁心嘔吐、厭油膩，嚴重時可出現中毒性休克。刮痧、拔罐透過對相應穴位的刺激作用，可幫助膽排石，產生防病治病的目的。

## 刮痧養生療法

**選穴：**◎肝腧◎膽腧◎日月◎期門◎陽陵泉

**配穴：**兼有噁心嘔吐者，加用中脘、內關；飲食減少者加足三里、天樞；兼有發熱者，加曲池、大椎點刺出血。

**體位：**仰臥位、坐位。

**所需器具：**刮痧板、瓷勺。

### 施術法

刮拭後背的肝腧、膽腧時要循足太陽膀胱經由上向下進行刮拭（圖①），腹部的穴位則由期門刮至日月，採用平補平瀉的手法（圖②）。陽陵泉可用刮痧板的角端點按。

### 特別注意

可以多吃薑，因為薑有促進膽固醇代謝的作用。

### 施術原理

在治療膽結石時，背部的肝腧、膽腧和腹部的穴位日月、期門一向配伍使用，且日月和期門是治療肝膽疾病的要穴。

## 拔罐養生療法

**選穴：**◎膽腧◎日月◎期門◎膽囊穴◎太乙

**配穴：**氣鬱者，加天宗、陽陵泉、章門；濕熱者，加肝腧、大椎、曲池、合谷；膿毒型，加肝腧；脾胃虛弱者，加脾腧、足三里。

**體位：**仰臥位、俯臥位、坐位。

**所需器具：**火罐。

### 施術法

先對主穴進行定位，如期門，均可採取閃火法，留罐15分鐘（圖③）。同時，可根據病情選取配穴，如足三里，用留罐法即可（圖④）。

### 特別注意

病情嚴重者應住院治療。

### 施術原理

濕氣至本穴後，因受腹部外傳之熱的作用，水濕之氣膨脹擴散形成風氣，故本穴有除濕散熱的作用，而膽腧、日月與治膽的特效穴膽囊穴配伍，有利膽的作用。

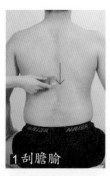

1 刮膽腧

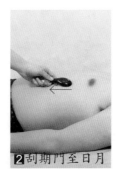

2 刮期門至日月

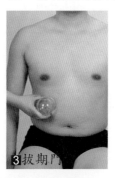

3 拔期門

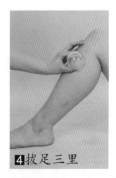

4 拔足三里

# 呼吸系統常見病

**慢性支氣管炎**

慢性支氣管炎指的是氣管、支氣管黏膜及其周圍組織的慢性炎症。每年至少咳嗽、咳痰3個月，連續2年以上才符合本病的診斷。本病多發生於抵抗力較差及具有過敏體質的人。刮痧、拔罐透過扶正祛邪，有助於病邪的外出，兼以扶助肺氣。

## 刮痧養生療法

選穴：◎雙側大杼至腎腧◎膻中◎合谷

配穴：咳嗽氣喘明顯者，加用天突、太淵；體弱血虛者，加足三里、三陰交。

體位：俯臥位、仰臥位、坐位。

所需器具：刮痧板。

### 施術法

按照足太陽膀胱經走行的方向從大杼刮至腎腧，採用平補平瀉的手法，直到皮膚出現痧痕為止（圖①）。膻中用刮痧板的厚緣刮拭，用力要輕（圖②）。

### 特別注意

平時可多吃點補益肺氣的食物，比如白果、百合、蓮子之類；避開一切誘發慢性支氣管炎的外因。

### 施術原理

背部的腧穴與胸部的膻中穴相結合，有增強肺臟功能的作用，能從最根本上解決病人肺氣不足的問題。

## 拔罐養生療法

選穴：◎膏肓◎肺腧◎風市◎脾腧

配穴：胸悶明顯者，加內關、膻中；咳嗽明顯者，加天突、膻中、太淵。

體位：俯臥位、坐位。

所需器具：火罐。

### 施術法

患者取俯臥位或坐位，用火罐吸拔在膏肓、風市等主穴位上，直至皮膚充血發紅，每日2～3次，5～7天為1療程（圖③、④）。

### 特別注意

慢性支氣管炎患者應戒菸，不要接觸粉塵、煙霧和刺激性氣體；平時要堅持運動鍛鍊身體，增強體質，注意胸部保暖。

### 施術原理

根據局部取穴和遠部取穴的原則進行選擇，膏肓、肺腧均是膀胱經的背腧穴，均位於第三胸椎下，與肺的氣機調理密切相關。

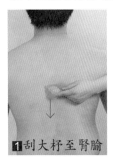
**1** 刮大杼至腎腧

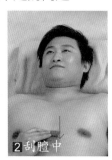
**2** 刮膻中

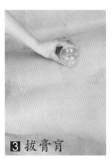
**3** 拔膏肓

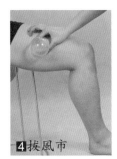
**4** 拔風市

# 急性支氣管炎

急性支氣管炎是由病毒或細菌等病原體感染所致的支氣管黏膜炎症，往往繼發於上呼吸道感染之後，臨床以咳嗽、支氣管分泌物增多為特徵。刮痧和拔罐有調整氣血的作用，有助於排邪外出，並有很好的退熱、化痰止咳作用。

## 刮痧養生療法

選穴：◎定喘穴◎肺腧◎天突◎尺澤◎列缺

配穴：兼有痙攣性咳嗽者，加孔最；咳血者，加膈腧；兼有胸悶不適者，加膻中、內關。

體位：坐位、俯臥位。

所需器具：刮痧板、三稜針、瓷勺。

### 施術法

刮定喘穴、列缺等主穴可採用平補平瀉法（圖①、②），天突穴也可以採用揪痧的方式。

### 特別注意

早診斷、早治療，以防延誤病機。

### 施術原理

氣管炎常有氣喘的表現，所以相應的選用特效穴位定喘穴以降氣平喘，肺腧有助於增強肺氣的功能，兩者均在身體的背面，加上胸骨上窩的天突穴，四肢遠端的尺澤、列缺正好符合遠端近端相配合取穴的原則。

## 拔罐養生療法

選穴：◎大杼◎膈腧◎大椎至至陽◎肺經的孔最至尺澤◎足三里至丰隆

配穴：喘急者，加天突、定喘；肝火灼肺者，加肝腧；肺腎陰虛者，加腎腧、膏肓、太溪。

體位：仰臥位、俯臥位、坐位。

所需器具：火罐。

### 施術法

大杼和膈腧採用排罐法，留罐15分鐘（圖③）。大椎到至陽使用走罐法，直至局部皮膚變紅（圖④）。

### 特別注意

在拔罐時可服中藥，以增強療效。

### 施術原理

肺經的穴位屬於本經取穴。施術胃經的穴位也可達到相同的目的。日常生活中要防止著涼；注意增加運動量以提高身體素質；飲食方面要清淡，搭配合理；要保持每天攝入足夠的維生素。

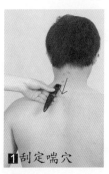
1刮定喘穴

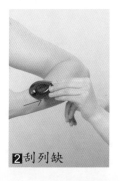
2刮列缺

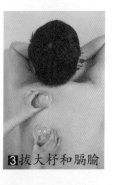
3拔大杼和膈腧

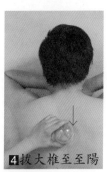
4拔大椎至至陽

## 急性上呼吸道感染

　　急性上呼吸道感染是對鼻腔、咽喉部急性炎症的概稱。常見病原體為病毒。其發病無性別、年齡、職業和地區的差異，具有一定的傳染性，全年皆可發病，但好發於冬春兩季。刮痧、拔罐透過對皮膚的刺激作用，有助於鬱氣的外散。

### ❀刮痧養生療法

**選穴**：◎太陽◎大椎◎風門◎肺腧◎列缺

**配穴**：鼻塞者，加迎香；前額頭痛者，加印堂；顛頂疼痛者，加百會；兩側頭痛者，加風池、翳風；發熱者，加曲池、合谷。

**體位**：坐位、俯臥位。

**所需器具**：刮痧板、瓷勺。

**施術法**

　　先刮拭風門、列缺等主穴，直至皮膚變潮紅（圖①、②）。

**特別注意**

　　要明確病情、病因，並確定疾病是否有傳染性。

**施術原理**

　　本病相當於中醫的感冒、發熱之類，所以選穴時也從解表祛邪這個思路考慮。比如太陽、風門等都能產生扶正祛邪的作用。

### ❀拔罐養生療法

**選穴**：◎曲澤◎大椎

**配穴**：兼有咳嗽者，加尺澤、列缺；兼有咳痰黃稠者，加丰隆、陰陵泉。

**體位**：坐位、側臥位、俯臥位。

**所需器具**：火罐、三稜針。

**施術法**

　　常規消毒，取1.5寸三稜針，在曲澤、大椎處淺刺出血。分別取小號火罐2個，在出血部位進行拔罐、留罐。30分鐘後，可吸出血1～2毫升，除去火罐（圖③、④）。

**特別注意**

　　多飲水，飲食宜清淡、稀軟，少油膩；多食蔬菜、水果等食物；食欲不好者宜食流食、半流食，如米湯、蛋花湯、豆腐腦、豆漿等。

**施術原理**

　　穴位放血拔罐有開竅泄熱的作用，是一種簡便實用的治療方法。

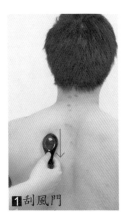

**1** 刮風門

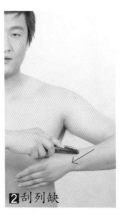

**2** 刮列缺

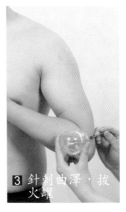

**3** 針刺曲澤，拔火罐

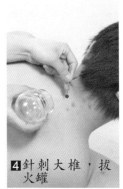

**4** 針刺大椎，拔火罐

# 支氣管擴張

支氣管擴張是近端支氣管和中等大小支氣管管壁組織破壞造成的不可逆性擴張。其主要致病因素為支氣管的感染阻塞和牽拉，且常與肺部感染相互影響。刮痧、拔罐作用於相應的穴位上，可幫助減緩呼吸道症狀。

## ❖刮痧養生療法

**選穴：**◎雙側肺腧至腎腧◎尺澤◎膻中◎天突

**配穴：**兼有少量咳血者，加膈腧、肺腧穴。

**體位：**俯臥位、仰臥位。

**所需器具：**刮痧板、瓷勺。

### 施術法

先刮拭肺腧至腎腧等主穴，直至皮膚出現痧痕或變為潮紅為主（圖①）。天突穴刮拭的時候用力要輕，或用手揪即可（圖②）。

### 特別注意

此病嚴重時會出現大量咳血，要及時就醫治療。

### 施術原理

中醫理論認為「邪之所湊，其氣必虛」，所以疾病發生的根本是正氣的損傷，故選用肺腧、天突、膻中來補益、調理肺氣，尺澤屬手太陰肺經，可以治療咳嗽、氣喘。

## ❖拔罐養生療法

**選穴：**◎曲池◎大椎◎尺澤

**配穴：**兼有咳痰膿濁者，加丰隆、陰陵泉；兼有氣虛者，加肺腧、厥陰腧。

**體位：**坐位、俯臥位。

**所需器具：**火罐、三稜針。

### 施術法

先對曲池、大椎、尺澤穴定位，進行局部消毒，然後用三稜針點刺放血，再施以拔罐法，留罐20分鐘左右，可吸拔出紫黑色血（圖③、④）。其餘配穴施以單純罐法即可。

### 特別注意

治療期間要保持呼吸道通暢，注意引流排痰；並定期做痰細菌培養，以儘早對症用藥。

### 施術原理

支氣管擴張常因有感染因素而使人體出現發熱的症狀，故選大椎、曲澤、尺澤，用針刺放血拔罐的方法，以很快達到退熱的效果。

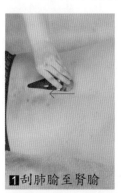

1 刮肺腧至腎腧

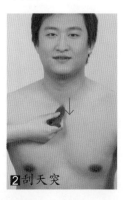

2 刮天突

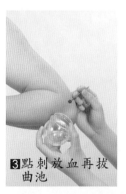

3 點刺放血再拔曲池

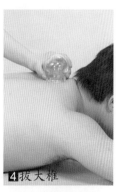

4 拔大椎

# 支氣管哮喘

支氣管哮喘是多種細胞，特別是肥大細胞、嗜酸性粒細胞參與的慢性氣管炎症。常有反覆發作、喘息、氣促、胸悶、咳嗽等症狀，多在夜間或凌晨發生。刮痧、拔罐透過其特有的刮拭和吸拔作用，有助於肺氣宣降的恢復。

## 刮痧養生療法

**選穴**：◎肺腧◎定喘◎膻中◎天突◎尺澤

**配穴**：氣喘明顯，稍用力則氣喘不休者，加用腎腧、太溪、三陰交。

**體位**：坐位、俯臥位。

**所需器具**：刮痧板、瓷勺。

### 施術法

肺腧、定喘刮拭時沿著由上到下的方向進行，以皮膚出現痧痕為準（圖①、②）。刮膻中用力要輕，一般用刮痧板的厚緣操作。

### 特別注意

要盡量避免過敏因素。

### 施術原理

肺腧、定喘皆為背部穴位，結合胸部的膻中，符合前後取穴的原則；天突位於胸骨上緣，其後即為氣管，屬於近處取穴；尺澤是手太陰肺經上的穴位，與肺的功能相關。

## 拔罐養生療法

**選穴**：◎大椎◎肺腧◎膏肓◎定喘◎膻中◎足三里

**配穴**：過敏明顯者，加風門、風池；伴有過敏性鼻炎者，加迎香、口和髎；痰多者，加丰隆、陰陵泉。

**體位**：仰臥位、坐位。

**所需器具**：火罐、三稜針。

### 施術法

定喘、膻中等主穴位採用留罐法，即用閃火法將火罐吸附在所選的穴位上，然後留罐，以15～20分鐘為準（圖③）。大椎穴可配合針刺進行拔罐（圖④）。

### 施術原理

支氣管哮喘與人體自身體質密切相關，中醫認為「正氣存內，邪不可干」，「邪之所湊，其氣必虛」，所以要注意對人體正氣的調養。而足三里是足陽明胃經上的穴位，是治療虛弱症候的要穴。

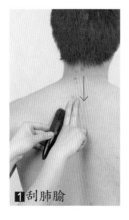
**1** 刮肺腧

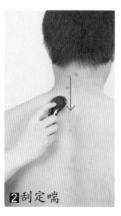
**2** 刮定喘

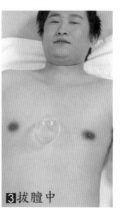
**3** 拔膻中

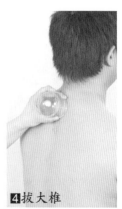
**4** 拔大椎

# 肺炎

肺炎是指氣管末梢、肺泡和肺間質的炎症，其臨床表現常有發熱、呼吸急促、持久乾咳等，並可伴有一側的胸痛，或在深呼吸和咳嗽時胸痛、有痰，甚至痰中帶有血絲。刮痧和拔罐能透過對穴位的刺激和牽引達到調整臟腑氣機的作用。

## ◈刮痧養生療法

選穴：◎風門◎肺腧◎太淵

配穴：感受外邪所致者，加百會、風池；發熱明顯者，加大椎、曲池；痰液較多者，加豐隆、中脘。

體位：坐位、俯臥位。

所需器具：刮痧板、三稜針、瓷勺。

### 施術法

先刮拭主穴，沿風門（圖①）、肺腧依序由上到下進行刮拭，直到皮膚出現痧痕；太淵由近端刮向遠端（圖②），亦可用刮痧板的角端進行點按，用力可重。發熱時選用大椎、曲池，在刮痧後點刺放血即可。

### 特別注意

刮拭百會時需要剪掉一部分頭髮，所以要和病人溝通好。

### 施術原理

太淵為手太陰肺經之原穴，為經脈匯集之處，因此刮拭太淵可以達到增強肺氣的功能。

## ◈拔罐養生療法

選穴：◎孔最◎膈腧◎肺腧◎三陰交

配穴：痰濕盛者，加膻中、豐隆；陰盛火旺者，加太溪、勞宮；肝火犯肺者，加太沖、陽陵泉；肺腎氣虛者，配脾腧、足三里。

體位：坐位、俯臥位。

所需器具：火罐、抽氣罐。

### 施術法

膈腧、三陰交等主穴均施閃火法，留罐15分鐘（圖③、④）。

### 特別注意

預防受涼感冒；忌菸酒、辛辣；避免情志刺激，保持心情舒暢，多呼吸新鮮空氣。

### 施術原理

根據局部取穴和遠端取穴的原則選擇有特效的穴位。肺炎的治療思路是扶正袪邪，恢復肺的宣降氣機。孔最是手太陰肺經的郄穴，善於治療急症、重症，肺腧、膈腧、三陰交能補肺降氣，屬治本之法。

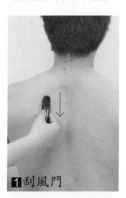

❶刮風門

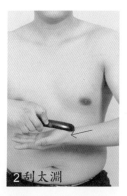

❷刮太淵

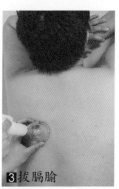

❸拔膈腧

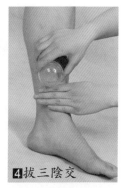

❹拔三陰交

# 肺氣腫

肺氣腫是指細支氣管末梢遠端（呼吸細支氣管等）肺組織彈性減退，導致過度膨脹、充氣和肺容積增大或同時伴有氣道壁破壞的病理狀態，臨床表現症狀輕重視肺氣腫程度而定。刮痧和拔罐對輕度的肺氣腫有一定的減緩作用。

## 刮痧養生療法

**選穴**：◎大椎◎肺腧◎膻中◎足三里

**配穴**：兼有脾胃虛弱者，加脾腧、胃腧；兼有胸悶者，加內關；氣短明顯者，加太淵。

**體位**：坐位、仰臥位。

**所需器具**：刮痧板、瓷勺。

### 施術法

刮拭膻中（圖①）、肺腧時要用刮痧板的厚緣，用力宜輕；刮拭足三里時應循經絡的走向進行（圖②）；刮拭大椎時則沿著督脈經絡循行方向由上到下即可。手法皆以補法為主。

### 特別注意

病人周圍的環境要防止粉塵的污染。

### 施術原理

肺腧、膻中屬胸背相合取穴，旨在增強肺氣的功能；足三里屬足陽明胃經，能增強正氣的恢復，產生補土生金的作用。

## 拔罐養生療法

**選穴**：◎肺腧◎膏肓◎腎腧◎膈腧

**配穴**：胸悶明顯者，加膻中、內關。

**體位**：俯臥位、坐位。

**所需器具**：火罐。

### 施術法

採用留罐法，患者取俯臥位或坐位，用拔罐器吸拔在肺腧、膏肓等主穴位上（圖③、④），至局部發紅為止；也可以採用走罐法，沿脊柱兩側往返移動，至皮膚發紅為準。每日拔罐2～3次。5天為1療程。

### 特別注意

避免食用產氣食物，如紅薯、韭菜等；病人應注意保暖，避免受涼感冒而加重病情，並持續進行呼吸訓練。

### 施術原理

治療此病是根據局部取穴和遠部取穴的原則進行取穴，並結合穴位自身的特點施行拔罐。

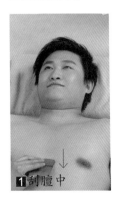
①刮膻中

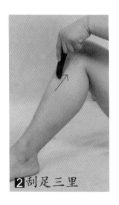
②刮足三里

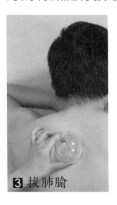
③拔肺腧

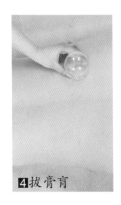
④拔膏肓

# 肺結核

肺結核是由結核桿菌引起的慢性傳染病，是一種常見的呼吸道傳染病。本病可遍及所有年齡段，但以青壯年居多，男性多於女性。有些穴位對此病情有特殊的治療作用，配合刮痧、拔罐療法有助於症狀的減輕。

## ❁刮痧養生療法

**選穴**：◎大椎◎肺腧◎膻中◎結核穴◎尺澤

**配穴**：盜汗明顯者，加復溜；有潮熱且晚上明顯者，加腎腧、曲池、合谷；有咳血者，加膈腧、孔最。

**體位**：坐位、俯臥位。

**所需器具**：刮痧板、瓷勺。

### 施術法

先刮拭主穴，直至每個穴位周圍的皮膚變成紫紅色或刮出紫黑色痧點，大椎、尺澤在刮拭完畢後配合點刺放血（圖①、②）。

### 特別注意

肺結核有傳染性，在其活動期忌刮痧，應送往醫院進行治療。

### 施術原理

選穴則要注意肺氣的調理、增強體質；選用特效穴位進行施術，並結合其兼有症狀進行治療。例如，結核穴就是治療肺結核的一個特效穴。

## ❁拔罐養生療法

**選穴**：◎天突◎膻中◎膽腧◎肺腧◎膏肓腧◎結核穴

**配穴**：若肺氣不足者，加定喘穴，並按揉中脘，以培土生金；若呼吸淺短難續，甚至不能平臥者，加關元、氣海、百會；若陰虛火旺，潮熱顯現者，加尺澤、曲池、大椎、腎腧、太溪、三陰交。

**體位**：仰臥位、俯臥位、坐位。

**所需器具**：火罐。

### 施術法

結核穴、膏肓腧等以閃火法拔罐（圖③、④），每次15～20分鐘，每日1次，5次為1療程。

### 特別注意

需配合系統的藥物進行治療，日常生活及飲食中要加以注意。

### 施術原理

根據局部取穴和遠部取穴的原則進行選擇，並選用治療肺結核的特效穴，如結核穴，以促進疾病恢復。

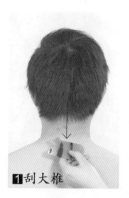
**1**刮大椎

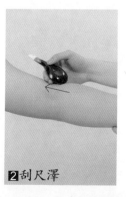
**2**刮尺澤

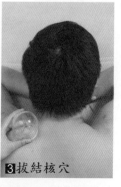
**3**拔結核穴

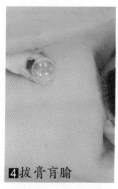
**4**拔膏肓腧

# 循環系統常見病

## 冠心病

冠心病是一種最常見的心臟病，是冠狀動脈性心臟病的簡稱，指因冠狀動脈狹窄，供血不足而引起的心肌功能障礙或器質性病變。症狀表現為胸腔中央發生一種壓榨性的疼痛，並可遷延至頸、頜、手臂。刮痧和拔罐對皮膚的刺激有助於血液的流通，從而達到緩解疾病的目的。

## 刮痧養生療法

選穴：◎心腧◎膈腧◎膻中◎乳根◎內關

配穴：心悸明顯者，加神門；胸悶者，加華蓋、玉堂等穴；氣短者，加太淵。

體位：坐位、仰臥位、俯臥位。

所需器具：刮痧板、瓷勺。

### 施術法

沿著由上至下的方向對心腧（圖①）、膈腧進行刮拭，採用補法；刮拭膻中、乳根時，要使用刮痧板的厚緣，用力宜輕（圖②）；內關穴，用刮痧板的角端點按即可。

### 特別注意

冠心病需要刮痧結合飲食等治療方法進行治療。

### 施術原理

心腧、膈腧為背部腧穴，而膻中、乳根為胸部腧穴，都有安神定悸的作用，前後穴位相配，有助於引導心氣的通暢。

## 拔罐養生療法

選穴：◎天突◎膻中◎巨闕◎中脘◎內關◎足三里◎心腧

配穴：心悸明顯者，加神門，大杼；伴有失眠者，加安眠穴；兼有氣短者，加尺澤。

體位：俯臥位、坐位、仰臥位。

所需器具：火罐。

### 施術法

巨闕、膻中、心腧等主穴應採用留罐法，每次留罐15～20分鐘（圖③），亦可配大杼等穴採用閃罐法（圖④）。

### 特別注意

拔罐對緩解和減少心絞痛發作次數有一定療效，但頻發、加重或心肌梗塞時應及時去醫院治療。

### 施術原理

用足三里、中脘、心腧、膻中、內關等，可補益脾胃，以滋生氣血，也可對心有一個局部的刺激作用，以幫助其恢復功能。

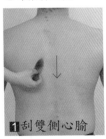
1 刮雙側心腧

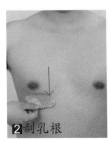
2 刮乳根

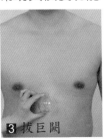
3 拔巨闕

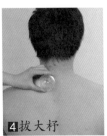
4 拔大杼

# 高血壓

高血壓是指在靜息狀態下動脈收縮壓或舒張壓增高（≥140／90毫米汞柱），並常有脂肪、糖代謝紊亂及心、腦等器官的損害，以器官重塑為特徵的全身性疾病。刮痧、拔罐可以減輕其症狀，從而達到治療的效果。

## ❀刮痧養生療法

選穴：◎印堂◎太陽◎太沖◎腎腧

配穴：兼有痰濁、噁心嘔吐者，加內關、丰隆；眩暈者，加肝腧、太溪；煩躁易怒、肝膽火旺者，加頭臨泣、風池、陽陵泉。

體位：坐位、仰臥位、俯臥位。

所需器具：刮痧板、瓷勺。

### 施術法

沿印堂刮向太陽，用力要輕（圖①）。太沖順著經絡的循行由遠端刮至近端（圖②）。

### 特別注意

高血壓患者要經常檢測血壓，中老年人尤其須重視；日常生活中要注意勞逸結合，保持足夠的睡眠，參與力所能及的工作、體力勞動和體育運動。

### 施術原理

高血壓常由肝腎陰虛、肝陽上亢所致，所以所選穴位皆應從補益肝腎、平肝潛陽出發。

## ❀拔罐養生療法

選穴：◎大椎◎脾區◎肝區◎腎區◎大杼

配穴：出現上肢癱瘓者，加拔中府、天秉等。

體位：仰臥位、俯臥位、坐位。

所需器具：火罐。

### 施術法

大椎、腎區等主穴在操作時皆選用中號的火罐，使其機體的吸拔力道不要太強，且吸拔時間不能太長，最好採用閃罐法（圖③、④）。

### 特別注意

拔罐時的溫熱刺激一定要緩和，並需要時刻觀察病人的反應；日常飲食以低鹽、低動物脂肪為宜，避免進食富含膽固醇的食物。

### 施術原理

選穴時多從肝腎兩方面出發，如左右腎區、肝區，配合使用以扶正祛邪，穩定血壓。

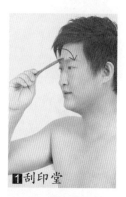
①刮印堂

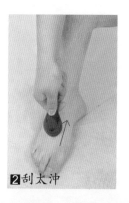
②刮太沖

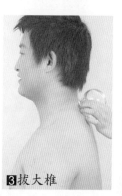
③拔大椎

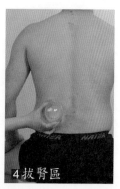
④拔腎區

# 低血壓

低血壓主要是由於機體調節血壓的功能紊亂所引起的以體循環動脈血壓偏低為主要表現的疾病。一般成人的收縮壓低於100毫米汞柱或舒張壓低於60毫米汞柱時，即稱為低血壓。刮痧、拔罐可調節機體的血液循環，從而達到治療效果。

## 刮痧養生療法

選穴：◎百會◎人中◎膻中◎關元◎三陰交◎雙側膈腧至腎腧

配穴：兼脾胃虛弱者，加脾腧。

體位：坐位、仰臥位。

所需器具：刮痧板。

### 施術法

刮拭百會和人中（圖①），然後沿著任脈循行的路線，從膻中刮至關元（圖②）。在背部從膈腧順著經絡的方向刮向腎腧，直至皮膚出現潮紅或者痧痕為止。

### 特別注意

低血壓患者大多體質虛弱，刮痧時手法不宜太重。

### 施術原理

百會可以升舉陽氣，膻中到關元的穴位皆位於人體的前部，而雙側的膈腧至腎腧皆在人體的後背，胸腹配合，可以幫助人體正氣的恢復。

## 拔罐養生療法

選穴：◎膻中◎中脘◎氣海◎足三里◎三陰交

配穴：血壓不穩者，加湧泉、脾腧、膈腧。

體位：俯臥位、坐位。

所需器具：火罐、抽氣罐。

### 施術法

在湧泉、膈腧等穴位上用抽氣罐或火罐吸拔，留罐10～15分鐘，每日1次，7～10次為1個療程（圖③、④）。

### 特別注意

平時不要加強營養，不能吃太飽，以防回心血量減少，並配合運動。

### 施術原理

本病病機主要在於各種因素導致的心陽不振、陽氣不能到達四肢所致。所以在選穴時，著重從強健體質著手，如氣海、足三里等都是治療虛弱症候的要穴。

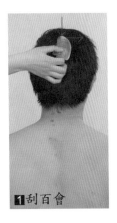
❶刮百會

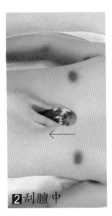
❷刮膻中

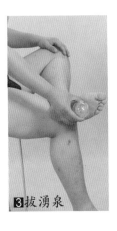
❸拔湧泉

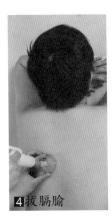
❹拔膈腧

# 風濕性心臟病

風濕性心臟病簡稱風心病，是由於風濕熱活動累及心臟瓣膜而造成的心臟疾病。表現為心臟瓣膜的狹窄或閉鎖不全。臨床上有心慌氣短、乏力的表現，甚至咳粉紅色泡沫痰。刮痧與拔罐對於調節機體有重要作用，從而有助於心臟功能的恢復。

## ✿刮痧養生療法

選穴：◎雙側肺腧至心腧◎膻中◎神門
配穴：心悸明顯者，加通里；胸悶者，加華蓋、內關等穴；氣短者，加太淵。
體位：仰臥位、俯臥位。
所需器具：刮痧板、瓷勺。

### 施術法

沿足太陽膀胱經的循行由上到下對肺腧至心腧進行刮拭（圖①），刮拭膻中時要注意用補法（圖②），神門、通里用刮痧板角端點按即可。

### 特別注意

平時要注意保暖，避免感冒，以防加重病情。體質虛弱者，可常服玉屏風散。不能從事過重的勞動和工作。風濕性心臟病還易發生水腫，因而必須限制食鹽的攝入量，防止水腫加重，增加心臟負擔。

### 施術原理

膻中穴為治療心臟疾病的要穴。神門、通里屬於本經取穴，與心氣的通暢有著密切的關係。

## ✿拔罐養生療法

選穴：◎內關◎足三里◎心腧◎三陰交
配穴：胸悶心悸者，加神門、通里、膻中、心臟點；下肢浮腫者，加陰陵泉；呼吸困難者，加肺腧、列缺；水腫者，加水分、腎腧、復溜。
體位：俯臥位、坐位、仰臥位。
所需器具：火罐。

### 施術法

內關、心腧等主穴位採用閃火法，留罐15分鐘（圖③）。日常生活中還可經常拔足三里、三陰交等穴位，以增強體質（圖④）。

### 特別注意

要經常運動，以不增加症狀為準；進食時不能吃得過飽而增加心臟負擔。

### 施術原理

風濕性心臟病是由於風濕熱活動所致，所以多選一些具有強健功能的穴位，如足三里、心腧、三陰交等。

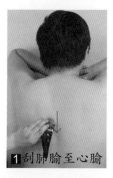
❶刮肺腧至心腧

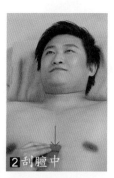
❷刮膻中

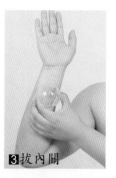
❸拔內關

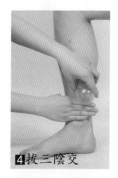
❹拔三陰交

# 病毒性心肌炎

病毒性心肌炎是病毒侵犯心肌所致，以心肌炎性病變為主要表現的疾病。多見於兒童及青壯年，病前常有發熱、全身痠痛、咽痛、腹瀉等病史。刮痧和拔罐有助於補正祛邪，更具有補虛扶正的作用。因此，可作為病毒性心肌炎的輔助療法。

## 刮痧養生療法

選穴：◎心腧◎膻中◎內關◎外關◎三陰交

配穴：伴有發熱者，加曲池；兼有咽痛者，加天突；心悸明顯者，加神門、通里。

體位：仰臥位、坐位。

所需器具：刮痧板、三稜針。

### 施術法

先刮拭主穴、心腧和膻中採用補法，用力宜輕，不強求出痧。內關和外關除用常規方法刮拭外，亦可用刮痧板角端進行點按（圖①、②）。

### 特別注意

重度患者務必要儘快送往醫院進行系統治療。

### 施術原理

病毒性心肌炎相當於中醫學中「心悸」的範疇，辨證從祛邪扶正的思路出發。內關和外關相合，陰陽經脈相互引導，有助於增強心氣的作用。

## 拔罐養生療法

選穴：◎心腧◎膻中◎內關◎神門◎巨闕

配穴：兼有發熱者，加大椎、曲池；體質虛易感冒者，加肺腧、脾腧、足三里；心悸明顯者，加通里、陰郄。

體位：仰臥位、坐位。

所需器具：火罐、抽氣罐。

### 施術法

以上穴位均施閃火法，留罐10分鐘，心腧、巨闕、神門亦可使用抽氣罐操作。每日2～3次，15日為1療程（圖③、④）。

### 特別注意

病情較重者，應中西醫結合治療。

### 施術原理

病毒性心肌炎與感染因素密切相關，所以在治療時應從扶正祛邪的思路出發。心腧、膻中是胸背穴位相結合使用，用於調理心臟的氣機，而內關和巨闕合用也有很好的治療胸悶的作用。

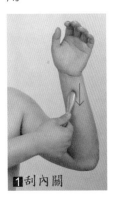

❶刮內關

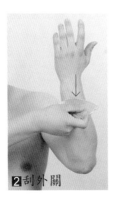

❷刮外關

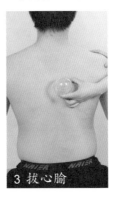

❸拔心腧

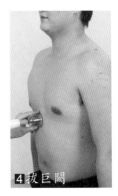

❹拔巨闕

# 感染性心內膜炎

感染性心內膜炎是由細菌、真菌和其他微生物直接感染產生心瓣膜或心室壁內膜病變的炎症。其典型的臨床表現有發熱、心臟雜音、貧血、脾腫大和血培養陽性等。刮痧與拔罐療法可透過作用於相應的穴位有效地緩解臨床症狀。

## 刮痧養生療法

選穴：◎大椎◎風門◎肺腧◎心腧◎內關

配穴：發熱明顯者，加曲池、合谷；食欲不振者，加中脘、足三里；盜汗者，加復溜。

體位：仰臥位、俯臥位。

所需器具：刮痧板、三稜針。

### 施術法

從大椎刮向風門、肺腧、心腧，大椎和風門採用瀉法，而肺腧和心腧採用平補平瀉的方法，直至皮膚出現痧痕或者變為紫紅色（圖①）。

### 特別注意

對於高熱不退的病人，應及時送醫就診，採用綜合療法。

### 施術原理

本病常伴有感染因素，因此病人常出現全身發熱的症狀，選穴時要考慮用大椎、風門，以達到祛邪退熱的作用，還可同時選用特效穴和局部穴，如心腧、內關等。

## 拔罐養生療法

選穴：◎大椎◎曲池◎心腧◎膻中

配穴：兼有發熱惡寒者，加風門、大杼、合谷；胸悶明顯者，加內關、巨闕；食欲不振者加胃腧、中脘。

體位：仰臥位、俯臥位、坐位。

所需器具：火罐、抽氣罐。

### 施術法

大椎、曲池、心腧等主穴位均可採用單純拔罐法，拔後留罐10～15分鐘，每日2～3次，每3次為1療程，配穴可採用留罐或走罐法（圖②、③）。

### 特別注意

患者應增強體質，注意衛生，及時清除感染病源。

### 施術原理

大椎、曲池有很好的退熱作用，因此，如果感染性內膜炎患者有高熱症狀，這兩個穴位是常用的特效穴。心腧和膻中胸背結合，符合取穴原則，而且配合火罐的溫熱效果，有助於心氣的調整和功能的恢復，對病情有良好的作用。

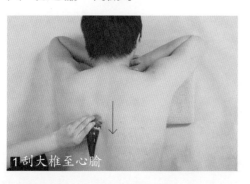

①刮大椎至心腧

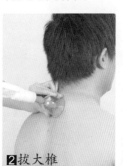

②拔大椎

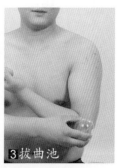

③拔曲池

# 心律失常

心律失常可見於多種器質性心臟病，其中以冠心病、心肌炎和風心病等最為多見，尤其要注意發生心力衰竭或急性心肌梗塞的可能。刮痧、拔罐、艾灸有助於心臟功能的調節，可以作為一個輔助療法，有效地應對心律失常。

## ▓刮痧養生療法

選穴：◎雙側心腧至膈腧◎膻中◎內關◎神門

配穴：兼有氣血不足者，加足三里、脾腧；兼有心膽氣虛者，加膽腧、肝腧。

體位：俯臥位、坐位。

所需器具：刮痧板、瓷勺。

### 施術法

從心腧刮至膈腧是沿著由上至下的方向進行刮拭（圖①），膻中用刮痧板的厚緣刮拭。內關、神門則向手肘的方向刮拭，以皮膚出現痧痕或者紫紅為宜（圖②）。

### 施術原理

心腧至膈腧屬於足太陽膀胱經，是背部的循行路線，結合身體前部的膻中，可以補益心氣。內關、神門屬遠端取穴，皆為治療心律失常的要穴。

## ▓拔罐養生療法

選穴：◎心腧◎膈腧◎關元◎膻中◎內關◎三陰交

配穴：間使、神門、郄門、巨闕、通里、足三里、腎腧。

體位：仰臥位、坐位。

所需器具：火罐、抽氣罐。

### 施術法

留罐法。膻中、內關等主穴留罐5～10分鐘，每日1次，10天為1療程（圖③）。同時也可用閃罐法拔罐足三里等配穴（圖④）。

### 施術原理

根據穴位取用的原則，並結合病人的病情，扶正祛邪，調和氣血。

## ▓艾灸養生療法

選穴：◎膻中◎乳根◎神門◎心腧◎厥陰腧

配穴：通里、郄門、內關、天池、巨闕。

體位：仰臥位、俯臥位。

所需器具：艾條。

### 施術法

每次取2～3穴，將艾條一端點燃，在距皮膚2～3公分處施灸，灸至皮膚發紅為準，1次灸4～5壯。

### 施術原理

灸以上穴位可調理氣血，補益心氣。

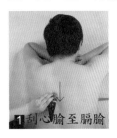
❶刮心腧至膈腧

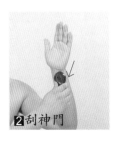
❷刮神門

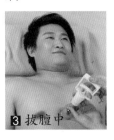
❸拔膻中

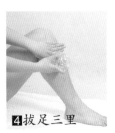
❹拔足三里

# 心肌缺血

心肌缺血，是指由於心臟的血液灌注量減少，導致心臟供氧減少，心臟無法發揮正常功能的一種病理狀態。心肌缺血常用中成藥進行治療。刮痧和拔罐作為中醫學的特色療法，對心肌缺血病情的改善有明顯作用。

## ❀刮痧養生療法

選穴：◎脾腧◎腎腧◎心腧◎膻中

配穴：心悸明顯者，加通里；胸悶者，加華蓋、內關；氣短者，加太淵。

體位：仰臥位、坐位、俯臥位。

所需器具：刮痧板。

### 施術法

膻中可用刮痧板的厚緣刮拭，用力宜輕柔，操作大約10分鐘左右。從心腧刮至腎腧用力宜輕（圖①）。再刮拭配穴，通里用刮痧板的角端點按即可。華蓋位於任脈，刮拭時由上至下，並與內關配合點按（圖②）。

### 特別注意

平時不要站著吃東西，否則會使心臟增加額外負擔。

### 施術原理

刺激脾腧、腎腧、心腧這些相關的重要穴位以增強體質，促進血液的生成，改善心臟功能。並局部取用膻中，以調節心臟的氣機。

## ❀拔罐養生療法

選穴：◎內關

配穴：心悸失眠者，加神門、通里、失眠穴；胸悶者，加膻中、巨闕。

體位：坐位。

所需器具：火罐。

### 施術法

取用小號的火罐對內關進行吸拔，並留罐10～15分鐘，至皮膚紫黑或玻璃罐底出現水蒸氣為止（圖③）。配穴如神門、通里，既可使用單純拔罐法，平時亦可經常點掐，以助恢復功能（圖④）。

### 特別注意

早晨起床後，不要馬上進行劇烈運動，尤其不要跑步，運動健身時動作要輕柔，以防發生意外。

### 施術原理

我國自古就流傳著「心胸內關謀」的中醫治療經驗，意思就是刺激內關穴可治療心肌缺血。

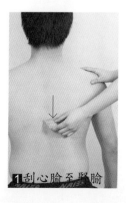
①刮心腧至腎腧

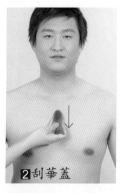
②刮華蓋

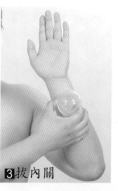
③拔內關

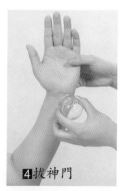
④拔神門

# 心肌梗塞

心肌梗塞即指心肌的缺血性壞死，是在冠狀動脈病變的基礎上，其血流急劇減少或中斷，使相應的心肌出現嚴重而持久的缺血，最終導致心肌缺血性壞死的病症。刮痧與拔罐可透過調理氣血，緩解心肌梗塞的疼痛。

## 刮痧養生療法

**選穴：**◎心腧◎厥陰腧◎膻中◎內關

**配穴：**心悸明顯者，加通里、神門；胸悶者，加華蓋、紫宮；瘀血明顯者，加膈腧、郄門。

**體位：**仰臥位、坐位、俯臥位。

**所需器具：**刮痧板。

### 施術法

先刮拭主穴，沿厥陰腧至心腧的方向進行刮拭（圖①），膻中要採用補法，用力不能太重（圖②），而內關可以採用點按的方式或直接揪痧。

### 特別注意

心肌梗塞發生時，要迅速在舌下含服硝酸甘油，然後儘快送醫治療。

### 施術原理

心腧和厥陰腧的位置正好和心相對，膻中在兩乳之間，與心距離很近，這樣前後取穴，有助於心氣的承接。內關屬於手厥陰心包經，屬於本經取穴。

## 拔罐養生療法

**選穴：**◎心腧◎內關◎巨闕

**配穴：**兼有胸悶者，加華蓋、膻中；心悸明顯者，加內關、通里、神門。

**體位：**仰臥位、俯臥位。

**所需器具：**火罐、抽氣罐。

### 施術法

內關、心腧等主穴均施閃火法，留罐10分鐘（圖③）。巨闕亦可採用抽氣罐，以局部皮膚紫紅為準（圖④）。

### 特別注意

曾有心肌梗塞的病人體質比較虛弱，在施術時尤其要注意觀察病人的神情、狀態，並做好和病人的溝通。

### 施術原理

疼痛是急性心肌梗塞最早出現的症狀，心肌耗氧量增加，使心肌缺血和梗塞擴展。常採用麻醉劑配合硝酸甘油等藥物治療，有很大的副作用，而採用拔罐法，可有效控制疼痛的發作。

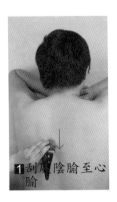
①刮厥陰腧至心腧

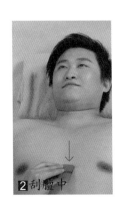
②刮膻中

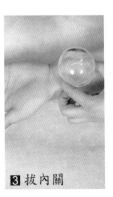
③拔內關

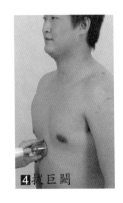
④撥巨闕

# 造血系統常見病

## 再生障礙性貧血

再生障礙性貧血簡稱再障，是多種病因引起的造血障礙，以全身紅血球減少為主要特徵，一般表現為貧血、出血、感染、發熱，並伴有乏力、頭暈等症狀。刮痧、拔罐能透過對經絡、穴位的刺激來增強臟腑的調節能力。

### 🏵刮痧養生療法

選穴：◎心腧◎膏肓◎脾腧◎腎腧◎膻中◎血海

配穴：兼脾胃虛弱、氣血生化不足者，加胃腧；兼心悸失眠者，加神門穴、失眠點。

體位：仰臥位、坐位。

所需器具：刮痧板。

### 施術法

膻中用刮痧板的厚緣進行刮拭，用力要輕，順著經絡進行（圖①）。血海既可以用刮痧板的厚緣刮拭（圖②），也可以用刮痧板的角端進行點按。

### 特別注意

日常飲食中應忌食辛辣刺激及生冷油膩的食物。

### 施術原理

本病以補虛扶正為治療原則，因為腎藏精，精能化血，脾胃為氣血生化之源，從補益腎脾出發是治療此病的重要途徑。

### 🏵拔罐養生療法

選穴：◎氣海◎足三里◎三陰交◎脾腧◎膏肓◎湧泉

配穴：腎虛明顯以及腰膝痠軟者，可加腎腧；兼有低熱者，可採用大椎刺絡拔罐。

體位：仰臥位、俯臥位。

所需器具：火罐、抽氣罐。

### 施術法

對氣海、膏肓等穴位用閃火法吸拔，留罐15分鐘（圖③、④）。

### 特別注意

注意病人的出血傾向，如發生胃腸道大出血或存在顱內出血，應立即報告醫生，同時準備好各種搶救藥物及物品，協助搶救。

### 施術原理

足三里、三陰交皆是常用的補虛要穴，對治療再生障礙性貧血以及氣血不足有益。

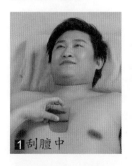
①刮膻中

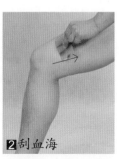
②刮血海

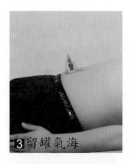
③留罐氣海

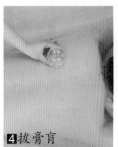
④拔膏肓

# 代謝系統常見病

## 痛風

痛風是指因嘌呤的新陳代謝障礙，導致尿酸的合成增加或排出減少，而造成高尿酸血症的一種疾病。當血液中尿酸濃度過高時，尿酸即以鈉鹽的形式沉積在關節、軟骨、腎臟中，引起炎性反應，就叫痛風。刮痧、拔罐可透過疏通經絡，防治痛風。

### ✿刮痧養生療法

選穴：◎肝腧至腎腧◎外關◎合谷◎手三里◎崑崙

配穴：身體上部疼痛明顯者，加肩貞；身體下部疼痛明顯者，加陽陵泉、中封、解溪；腰痛明顯者，加腰眼。

體位：俯臥位、坐位。

所需器具：刮痧板

**施術法**

對肝腧至腎腧由上向下進行刮拭（圖①），外關要按照從近體端至遠體端的原則，從手三里刮至合谷（圖②）。

**特別注意**

日常飲食要注意減少鹽的攝入量，即避免過度勞累。

**施術原理**

選用肝腧、腎腧有補益肝腎、增強筋骨的功能，所以臨床選穴時要從這個方向出發，而手足部的穴位可以相應的緩解局部疼痛。

### ✿拔罐養生療法

選穴：◎阿是穴

配穴：蹠趾關節取陷谷、內庭、太沖；踝關節取丘墟、崑崙；膝關節取內外膝眼、陽陵泉；慢性期兼有肝腎不足者，加太溪。

體位：坐位。

所需器具：火罐、抽氣罐。

**施術法**

先把針燒紅，迅速的刺入以上穴位後立即拔出，深度以0.5寸為宜。拔針後，以閃火罐法吸拔阿是穴即可。同時，可根據不同的症狀，配丘墟、崑崙，採用針絡拔罐吸拔10～15分鐘即可（圖③、④）。

**特別注意**

病情較重者，應中西醫結合治療。

**施術原理**

治療重點在於化濕、祛瘀、通絡，所以局部取穴可以疏通局部經氣，祛除羈留的瘀血，瀉熱除濕。

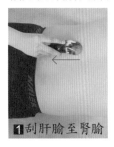
1 刮肝腧至腎腧

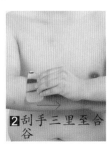
2 刮手三里至合谷

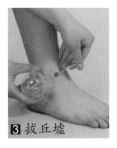
3 拔丘墟

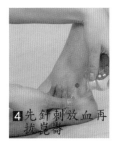
4 先針刺放血再拔崑崙

# 肥胖症

肥胖症是指機體內熱量的攝入高於消耗，造成體內脂肪堆積過多，從而導致體重超標。實際測量體重超過標準體重20%以上，且超過30%稱為肥胖。刮痧、拔罐對肥胖有很好的改善作用，為治療肥胖常用的療法。

## ❀刮痧養生療法

選穴：◎脾腧◎腎腧◎膻中◎中脘◎孔最至列缺◎曲池◎丰隆◎三陰交

配穴：兼有脾胃虛弱者，加胃腧。

體位：仰臥位、坐位。

所需器具：刮痧板。

### 施術法

在後背的穴位沿足太陽膀胱經的循行路線由下至上進行刮拭，採用瀉法。沿肺經的方向由近端至遠端刮拭孔最至列缺（圖①）。足三里則可以用刮痧板的角端進行點按（圖②）。

### 特別注意

注意刮痧的力道，還要配合適量運動，減重期應照常工作及勞動，不要休息。

### 施術原理

中醫認為肥胖的原因不外虛實兩種，其中以痰濕與氣虛較為多見。所以治療肥胖症當從調理脾胃入手，調節已經失調的脾胃功能，讓水穀精微輸布全身，這樣才能達到減肥的目的。

## ❀拔罐養生療法

選穴：◎饑餓點◎胃腧◎肺腧◎陽池◎三焦腧

體位：坐位、俯臥位。

所需器具：火罐、王不留行子。

### 施術法

胃腧、陽池等穴位（饑餓點除外），用單純拔罐法（圖③、④）。減肥結合拔罐與耳壓，綜合進行。耳壓饑餓點（耳屏前面中點，外鼻穴下方），可使食欲減低，是減肥的特效穴。

### 特別注意

注意飲食的調理，廣泛攝取各種食物，變化愈多愈好，養成不偏食的習慣。

### 施術原理

單罐法留罐肺腧，是考慮到水穀精微的宣發肅降、輸布全身全賴肺主氣。取陽池、三焦、胃腧等穴是從飲食的消化吸收、輸布與脾胃功能密切相關，上述要穴特別是對於節食、運動（包括其他減肥法）出現的饑餓感等反應有調和作用。

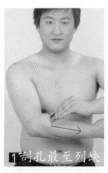
①刮孔最至列缺

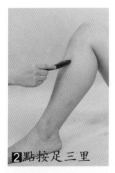
②點按足三里

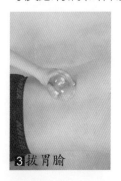
③拔胃腧

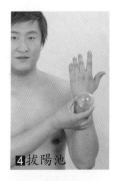
④拔陽池

# 糖尿病

糖尿病是一種常見的代謝紊亂性疾病，是胰島素絕對或相對分泌不足所引起的病症，包括糖、蛋白質、脂肪、水及電解質等代謝的紊亂，其特點為血糖過高。刮痧、拔罐可透過對穴位的調理作用，達到治本補虛、平衡代謝的作用。

## 刮痧養生療法

**選穴**：◎肝腧◎脾腧◎腎腧◎中脘至關元◎足三里至丰隆

**配穴**：兼有腎虛者，加太溪；口渴欲飲者，加胃腧、建里。

**體位**：仰臥位、坐位。

**所需器具**：火罐、三稜針。

### 施術法

中脘至關元用刮痧板的厚緣進行刮拭，力道要輕（圖①）。用刮痧板的厚緣從足三里刮至丰隆（圖②），而足三里亦可用點按的方法，用力可重。

### 特別注意

糖尿病患者的飲食調整很重要，注意要低糖飲食，不暴飲暴食，生活有規律，吃飯要細嚼慢嚥，多吃蔬菜，盡可能不在短時間內吃含葡萄糖、蔗糖量大的食品，以防止血糖在短時間內快速上升，對保護胰腺功能有幫助；散步對糖尿病人十分有利，要飯前飯後散步，每日三餐六次散步。因為飯前飯後兩次散步各消耗了血液中一部分的葡萄糖，解決了飯後血糖劇增的困擾。

### 施術原理

本病與肺、胃、腎三臟相關，所以要選用相應的穴位進行治療。

## 拔罐養生療法

**選穴**：◎雙側肺腧至腎腧◎足三里◎三陰交◎太溪

**配穴**：以消穀善饑為主要症狀者，加梁門、天樞。

**體位**：坐位。

**所需器具**：火罐、抽氣罐。

### 施術法

吸拔肺腧至腎腧、足三里、三陰交、太溪（圖③、④），拔罐後各留罐10～20分鐘，亦可用排罐法。

### 施術原理

選取的穴位要以補脾益腎，清肺養肺為主要的出發點。所以用肺腧、脾腧、腎腧，加上三陰交、太溪可同補肺、脾、腎三臟。

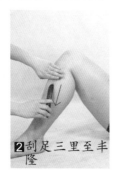

**1** 刮中脘至關元

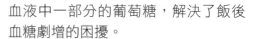

**2** 刮足三里至丰隆

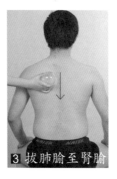

**3** 拔肺腧至腎腧

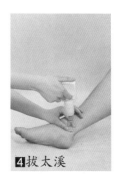

**4** 拔太溪

# 甲狀腺機能亢進

　　甲狀腺機能亢進簡稱甲亢，是由多種原因引起的甲狀腺激素分泌過多所致的一種內分泌疾病，主要表現為多食、消瘦、畏熱、多汗、心悸等高代謝綜合症。刮痧和拔罐有助於局部經絡的調整，從而產生治病的作用。

## ❀刮痧養生療法

選穴：◎夾脊◎天突◎期門◎內關◎足三里

配穴：發熱明顯者，加大椎、曲池；多汗者，加復溜、後溪；心悸明顯者，加神門、通里。

體位：俯臥位、坐位。

所需器具：刮痧板。

### 施術法

　　夾脊穴沿著穴位按照從上至下的方向進行刮拭（圖①），天突、期門用刮痧板的薄緣刮拭，刮拭復溜需順著腎經的方向由遠端至近端（圖②）。

### 特別注意

　　飲食應以高熱量、高蛋白食物為主，不吸菸，不喝酒，不飲濃茶和咖啡。

### 施術原理

　　天突是指任脈氣血在此吸熱後突行上天，是治療甲狀腺疾病的要穴。期門、內關、足三里配合使用既可疏肝理氣，又能幫助正氣的恢復。

## ❀拔罐養生療法

選穴：◎肝腧◎風池◎天突◎內關◎足三里

配穴：心悸心慌者，加神門、膻中、心腧；情緒易激動者，加太溪、太沖。

體位：俯臥位、坐位。

所需器具：火罐、三稜針。

### 施術法

　　每次選2～3個主穴，如對風池實行閃火法，即將火罐吸拔於穴位上（圖③），留罐10～15分鐘。每日2～3次，7天為1療程。足三里亦可在平日經常按摩或點按。內關穴亦可配合三稜針放血治療。

### 特別注意

　　要防止其併發症的產生，重症患者應送醫配合綜合療法進行治療。

### 施術原理

　　肝腧是指肝臟的水濕風氣由此穴外輸於膀胱經，配合風池有調理肝膽、清熱降火的作用。內關為手厥陰心包經的穴位，有寧神定志的作用。

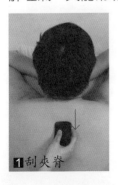
**1** 刮夾脊

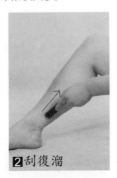
**2** 刮復溜

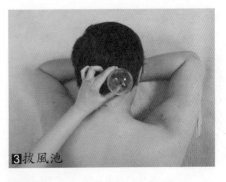
**3** 拔風池

# 甲狀腺機能減退

　　甲狀腺機能減退症，簡稱甲減，是由於甲狀腺激素缺乏，機體代謝活動下降所引起的一系列臨床綜合症。輕者臨床表現不明顯，重者可出現特徵性黏液性水腫面容。刮痧、艾灸、拔罐可有助於機體正氣的恢復，緩解甲減的症狀。

## 刮痧養生療法

**選穴**：◎脾腧至腎腧◎中脘◎氣海◎關元◎足三里

**配穴**：神志昏迷者，加神門、人中；肢體沉重無力者，加丰隆。

**體位**：仰臥位、坐位。

**所需器具**：刮痧板。

### 施術法

　　脾腧至腎腧要沿足太陽膀胱經的循行路線由上至下進行刮拭（圖①），腹部穴位從中脘經氣海至關元進行刮拭（圖②），用力要輕，足三里可以用刮痧板的角端進行點按。

### 特別注意

　　對缺碘引起的甲狀腺機能減退症在拔罐治療的同時，宜補充碘。

### 施術原理

　　背部脾腧、腎腧結合腹部的中脘、氣海、關元可以調整機體的正氣。而足三里則有補益脾及補虛的作用。

## 拔罐養生療法

**選穴**：◎大椎◎命門◎膻中◎風池◎丰隆◎關元◎天突

**配穴**：食欲減退者，加內關、足三里。

**體位**：仰臥位、坐位。

**所需器具**：火罐。

### 施術法

　　對膻中、丰隆等主穴採用閃火法，吸拔後留罐10～15分鐘（圖③、④）。

### 施術原理

　　治本病宜益氣溫陽、扶正培元，故施術時多選任脈、督脈、足陽明胃經的穴位，如關元為補虛培元的要穴，命門為人體陽氣之根本。

## 艾灸養生療法

**選穴**：◎巨闕◎中脘◎足三里◎期門◎太沖◎關元

**配穴**：神闕、神門、人中、大椎、丰隆。

**體位**：俯臥位、仰臥位。

**所需器具**：艾條。

### 施術法

　　每次選2～3穴，每穴溫灸5分鐘左右。

### 施術原理

　　灸以上穴位可益氣溫陽、扶正培元。

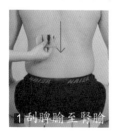
1 刮脾腧至腎腧

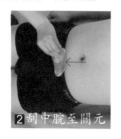
2 刮中脘至關元

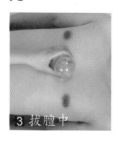
3 拔膻中

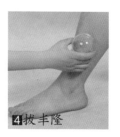
4 拔丰隆

# 神經系統常見病

## 三叉神經痛

三叉神經痛是面部三叉神經分布區內反覆發作的陣發性神經痛，是神經外科、神經內科的常見病之一，其特點是三叉神經分布區內，出現刀割狀、燒灼狀、頑固性的劇烈疼痛。刮痧、拔罐能有效地緩解三叉神經疼痛。

### ✿刮痧養生療法

**選穴：**◎三叉神經第I支痛：陽白、攢竹、太陽、頰車、列缺；◎三叉神經第II支痛：四白、合谷、巨髎；◎三叉神經第III支痛：下關、頰車、大迎、承漿。

**體位：**坐位。

**所需器具：**刮痧板。

**施術法**

三叉神經第I支痛：先刮陽白，再刮攢竹、太陽、頰車（圖①），最後刮列缺穴。

三叉神經第II支痛：先點揉四白，再點揉巨髎，最後刮合谷。

三叉神經第III支痛：揉下關、頰車、大迎、承漿，然後刮下關穴（圖②）。

**特別注意**

要避風，並需要飲食清淡。

**施術原理**

三叉神經痛多認為由感受邪毒所致，治療時以祛風散邪、疏通經絡為選穴原則。以局部取穴為主，配合遠部取穴，可疏通面部經脈，祛寒清熱，通則不痛。

### ✿拔罐養生療法

**選穴：**◎風池◎翳風◎下關◎手三里◎合谷

**配穴：**第I支疼痛者，加太陽、陽白、攢竹、頭維；第II、III支疼痛者，加太陽、四白、地倉、承漿、迎香。

**體位：**坐位。

**所需器具：**火罐、抽氣罐、三稜針。

**施術法**

對合谷、手三里等主穴常規消毒後，用三稜針點刺放血，再用玻璃罐在點刺部位拔罐，每次吸拔5～10分鐘，至出血量為1～2毫升（圖③）。下關亦可配合用抽氣罐吸拔（圖④）。

**特別注意**

明確病因，對症治療。

**施術原理**

刺絡加拔罐法可改善局部氣血的微循環，調節微血管壁的舒縮功能，使周圍組織得到充足的血液營養，促進組織修復，從而緩解疼痛。

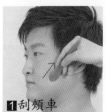
❶刮頰車

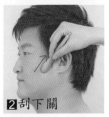
❷刮下關

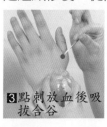
❸點刺放血後吸拔合谷

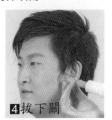
❹拔下關

# 肋間神經痛

肋間神經痛又叫肋間神經炎，是指因各種不同原因，如胸椎退變、胸椎結核、胸椎損傷、強直性脊柱炎等使肋間神經受到壓迫、刺激，出現的肋間或腹部呈帶狀疼痛的綜合症。刮痧、拔罐能有效地緩解肋間神經痛。

## ❀刮痧養生療法

選穴：◎肝腧至膽腧◎膻中◎尺澤
配穴：兼有瘀血者，加血海、膈腧。
體位：俯臥位、坐位。
所需器具：刮痧板、瓷勺。

**施術法**

首先刮拭肝腧至膽腧，用力應輕，使用刮痧板的厚緣進行刮拭，以皮膚變成紫紅色或出現痧痕為準（圖①）。刮拭尺澤時應順著手太陰肺經的循行方向進行操作，用力宜重（圖②），然後用三稜針點刺放血1～2毫升。

**特別注意**

明確肋間神經痛是否有原發病變。

**施術原理**

肝腧、膽腧能疏泄肝膽，而足厥陰肝經的走向是過少腹、脇肋的，所以治療本病的時候要涉及到疏泄肝膽氣血的問題。膻中屬局部取穴，而尺澤是手太陰肺經的合穴，能調理胸部的氣機，結合放血療法，有助於止痛。

## ❀拔罐養生療法

選穴：◎膈腧◎肝腧◎三陰交◎阿是穴
配穴：疼痛劇烈者，加內關、陽陵泉。
體位：坐位。
所需器具：火罐、三稜針。

**施術法**

針刺陽陵泉，直透至陰陵泉。留針30分鐘，每隔5分鐘行針1次。拔針後用火罐吸拔針刺處（圖③）。針刺內關，直透外關，再用火罐留罐（圖④）。然後於阿是穴疼痛最明顯處，可用先針刺再吸拔的方法，留罐10～15分鐘。

**特別注意**

亦可配合按摩推拿等保健療法。

**施術原理**

選用阿是穴進行放血治療，有助於邪氣的排出，有活血化瘀、通絡止痛的作用。而膈腧是治療血證的要穴，配合三陰交、肝腧，能疏肝活絡，同時可以扶助正氣，正合「正氣存內，邪不可干」之旨。

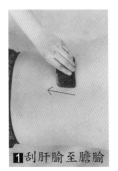

① 刮肝腧至膽腧

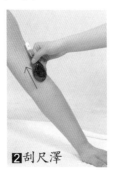

② 刮尺澤

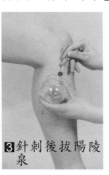

③ 針刺後拔陽陵泉

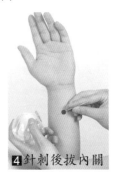

④ 針刺後拔內關

# 面癱

面癱，學名顏面神經麻痹，也稱顏面神經炎，俗稱：「歪嘴巴」、「歪歪嘴」。是以面部表情肌群出現運動障礙為主要特徵的一種常見病、多發病，常表現為口眼歪斜。刮痧、拔罐可以疏通氣血，對面癱有很好的療效，是臨床治療面癱的常用方法。

## ❁刮痧養生療法

**選穴：**◎攢竹◎瞳子髎◎絲竹空◎顴髎◎率谷

**配穴：**發熱者，加曲池；兼有口眼歪斜者，加陽白、頰車、合谷。

**體位：**坐位。

**所需器具：**刮痧板。

### 施術法

對所有面部穴位皆用刮痧板的厚緣刮拭，用力要輕。合谷、外關穴可用刮痧板重刮或用其角端點按。先刮頭面顴髎至瞳子髎（圖①），攢竹至絲竹空（圖②），再刮拭頭側的率谷。

### 特別注意

注意日常起居的調適、避風。

### 施術原理

足太陽經筋為「目上綱」，攢竹為足太陽經穴，可疏調眼部經筋。瞳子髎、率谷、絲竹空為足、手少陽經穴，可疏調面部少陽經筋，刮此三穴可加強眼部經筋的調理。

## ❁拔罐養生療法

**選穴：**◎合谷◎太沖◎牽正◎頰車◎地倉◎風池◎下關◎迎香◎承漿◎顴髎

**配穴：**眼瞼不能閉合、流淚者，加攢竹、魚腰、絲竹空；耳後痛者，加翳風；味覺減退者，加廉泉。

**體位：**坐位。

**所需器具：**火罐、三稜針。

### 施術法

先對頰車、下關施閃罐法，直至局部皮膚變成紫紅色，每日1次（圖③、④）。其他主穴以普通拔罐法進行吸拔即可。

### 特別注意

要緩解病人的緊張情緒。

### 施術原理

面癱是因面部經脈氣血失調，功能紊亂所致的經筋拘攣性病症。火罐能行氣活血、祛風散寒、消腫止痛，具有調整人體陰陽平衡、解除疲勞、增強體質的功能。

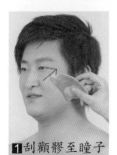

**1** 刮顴髎至瞳子髎

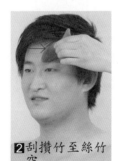

**2** 刮攢竹至絲竹空

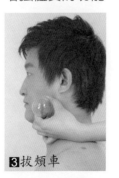

**3** 拔頰車

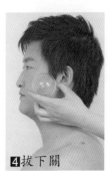

**4** 拔下關

# 癲癇

癲癇是由於大腦神經元突發的異常放電，導致大腦產生短暫功能障礙的一種慢性疾病，以神志昏迷、肢體抽搐、口吐白沫，甚至口中如羊叫為典型表現。刮痧、拔罐屬於中醫學的特色療法，療效顯著且無副作用，是治療癲癇常用的輔助療法。

## 刮痧養生療法

選穴：◎風府◎風池◎大椎◎關元◎足三里◎太溪◎長強◎鳩尾◎陽陵泉至丰隆◎筋縮◎行間

配穴：兼有失眠、神志不安者，加神門、膻中；兼有胸悶者，加內關。

體位：仰臥位、坐位。

所需器具：刮痧板、三稜針。

### 施術法

刮拭陽陵泉至丰隆穴時，皆以皮膚出現痧痕為準（圖①）。先刮背部筋縮穴，然後刮前胸鳩尾（圖②），以出現輕度痧痕為準。再點按長強，接著刮下肢陽陵泉至丰隆，最後重刮行間。

### 施術原理

長強、鳩尾交通任、督脈，為調整陰陽為治癇要穴；陽陵泉為筋穴，配督脈之筋縮可解痙止搐；丰隆能和胃降濁、清熱化痰；行間有清肝膽之火、奏開竅止搐、平肝熄風之功。

## 拔罐養生療法

選穴：◎會陽◎長強

體位：俯臥位。

所需器具：三稜針、火罐。

### 施術法

取三稜針對準雙側會陽、長強，迅速點刺，深約0.3公分。立即用火罐吸拔（圖③、④）。留罐3分鐘後起罐。接著再重複上法進行推按、拔罐，如此反覆進行3～5遍。每週治療2次，癲癇發作頻繁者，可隔日1次。

### 特別注意

治療前長期服用抗癲癇藥者，可逐漸減量。

### 施術原理

癲癇的發作與痰有密切的關係，並與病人先天不足有重要關係，所以應根據疾病的病機選取適當的穴位進行刮拭。會陽為膀胱經上的穴位，而長強通於督脈，兩者合用，有補腎填精、通陽開瘀的作用。

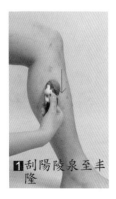
**1** 刮陽陵泉至丰隆

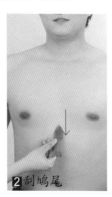
**2** 刮鳩尾

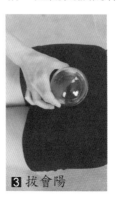
**3** 拔會陽

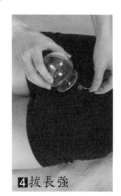
**4** 拔長強

# 癔症

癔症常由於精神因素或不良暗示引發，可出現各種不同的臨床症狀，如感覺和運動功能障礙，內臟器官和植物神經功能紊亂等。這類症狀無器質性的損害。刮痧、拔罐對這類功能紊亂的疾病有特效，臨床顯示很有效果。

## 🏵刮痧養生療法

選穴：◎人中◎天突◎中脘◎三陰交至太沖◎大椎

配穴：兼有情緒不穩、咽中如有物時，加太沖、期門；兼有失眠、健忘者，加神門、膻中。

體位：坐位。

所需器具：刮痧板。

### 施術法

人中可用揪痧之法，或用刮痧板的角端進行點按（圖①）。天突是用刮痧板的邊緣刮拭，直至皮膚出現痧痕為準（圖②）。從三陰交刮拭至太沖穴，以皮膚變成紫紅色為準。

### 特別注意

注意日常起居的調適，避風。

### 施術原理

人中有醒神開竅的作用，對癔症的病人有強烈的刺激作用。任脈為陰脈之海，能調理人體的氣血，所以天突、中脘配合督脈的大椎有調和陰陽的效果。太沖有調理肝氣的作用，是治療情志疾病的重要穴位。三陰交能扶助正氣，增強機體的抗病能力。

## 🏵拔罐養生療法

選穴：◎膻中

配穴：胸悶脇脹者，加章門、內關；痰盛納少者，加丰隆、足三里；咽乾少津者，加太溪、魚際。

體位：仰臥位、坐位。

所需器具：三稜針、火罐、抽氣罐。

### 施術法

用三稜針快速點刺膻中數下，以微見血為準，即用抽氣罐拔罐，留罐15分鐘左右，使出血約達2毫升，局部暗紅，即去罐（圖③）。此穴拔罐時間不可過長，過長容易起水泡。配穴亦可使用針刺法。

### 施術原理

癔症與情志關係密切，所以在選穴位時要從安神定志、疏肝解鬱的方向進行考慮。

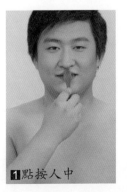
1點按人中

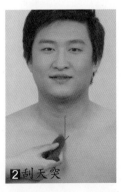
2刮天突

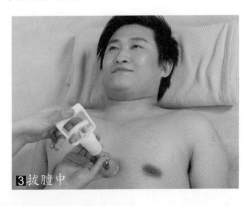
3拔膻中

# 神經衰弱

對於神經衰弱，《黃帝內經》指出：「衛氣不得人於陰，常留於陽。留於陽則陽氣滿，陽氣滿則陽蹻盛；不得入於陰則陰氣虛，故目不瞑矣」。刮痧和拔罐是中醫的特色療法，有調和陰陽，補虛扶弱的作用，是治療神經衰弱的特效療法。

## 刮痧養生療法

選穴：◎神門◎膻中◎心腧◎腎腧
配穴：心悸失眠者，加通里、巨闕；胸悶不適者，加內關。
體位：仰臥位、坐位。
所需器具：刮痧板、瓷勺。

### 施術法
四肢的穴位可用刮痧板的角端進行點按，以皮膚發紅為準。神門沿著從遠端至近端的方向進行刮拭（圖①）。膻中、心腧、腎腧要用刮痧板的厚緣進行刮拭，用力宜輕，以皮膚出現痧痕為準（圖②）。並隨症選用配穴進行治療。

### 特別注意
養成良好的睡眠習慣，調節情志，進行適當的運動。

### 施術原理
神經衰弱以記憶力下降、失眠為主要的臨床表現，所以在選穴時，主要選用一些補腎、寧心、安神、定志的穴位進行施治。

## 拔罐養生療法

選穴：◎內關◎神門◎曲池◎合谷◎太陽◎足三里◎三陰交
配穴：痰熱內擾者，加膻中、丰隆；心腎不交者，加心腧、腎腧，或膈腧、腎腧、周榮。
體位：坐位。
所需器具：火罐、三稜針。

### 施術法
先用拇指指腹在內關、神門、曲池等主穴上進行來回重力揉按5次左右，用閃火法把大小合適的罐具分別吸拔於內關、神門、曲池等主穴上，每次選3～4個穴位，隔日施罐1次，亦可針刺後再拔罐（圖③、④）。

### 施術原理
內關為手厥陰心包經的原穴，有調理心氣的作用，和膻中常為治療心神疾病的固定組合。神門、內關和膻中又為近、遠端取穴法。合谷有鎮靜止痛、通經活絡的作用，能治療多種神經系統疾病。

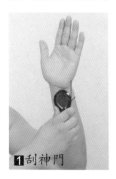
①刮神門

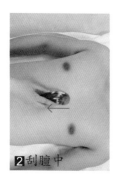
②刮膻中

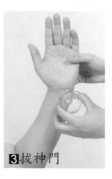
③拔神門

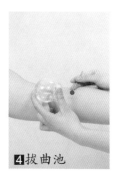
④拔曲池

## 精神分裂症

精神分裂症是以基本個性改變，思維、情感、行為的分裂為主要特徵的一類精神病。臨床上表現為思維、情感、行為等多方面的障礙以及精神活動的不協調。刮痧、拔罐可以調理機體的氣血，從而產生輔助治療此病的作用。

### ❀刮痧養生療法

選穴：◎心腧◎肝腧◎腎腧◎神門◎豐隆

配穴：兼有失眠健忘者，加通里、膻中、太溪；兼有狂躁不安者，加太沖、中封穴。

體位：俯臥位、坐位。

所需器具：刮痧板、瓷勺。

### 施術法

由下至上對心腧、肝腧、腎腧進行刮拭，神門用補法，豐隆採瀉法，刮拭以上穴位時皆以皮膚出現痧痕或紫紅色為準。中封是順著肝經的循行方向刮拭（圖①），刮通里則是由近端刮至遠端（圖②）。每天進行1次，可有效緩解病情。

### 施術原理

心主神志，所以在選穴進行治療時皆從心、腎、肝方面著手。神門有安神定志的作用，能補益心氣，而豐隆是治療痰濁的要穴，怪病多痰，所以精神分裂症與痰濁有密切的關係。

### ❀拔罐養生療法

選穴：◎肝腧◎膽腧◎太溪◎合谷◎陷谷

配穴：兼有失眠者，加失眠穴、神門、通里；兼有健忘、氣血不足者，加心腧、腎腧。

體位：俯臥位、坐位。

所需器具：火罐、抽氣罐。

### 施術法

在需要拔罐的身體各部位上塗抹好拔罐常用介質，然後對肝腧、合谷等主穴位均採取閃火法，留罐10分鐘左右。亦可用抽氣罐進行吸拔，適合在家庭中使用（圖③、④）。

### 施術原理

精神分裂症常與精神刺激有關，選穴時加用肝腧、膽腧有助於調整心膽氣虛，從而增強病人的正氣，提高抗病能力。太溪是足少陰腎經的原穴，有助於補腎益精，而合谷、陷谷能透過對其進行刺激，從而有助於邪氣的外出。

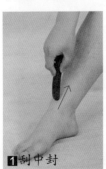
❶刮中封

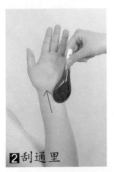
❷刮通里

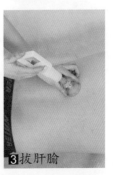
❸拔肝腧

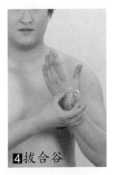
❹拔合谷

# 腦血管意外後遺症

　　腦血管意外後遺症也叫腦中風，分為缺血性腦中風和出血性腦中風。它是以猝然昏倒、不省人事及醒後常伴有口角歪斜、語言不利等症狀的一類疾病。刮痧、拔罐能透過疏經活絡、理氣活血的作用減輕其後遺症的臨床表現。

## ❀刮痧養生療法

選穴：◎太陽◎印堂◎肝腧◎腎腧◎委中◎承山

配穴：兼有語言不利者，加金津、玉液；兼有半身不遂者，加陽陵泉、環跳；突然昏倒者，加人中。

體位：仰臥位、坐位。

所需器具：刮痧板、三稜針。

### 施術法

　　印堂用揪痧的方法，以局部發紅或出現痧點為準（圖①），其他穴位按照常規方法進行刮痧。人中穴用刮痧板尖端點按即可（圖②）。

### 特別注意

　　病人平時應注意進行功能訓練，再配合藥物治療即可產生緩解作用。

### 施術原理

　　要治本，應以補益肝腎陰虛、平肝潛陽為基本原則。

## ❀拔罐養生療法

選穴：◎委中

配穴：下肢不利者，加環跳、承扶、承筋穴。

體位：俯臥位。

所需器具：火罐、三稜針。

### 施術法

　　在委中用手掌輕拍數次，使紫脈浮絡充分曝露，嚴格消毒後，用三稜針對準穴位血絡點刺，不按其孔。拔針後用閃火罐法吸拔10～15分鐘，不留罐（圖③）。

### 特別注意

　　勿傷及動脈或靜脈，以免引起血腫。

### 施術原理

　　委中穴為足太陽膀胱經的合穴，而膀胱經的濕熱水氣在此聚集，因此此穴有利濕化濁的功效。對此穴進行放血拔罐，可以促進邪氣的外泄，從而通經活絡，使肢體恢復正常的運動功能。

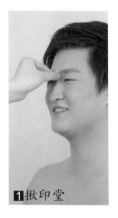

**1** 揪印堂

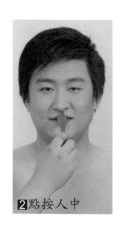

**2** 點按人中

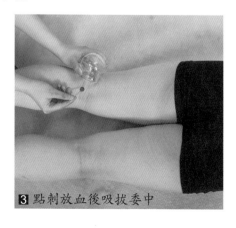

**3** 點刺放血後吸拔委中

# 泌尿系統常見病

## 遺尿

遺尿包括兩種情況，一是遺尿病，即尿床，多因神經功能不協調所致，無器質性的損害；二是指遺尿症，除了晚上睡覺尿床外，在清醒時也容易發生尿液不能控制的問題，多為器質性病變。刮痧、拔罐主要側重的是治療遺尿症。

### 刮痧養生療法

**選穴**：◎中極◎關元◎膀胱腧◎氣海◎太淵◎神門

**配穴**：腎氣不足者，加腎腧、太溪；尿頻者，加百會。

**體位**：仰臥位、坐位。

**所需器具**：刮痧板、瓷勺。

**施術法**

在腹部用刮痧板的厚緣進行刮拭。按照中極至關元的方向，由下至上進行刮拭（圖①）。並從太淵刮至神門，以局部皮膚發紅為準（圖②），背部膀胱腧亦可用刮痧板的厚緣進行刮拭。

**特別注意**

病人在進行治療之前要排空膀胱。

**施術原理**

膀胱之氣血在腹部注入中極，在背部注入膀胱腧，腹背相配，能振奮膀胱的氣化功能，這種配伍構成了治療此病的基礎。

### 拔罐養生療法

**選穴**：◎關元◎膀胱腧

**配穴**：下元虛寒者加腎腧、三陰交；脾肺氣虛者，加肺腧、脾腧、氣海、足三里；肝經濕熱者，加中極、三陰交、肝腧、陰陵泉。

**體位**：仰臥位、俯臥位、坐位。

**所需器具**：火罐、抽氣罐。

**施術法**

三陰交和肝腧既可使用玻璃罐，也可使用抽氣罐拔罐（圖③、④）。關元穴可採用閃罐法，時間控制在10分鐘左右，以皮膚發紅為準。

**特別注意**

要注意留罐時間不能太長，以防出現水泡。

**施術原理**

三陰交穴亦是治療泌尿系統疾病的主要穴位，有助於調整膀胱的氣機。

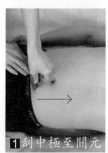
❶刮中極至關元

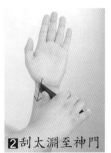
❷刮太淵至神門

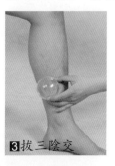
❸拔三陰交

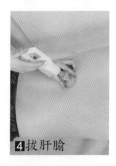
❹拔肝腧

# 尿潴留

尿潴留是指膀胱內積有大量尿液而不能排出。引起尿潴留的原因很多，如前列腺肥大、尿道狹窄、膀胱或尿道結石、腫瘤等。一些臟腑功能的病變也可能導致尿潴留。刮痧、拔罐對膀胱的氣化功能有很好的調理作用，有助於改善尿潴留的狀況。

## 刮痧養生療法

**選穴：**◎命門◎陰陵泉◎膀胱腧◎中極至關元

**配穴：**兼脾胃氣虛者，加脾腧、胃腧；兼有腎虛、腰膝痠軟者，加腎腧、太溪穴等。

**體位：**仰臥位、俯臥位、坐位。

**所需器具：**刮痧板。

### 施術法

刮拭背部穴位時要沿著足太陽膀胱經的循行方向由上到下進行刮拭，如膀胱腧、命門等（圖①）。中極至關元要用刮痧板的厚緣，用力要輕（圖②）。

### 特別注意

施術之前要囑咐病人把尿液排盡，並要明確病因。另外，在日常生活中也要注意飲食調養。

### 施術原理

命門能補益腎陽，增強腎的氣化能力；膀胱腧結合中極、關元可用於調理膀胱的氣機；陰陵泉則是水液代謝的要穴。

## 拔罐養生療法

**選穴：**◎三陰交◎足三里

**配穴：**脾胃氣虛者，加脾腧、胃腧、氣海穴。

**體位：**坐位。

**所需器具：**火罐。

### 施術法

先對三陰交、足三里進行單純拔罐法，留罐10～15分鐘（圖③）。再隨症配伍相應的穴位，如加用脾腧、胃腧。拔氣海可配合溫灸的方法，以助其氣化功能。每日2～3次，10～15天為1療程。

### 特別注意

病人平時要注意保暖，少吃生冷食物，也可用熱水袋外敷膀胱部位。

### 施術原理

尿潴留在中醫中屬於癃閉的範疇。三焦氣化不利，可導致癃閉。吸拔體表的三陰交、足三里可透過通經活絡達到補氣、調暢三焦、理腎與膀胱等臟腑之目的，從而使膀胱氣化得行，小便得利。

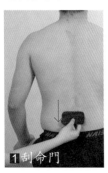
**1**刮命門

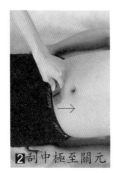
**2**刮中極至關元

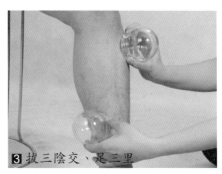
**3**拔三陰交、足三里

# 尿道感染

尿道感染是指大腸桿菌在尿道內繁殖，引起尿道、膀胱、輸尿管等部位的感染，其發病率僅次於上呼吸道感染，以出現尿頻、尿急、尿痛為典型表現。女性發病率較高。刮痧、拔罐療法有扶正祛邪的作用，有助於本病的日常調理。

## 🜲刮痧養生療法

選穴：◎腎腧◎三焦腧◎膀胱腧◎中極至關元

配穴：兼有發熱者，加大椎、曲池；兼有泌尿系統結石者，加陰陵泉。

體位：仰臥位、坐位。

所需器具：刮痧板、瓷勺。

### 施術法

背部腧穴由上至下進行刮拭，直至皮膚出現痧痕或變為紫紅。中極至關元要用刮痧板的厚緣進行刮拭，用力要輕（圖①）。陰陵泉的刮拭要順著脾經的循行，但用力要重（圖②）。

### 特別注意

要注意對陰部的日常衛生護理。

### 施術原理

三焦腧是水液運行的通道，所以出現小便的異常、水液的排泄障礙，刮三焦腧症狀會得到緩解；而中極為膀胱的募穴，配合腎腧、膀胱腧有助於膀胱的氣化。

## 🜲拔罐養生療法

選穴：◎中極◎關元◎膀胱腧◎氣海◎次髎

配穴：伴有腰膝痠軟者，加太溪、照海、腎腧。

體位：仰臥位、坐位。

所需器具：火罐、抽氣罐。

### 施術法

先對主穴用閃火法拔罐，留罐10～15分鐘，要防止皮膚出現水泡。氣海、照海穴用小號的火罐進行吸拔，留罐時間可以稍長，約20分鐘左右（圖③、④）。

### 特別注意

飲食宜清淡，多喝水。

### 施術原理

中醫治療尿道感染以清熱、利濕、通淋的方法為主。中極為膀胱的募穴，配合腎腧、膀胱腧有助於膀胱的氣化功能。而氣海、關元皆與膀胱的位置很近，屬於局部取穴，吸拔此二穴有增強臟腑功能的作用。

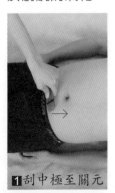

1刮中極至關元

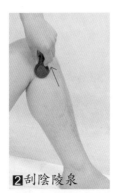

2刮陰陵泉

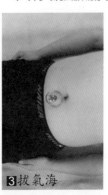

3拔氣海

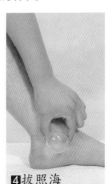

4拔照海

# 腎盂腎炎

腎盂腎炎常由細菌感染引起，一般伴有下泌尿道炎症，根據臨床病程及疾病，腎盂腎炎可分為急性及慢性兩種，而慢性腎盂腎炎是導致慢性腎功能不全的重要原因。刮痧和拔罐可以有效地調節其功能，從而達到治療目的。

## 刮痧養生療法

選穴：◎腎腧◎膀胱腧◎三陰交◎太溪

配穴：兼有發熱者，加大椎、曲池；有泌尿系統結石者，加陰陵泉、氣海。

體位：俯臥位、坐位。

所需器具：刮痧板、三稜針。

### 施術法

刮拭腎腧、膀胱腧時採用瀉法，逆著經絡的循行進行；三陰交用刮痧板角端點按即可，太溪是從遠端刮至近端（圖①），刮拭大椎用力不宜太重，要沿著膀胱經的循行方向進行（圖②）。

### 特別注意

講究衛生，定期清洗外陰部及肛門；多飲水，常排尿，不憋尿。

### 施術原理

三陰交可以調理肝、脾、腎三臟，太溪是足少陰腎經的原穴，為腎經經水的傳輸之處，有清熱、利水、生氣的作用。

## 拔罐養生療法

選穴：◎腎腧◎三焦腧◎大腸腧◎志室◎次髎◎胃倉◎京門

配穴：伴有惡寒、發熱等症狀者，加風門、大椎；兼有尿道結石者，加陰陵泉、昆倉。

體位：俯臥位、坐位、站位。

所需器具：火罐、三稜針。

### 施術法

次髎、京門等主穴採用刺絡罐法。即先用三稜針點刺微出血後，再用閃火法拔罐（圖③、④），留罐10~15分鐘，每日1次，10~15天為1療程。

### 特別注意

患者治療期間需防止感冒，宜採用低蛋白、低鹽飲食。

### 施術原理

三焦腧有調節水液通道的作用，而腎腧、志室、京門，以及在局部穴位次髎處拔罐，有增強腎與膀胱氣化功能的作用。

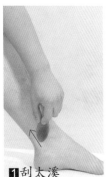
①刮太溪

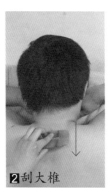
②刮大椎

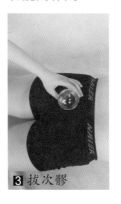
③拔次髎

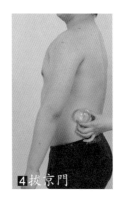
④拔京門

# 慢性腎小球腎炎

慢性腎小球腎炎簡稱慢性腎炎，是指各種病因引起的不同病理類型雙側腎小球彌漫性或局部性的炎症改變。其臨床發病隱匿，病程較長，以水腫、高血壓、尿異常改變為主要症狀。刮痧、拔罐的特殊作用能對此病產生一定的輔助治療作用。

## ❀刮痧養生療法

**選穴**：◎腎腧◎脾腧◎中脘◎關元◎足三里

**配穴**：兼有尿蛋白者，加公孫、梁門；兼有腰痛者，加太溪、至陽、腰夾脊。

**體位**：仰臥位、坐位。

**所需器具**：刮痧板、瓷勺。

### 施術法

梁門、中脘、關元，可用刮痧板的厚緣進行刮拭，用力宜輕（圖①）。公孫、足三里既可用刮痧板的厚緣刮拭，也可以用刮痧板的角端點按（圖②）。

### 特別注意

伴有水腫時應注意鈉鹽的攝入，宜採用低鹽飲食。

### 施術原理

脾胃為氣血生化之源，所以脾腧加上中脘、足三里穴有補益脾胃、益氣養血的作用。

## ❀拔罐養生療法

**選穴**：◎志室◎胃倉◎腰陽關◎三陰交◎十七椎下

**配穴**：兼有水腫者，加陰陵泉、水分；兼有高血壓者，加腎腧、肝腧、太沖。

**體位**：坐位、俯臥位。

**所需器具**：火罐、三稜針。

### 施術法

取志室、胃倉，採用單純拔罐法（圖③、④），即用鑷子夾住酒精棉球，點燃後投入罐內，然後迅速將其扣在欲拔部位進行拔罐即可。

### 特別注意

宜低鹽飲食，限制蛋白質的攝取，適當限制飲水。

### 施術原理

選用穴位皆以補益肝、調通利水為原則，並根據主要症狀的不同加用相應的穴位。如陰陵泉有健脾利水的作用。

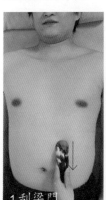
1 刮梁門

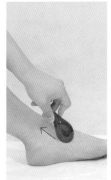
2 刮公孫

3 拔志室

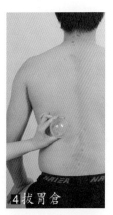
4 拔胃倉

# 泌尿系統結石

泌尿系統結石是泌尿系統的常見病。泌尿系統結石可見於腎、膀胱、輸尿管、尿道，但以腎與輸尿管結石最為常見。臨床表現因結石所在部位不同而有異，但常有絞痛、血尿的症狀。刮痧、拔罐能透過疏理氣機促進對結石的排泄。

## 刮痧養生療法

**選穴：**◎腎腧至膀胱腧◎關元至中極◎足三里

**配穴：**兼有小便不利者，加三焦腧；兼有尿道疼痛者，加陰陵泉。

**體位：**仰臥位、坐位。

**所需器具：**刮痧板。

### 施術法

背部穴位腎腧至膀胱腧沿著由上至下的方向刮拭，直至皮膚出現痧痕或變成紫紅色為止（圖①）。中極至關元要用刮痧板的厚緣刮拭，用力宜輕（圖②）。

### 特別注意

平時要多喝水，最好不要喝酒、濃茶、濃咖啡。

### 施術原理

泌尿系統結石多為濕火熱毒蘊結下焦所致。結石或小血塊堵塞輸尿管，又可致尿液不暢，導致絞痛發生。因此中醫治療此種病症，多以清利三焦濕熱為主。

## 拔罐養生療法

**選穴：**◎雙側三焦腧◎腎腧◎膀胱腧

**配穴：**伴噁心嘔吐者，加胃腧；伴寒顫發熱者，加大椎；高齡體虛或疼痛日久、飲食減少、一般狀態不佳者，加關元。

**體位：**仰臥位、俯臥位。

**所需器具：**火罐、抽氣罐。

### 施術法

用閃火法將火罐交替拔於三焦腧、腎腧、膀胱腧上（圖③）。根據症狀，可配關元，用閃火法吸拔並留罐（圖④）。每日1～2次，7～10天為1療程。

### 特別注意

病情嚴重者可視病情連續治療或按絞痛週期治療。

### 施術原理

吸拔三焦腧、腎腧、膀胱腧及輸尿管所在部位，能疏經通絡、活血化瘀、消腫止痛、促進結石的排出，減少腎盂內的壓力而緩解絞痛。

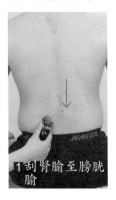

1 刮腎腧至膀胱腧

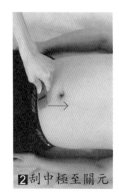

2 刮中極至關元

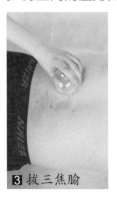

3 拔三焦腧

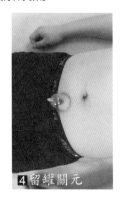

4 留罐關元

# 皮膚常見病

濕疹

濕疹應是一種過敏性炎症皮膚病，以皮疹多樣、對稱分布、劇烈瘙癢且反覆發作、易演變成慢性皮膚病為特徵，可發生於任何年齡、任何部位，常在冬季復發或加劇。刮痧、拔罐是治療濕疹的常用方法，有特效。

## 刮痧養生療法

選穴：◎陰包◎陰廉◎太沖◎足五里

配穴：脾胃虛弱者，加脾腧、胃腧、足三里；有滲液者，加陰陵泉、足三里。

體位：坐位。

所需器具：刮痧板、三稜針。

### 施術法

先用刮痧板在陰包穴自下而上輕刮20次（圖①）。陰廉、足五里在刮痧後亦可結合針刺法（圖②），然後隨症加用相應的配穴進行操作。

### 特別注意

起居護理要注意皮膚衛生，避免搔抓病變部位，不能用肥皂、熱水燙洗。

### 施術原理

皮膚病與肺經有關，肺經又與大腸經相表裡。在肺功能減弱時，肺部的毒素就從大腸排泄，如果大腸經不通，毒素就在皮膚毛髮上表現出來，所以應該刮拭大腸經。

## 拔罐養生療法

選穴：◎濕疹點

配穴：陰囊濕疹者，加箕門、血海、曲泉、蠡溝；肛門濕疹者，加大椎。

體位：坐位。

所需器具：火罐。

### 施術法

首先要尋找濕疹點，讓患者背向光亮處，然後仔細尋找皮膚凹陷、灰色發亮、針頭大小的小點，此即為濕疹點。選定後用火罐進行吸拔，一般採用閃罐法，重複吸拔3～5次，以皮膚變紅為準，不留罐。蠡溝和箕門在操作時用閃火法進行吸拔即可（圖③、④），一般留罐10～15分鐘。

### 施術原理

蠡溝屬足厥陰肝經的穴位，有疏肝利膽的作用，且蠡溝為其絡穴，又溝通了和足少陽膽經的聯繫。箕門是足太陰脾經的穴位，有補脾利濕、調理血分的作用。

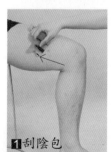
❶刮陰包

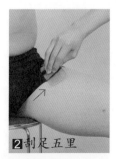
❷刮足五里

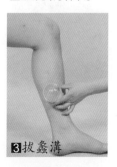
❸拔蠡溝

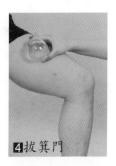
❹拔箕門

# 蕁麻疹

蕁麻疹俗稱風團、風疹團，是由各種因素導致的皮膚黏膜血管發生炎性充血，會有大量液體滲出，出現局部水腫性的損害，其發生與消褪迅速，且伴有劇癢。刮痧、拔罐、艾灸可增強機體的抗病邪能力，促進蕁麻疹的消褪。

## ▒刮痧養生療法

選穴：◎風市◎陽陵泉◎血海◎外關◎內關及背部的督脈◎肝腧◎脾腧◎肺腧◎阿是穴◎臂臑

體位：仰臥位、坐位。

所需器具：刮痧板。

### 施術法

如果手、腰、背部癢並有紅腫，刮拭臂臑、內關、背部的督脈及刮阿是穴3分鐘（圖①、②）。

### 施術原理

三陰交配血海為治療蕁麻疹的經驗穴。足三里與臂臑為陽明經多氣多血之穴，而風市為風出入之門戶。

## ▒拔罐養生療法

選穴：◎神闕穴◎大椎及背脊兩側膀胱經遁行部位◎風池◎風門◎曲池◎血海

配穴：陰陵泉、三陰交。

體位：仰臥位、俯臥位。

所需器具：火罐。

### 施術法

在神闕穴上以單純拔罐法，將罐吸拔在穴位上（圖③），留罐5～10分鐘，連續3次。背部穴位可用排罐法吸拔足太陽膀胱經（圖④），至皮膚起丹痧。

### 施術原理

治療本病主要以祛風散寒、解除過敏因素為目的。

## ▒艾灸養生療法

選穴：◎神闕穴◎風門◎支溝◎肺腧◎曲池◎膈腧◎中脘◎足三里◎三陰交

體位：仰臥位、坐位。

所需器具：艾條。

### 施術法

點燃艾條，由患者自己熏灸以上各穴，以能承受的力道，每穴灸10分鐘，每日灸一次，10次為一療程。

### 施術原理

以上諸穴配合使用，相得益彰，共奏益氣固表、養血活血、祛風除邪、止癢消疹之功效，使疾病痊癒。

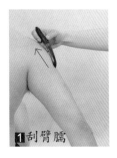

1刮臂臑

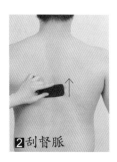

2刮督脈

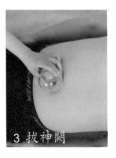

3 拔神闕

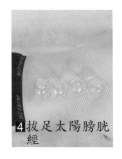

4拔足太陽膀胱經

# 帶狀疱疹

帶狀疱疹是由水痘帶狀疱疹病毒引起的急性炎症皮膚病，其主要特點為簇集型水泡，沿一側周圍神經呈群集帶狀分布，並伴有明顯的神經痛。刮痧、拔罐一方面可以增強機體的抵抗力，另一方面能祛除病邪，有效地促使身體康復。

## ▓刮痧養生療法

選穴：◎外關◎曲泉◎太沖◎俠溪◎血海◎膽腧

配穴：兼有脾經濕熱者，加陰陵泉、三陰交、內庭；兼有瘀血阻絡者，加阿是穴、曲池、合谷、支溝。

體位：坐位。

所需器具：刮痧板。

### 施術法

按常規方法刮拭主穴，從近端向遠端刮拭曲泉至太沖（圖①）。可根據病情選配阿是穴（圖②）。

### 施術原理

局部刮痧可使毒邪外泄、祛瘀止痛。外關能疏利少陽經氣、瀉表之火毒，肝經的原穴太沖配膽經的俠溪，能清瀉肝膽的鬱火。曲泉可清利肝經濕熱，血海則能瀉熱化濕、祛瘀止痛。

## ▓拔罐養生療法

選穴：◎曲池◎合谷◎支溝◎陰陵泉◎血海◎三陰交◎太沖

體位：仰臥位、坐位。

所需器具：火罐。

### 施術法

根據疱疹的面積大小，選用適當的火罐於火針點刺後吸拔受針局部，以火罐能罩住疱疹簇（圖③），使針刺點能被納入罐內為準，如果疱疹簇面積過大，可並用多個火罐。

### 施術原理

帶狀疱疹的病理機制主要為濕熱阻滯、循經外發肌膚，日久則氣滯血瘀。根據「經脈所過，主治所及」原則，採用曲池、合谷，祛風清熱、通絡止痛；支溝配陽陵泉，行氣散瘀；血海、三陰交，健脾化濕、清熱和營；太沖平肝、理血、通絡。

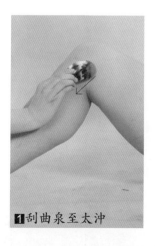

１刮曲泉至太沖

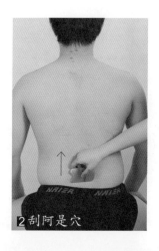

２刮阿是穴

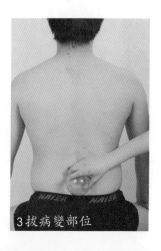

３拔病變部位

# 接觸性疱疹

接觸性疱疹的臨床特點是在接觸部位發生邊緣鮮明的損害，輕者為水腫性紅斑，較重者則有丘疹、水泡。刮痧、拔罐可以透過作用於經穴的良性刺激拔除機體內的病邪，可有效防治接觸性疱疹。

## 刮痧養生療法

**選穴**：◎支溝◎陽陵泉◎丘墟◎三陰交◎足三里

**配穴**：水泡有滲液者，加脾腧、胃腧、陰陵泉。

**體位**：坐位。

**所需器具**：刮痧板、瓷勺。

### 施術法

首先對主穴進行定位，刮拭支溝應該逆著手少陽三焦經的循行進行刮拭，用力宜重，屬瀉法（圖①）。丘墟可用刮痧板的角端進行點按，亦可使其逆著足少陽膽經的循行方向沿四肢由遠端刮至陽陵泉（圖②）。陽陵泉亦可用刮痧板的角端進行點按，以局部穴位出現痠痛為準。

### 施術原理

支溝為手少陽三焦經的穴位，有清利三焦、通降逆的作用，而陽陵泉、丘墟屬足少陽膽經的穴位，陽陵泉又為足少陽膽經的合穴，所以支溝、陽陵泉、丘墟一起配用，有疏肝利膽、清利濕熱的作用。

## 拔罐養生療法

**選穴**：◎阿是穴◎至陽◎靈台◎神道

**配穴**：體質虛弱者，加脾腧、足三里；發熱者，加曲池、大椎。

**體位**：俯臥位、坐位。

**所需器具**：火罐、三稜針、抽氣罐。

### 施術法

在皮疹分布的兩頭刺絡拔罐，病久者在痛處取阿是穴，以三稜針刺出血點為準，再於點刺處拔火罐，每罐出血量2～5毫升，可見拔罐部位之疱疹及周圍皮膚至表皮出血，後以同樣方式，再拔至陽、靈台、神道（圖③、④）。

### 施術原理

對阿是穴進行拔罐，有減輕局部疼痛的作用，而至陽、靈台、神道都是屬於督脈上的穴位，督脈為陽脈之海，拔罐以上這三個穴位有調和陽脈、清熱利水的作用。體質虛弱者，可同時吸拔脾腧、足三里兩穴，可有補脾益胃、增強機體抵抗力的作用，防治該病。

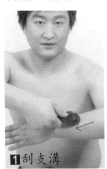
**1**刮支溝

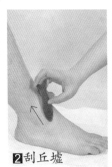
**2**刮丘墟

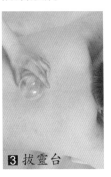
**3**拔靈台

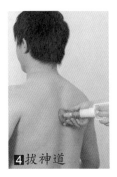
**4**拔神道

# 銀屑病

銀屑病是一種常見的慢性皮膚病，其特徵是出現大小不等的丘疹、紅斑，表面覆蓋有銀白色鱗屑，邊界清楚，好發於頭皮、四肢及背部，男性多於女性。刮痧、拔罐能調和營衛，有助於從根本上治癒銀屑病。

## ❀刮痧養生療法

**選穴：**◎風池至肩井◎大椎◎大杼◎膏肓◎神堂

**配穴：**兼有發熱者，加曲池、曲澤、委中；氣血凝滯者，加血海、風門、大椎、膈腧、太沖。

**體位：**俯臥位、坐位。

**所需器具：**刮痧板、三稜針。

### 施術法

重刮以上各經穴部位3～5分鐘，尤其應該重刮風池至肩井、大杼至神堂等經穴部位（圖①、②）。

### 特別注意

居住條件要乾爽、通風，多吃富含維生素的食品，如新鮮的水果、蔬菜等。

### 施術原理

曲池能振奮陽明經氣，配三陰交健運中焦，以滋氣血之源；佐以血海、膈腧養血活血，氣血旺盛則風燥自滅。重刮委中及曲澤更助活血疏風、清熱利濕之功。

## ❀拔罐養生療法

**選穴：**◎大椎◎風門◎肝腧◎膈腧◎血海◎足三里

**配穴：**兼有氣血不足或年長者，加脾腧、胃腧、關元；瘙癢明顯者，加風池、大杼、肺腧。

**體位：**俯臥位、坐位。

**所需器具：**火罐、三稜針、抽氣罐。

### 施術法

取大椎、風門、肝腧、膈腧、血海，用三稜針刺口，然後拔罐（圖③、④），留罐15～20分鐘，出血約0.5毫升。

### 特別注意

清洗患處時，動作要輕柔，不能強行剝離皮屑，以免造成局部感染。

### 施術原理

中焦為氣血生化之源，陽明虛則不能生化精血，太陰虛則無力輸布精微。大椎、風門有袪風散邪的作用，配合膈腧、血海能調和氣血。足三里補益脾胃，能扶助人體的正氣。

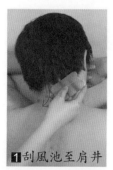
❶刮風池至肩井

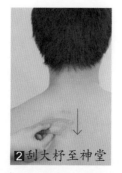
❷刮大杼至神堂

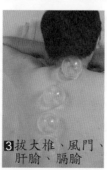
❸拔大椎、風門、肝腧、膈腧

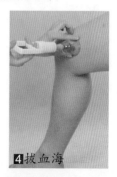
❹拔血海

# 玫瑰糠疹

玫瑰糠疹是一種常見的皮膚病，好發於軀幹及四肢近端。患處會出現大小不等、數目不定的玫瑰色斑片，上有鱗屑。本病有自限性，一般持續6～8週即自癒。刮痧、拔罐可以調整玫瑰糠疹患者的臟腑功能，從內到外地治癒此病。

## 刮痧養生療法

**選穴**：◎大椎◎風門至肝腧◎身柱◎肺腧◎脾腧

**配穴**：兼有寒熱表現者，加大杼、風池。

**體位**：仰臥位、俯臥位。

**所需器具**：刮痧板。

### 施術法

首先對主穴進行定位，然後在操作局部塗抹刮痧油，使用刮痧板的厚緣逆著督脈的循行方向刮拭身柱（圖①）。之後沿足太陽膀胱經的循行方向，從風門刮至肝腧（圖②），用力稍重，以局部皮膚變成紫紅色或出現痧痕為準。大椎可用刮痧板角端進行點按，用力不宜太重，以稍有痠痛即可。

### 施術原理

玫瑰糠疹常見的症狀是局部瘙癢，所謂癢自風來，大椎、風門、肺腧是祛風散邪的常用穴位。而肝藏血，治風先治血，血行風自滅，所以這裡用肝腧可產生調肝的作用，從而使肝的藏血功能正常發揮。

## 拔罐養生療法

**選穴**：◎大椎◎身柱◎肩井

**配穴**：發於上肢肩背者，加肩髎、曲池；發於腰以下者，加腎腧；發於臀以下者，加血海、委中。

**體位**：俯臥位、坐位。

**所需器具**：火罐、三稜針。

### 施術法

先在肩井等主穴上用三稜針快速點刺，然後用閃火法拔罐（圖③），留罐10～15分鐘。根據不同的症狀配穴，如委中，同樣以刺絡拔罐法進行（圖④）。

### 特別注意

治療期間應忌食辛辣魚腥；要以清淡飲食為主。

### 施術原理

大椎有很好的祛邪退熱作用，大椎、委中、肩井等穴位皆採用刺絡拔罐的方法，可以有效的祛邪外出。而身柱位於第三胸椎下，處於肺的位置上，亦有祛邪的作用。

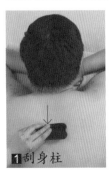

**1** 刮身柱

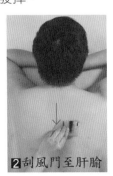

**2** 刮風門至肝腧

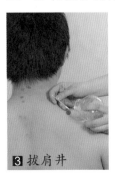

**3** 拔肩井

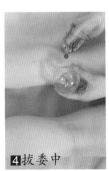

**4** 拔委中

# 皮膚瘙癢

皮膚瘙癢症是指無原發性皮損，而以瘙癢為主症的皮膚病，是一種皮膚神經官能症疾患。皮膚瘙癢症屬於中醫「癢風」的範疇。刮痧、拔罐既能祛風散邪，又有助於疏通經絡、調和氣血，從根本上拔除導致皮膚瘙癢症的病邪。

## ✿刮痧養生療法

選穴：◎大椎至身柱◎百會◎雙側曲池至手三里◎雙側治癢穴◎雙側漏谷至商丘

配穴：兼有氣血凝滯者，加膈腧、三陰交、血海、脾腧。

體位：坐位。

所需器具：刮痧板。

### 施術法

以刮痧板的薄緣刮拭雙側曲池至手三里、治癢穴（圖①、②），以皮膚變成紫紅色或出現痧痕為準。

### 特別注意

不能用力的抓撓，否則會引起皮膚的角化，使皮膚角質增厚。

### 施術原理

皮膚瘙癢多由血虛生風所致。膈腧可補血養血。三陰交為足三陰經之交會穴，能滋補肝腎、健脾生血。兩穴相配，為本方之主穴。曲池用瀉法，善除血分之風燥而止癢。

## ✿拔罐養生療法

選穴：◎大椎◎肺腧◎脾腧

配穴：體質虛弱者，加關元、足三里。

體位：俯臥位。

所需器具：梅花針、火罐。

### 施術法

用已消毒的梅花針從頸部以中度刺激叩打至骶部，再重點叩打大椎、肺腧、脾腧等穴位，使其局部微出血，然後選用大小適度的火罐在出血部位用閃火法拔罐（圖③），留罐10～15分鐘。隔日1次，連續3次為1療程。

### 施術原理

本病與氣候寒冷、皮膚乾燥、沐浴過度及內分泌失調等因素有關。多數患者都體質陰虛，偶感風邪就會致使腸胃不和，傷及脾氣，脾失健運，濕邪客於肌表而發癢。梅花針重叩大椎、肺腧、脾腧、胃腧等部位，有調經絡、和氣血、理脾胃之功，再配合拔火罐更能疏風涼血而止癢，從而拔除病邪。

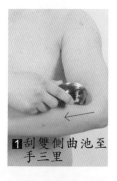

**1** 刮雙側曲池至手三里

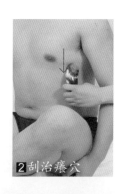

**2** 刮治癢穴

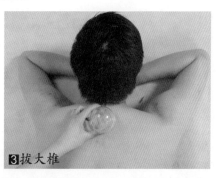

**3** 拔大椎

# 過敏性紫癜

過敏性紫癜是一種較常見的微血管變態反應性出血疾病。常因感染、食物或藥物過敏、花粉、昆蟲咬傷等引起。兒童及青少年較多見，起病前1～3週常有上呼吸道感染。刮痧、拔罐能增強機體的體質，防治此病。

## 刮痧養生療法

**選穴**：◎曲池◎足三里◎合谷◎血海至三陰交

**配穴**：瘀血明顯者，加膈腧；兼有發熱者，加曲池。

**體位**：坐位。

**所需器具**：刮痧板、三稜針。

### 施術法

先刮拭血海至足三里，遇到骨頭時，用力宜輕（圖①）。刮合谷要逆著手陽明大腸經的循行方向刮拭，用力要稍重（圖②）。

### 特別注意

防止其併發症的產生。

### 施術原理

過敏性紫癜相當於中醫的血證，多由瘀血內阻、血熱傷絡、脾不統血等所致，治療時就要從補益脾胃、涼血止血出發。血海是治療血證的要穴，曲池和合谷又有瀉熱的作用，而三陰交、足三里能扶助正氣，屬治本病的要穴。

## 拔罐養生療法

**選穴**：◎三焦腧◎腎腧◎夾脊◎石門

**配穴**：體質虛弱者，加脾腧、肺腧、足三里；常感冒者，加風門、大杼。

**體位**：仰臥位、俯臥位。

**所需器具**：火罐。

### 施術法

分別採用單純拔罐法吸拔夾脊、石門（圖③、④），留罐10分鐘，每日1次。在夾脊穴上塗抹潤滑劑，然後走罐至皮膚潮紅或出現瘀點為止。

### 特別注意

易發生意外的患者拔罐時宜取臥位並使用小罐；拔罐時，室內須保持溫熱，避開風口，防止受涼。

### 施術原理

過敏性紫癜往往導致滲出性出血和水腫，選用腎腧、三陰交以增強機體的抗邪能力，而石門穴是三焦的募穴，三焦腧是三焦的背腧穴，此四穴配伍能達到止血的目的。

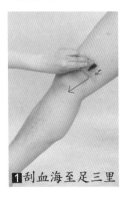

**1**刮血海至足三里

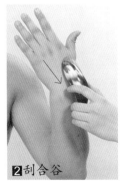

**2**刮合谷

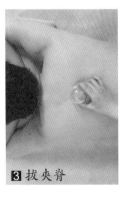

**3**拔夾脊

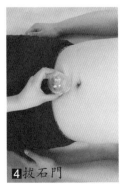

**4**拔石門

# 痤瘡

痤瘡是發生在毛囊皮脂腺的慢性皮膚病，最直接的致病原因就是毛孔堵塞。可發展為炎性丘疹、膿皰、結節、囊腫等，導致毛孔粗大，甚至留下疤痕等皮膚損害。刮痧、拔罐可以調理內分泌，疏通被堵塞的毛孔，改善痤瘡的症狀。

## 刮痧養生療法

選穴：◎大椎◎大杼◎膏肓◎神堂◎肺腧◎腎腧◎曲池至合谷◎丰隆至足三里◎三陰交

配穴：痰瘀而皮膚痤瘡反覆發作，經久不消者，加丰隆、血海、地機。

體位：坐位。

所需器具：刮痧板、三稜針。

### 施術法

刮拭肺腧、腎腧，以皮膚出現痧痕為準，然後從膏肓刮至神堂。刮拭丰隆至足三里則需逆著足陽明胃經的循行方向進行操作，以皮膚發紅為準（圖①）。從曲池至合谷用刮痧板的薄緣進行，用力可重（圖②）。

### 特別注意

在飲食上多加注意，少吃甜食，多吃蔬菜、水果。

### 施術原理

本病多由濕熱所致，取大椎、合谷、曲池可清肺胃之熱，三陰交可活血散瘀，配肺腧、腎腧，共奏扶正祛邪之功效。

## 拔罐養生療法

選穴：◎靈台◎委中◎大椎◎三陰交◎足三里

配穴：肺經風熱患者，配身柱、肺腧、風門。

體位：坐位、俯臥位。

所需器具：火罐、三稜針。

### 施術法

採用刺絡拔罐法，或三稜針叩刺後拔罐法拔靈台等主穴（圖③），均以微出血為準，然後留罐15～20分鐘。隔日1次，10次為1療程。三陰交、足三里則用排罐法（圖④）。

### 特別注意

保持經常與臉部接觸的物品，如被子、床單、枕頭之類的乾淨、衛生。

### 施術原理

委中、大椎有很好的退熱作用，尤其是用刺絡拔罐的方法，祛邪退熱效果尤佳。三陰交為肝、腎、脾三經的交會穴，拔罐此穴可恢復機體的正氣，增強抗邪能力。

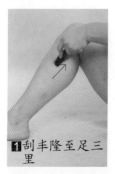
1 刮丰隆至足三里

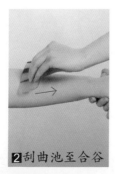
2 刮曲池至合谷

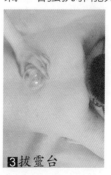
3 拔靈台

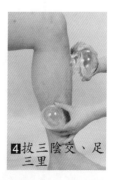
4 拔三陰交、足三里

# 白癜風

白癜風以局部或廣泛性色素脫失形成白斑為特徵，是一種具有侷限性或泛發性的皮膚色素脫失症，並常與遺傳因素有關。刮痧、拔罐能透過對氣血的調理，增強體質，從而恢復機體的功能，有效地防治白癜風。

## 刮痧養生療法

選穴：◎肺腧◎大腸腧◎腎腧◎膀胱腧◎俠白◎復溜◎上廉◎下廉◎合陽◎孔最

體位：坐位、俯臥位。

所需器具：刮痧板。

### 施術法

手持刮痧板，使刮痧板與皮膚呈45度角，用適當的力量由上往下刮背部穴位，如腎腧、大腸腧等（圖①），按從近端至遠端的順序刮四肢的穴位，如上廉等（圖②），直至皮膚表皮變成紅色或出現暗紅色痧點為止。

### 特別注意

操作前應對白斑病灶及器具進行常規消毒；操作前應檢查刮痧板邊緣。

### 施術原理

肺為腎之母，主皮毛和白色；腎與膀胱相表裡，所以刮痧治療白癜風時，取肺腧、大腸腧、腎腧、膀胱腧以及肺經的俠白穴，腎經的復溜等穴即可。

## 拔罐養生療法

選穴：◎皮損區◎孔最◎足三里◎三陰交

體位：坐位。

所需器具：火罐、藥罐。

### 施術法

在拔罐區塗抹拔罐常用介質，以閃火法吸拔患者的皮損區，以局部皮膚變成紫色為準。然後以單純拔罐法拔罐孔最、三陰交、足三里等主穴（圖③、④），留罐10～15分鐘即可。還可用拔藥罐法，即用棉球任藥酒中浸濕，貼於火罐壁中段，點燃拔上述穴位。

### 施術原理

對白癜風的皮損區進行操作，有直接刺激局部的作用，有利於邪氣的祛除和疾病的恢復。肺主衛，所以在治療皮膚病時經常會選用手太陰肺經的穴位。孔最有清熱止血、潤肺理氣的作用。而白癜風的發生常與體質因素有關，所以需要加足三里、三陰交進行治療，補益脾胃。

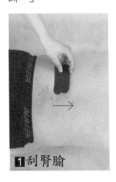
①刮腎腧

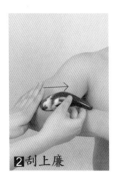
②刮上廉

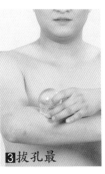
③拔孔最

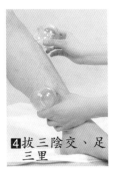
④拔三陰交、足三里

# 雀斑

雀斑是一種淺褐色小斑點，針尖至米粒大小，常出現於前額、鼻梁和臉頰等處，偶爾也會出現於頸部、肩部、手背等處，多因肺經風熱所致。刮痧、拔罐有利於氣血的調整，袪除入侵經絡的風熱邪氣，可治療此病。

## ❀刮痧養生療法

選穴：◎陰陵泉◎足三里◎懸鐘◎風池◎血海◎腎俞◎三陰交◎曲池◎大椎◎上廉至下廉

配穴：皮膚痙攣者，加風門；顏色較深者，加膈俞、會陰。

體位：坐位。

所需器具：刮痧板。

### 施術法

對上廉至下廉、懸鐘等主穴進行刮拭（圖①、②），直到皮膚出現痧痕或變成紫紅色，然後進行點刺放血。操作完畢後，要把皮膚清理乾淨，並對其進行按揉，以收縮毛孔，防止受風。

### 特別注意

避免日光直接照射患處。

### 施術原理

本病的病理機制是先天腎水不足，陰虛火邪上炎，日曬熱毒內蘊，淤積於皮內。所以，在選用穴位時就要著重選擇有滋陰補腎功效的穴位。

## ❀拔罐養生療法

選穴：◎肺俞◎脾俞◎心俞◎肝俞◎膽俞◎腎俞◎血海◎太溪◎太沖

配穴：血熱者，加大椎、委中；血瘀明顯、雀斑顏色較深者，加膈俞、地機；體質比較虛弱者，加胃俞、足三里。

體位：俯臥位、坐位。

所需器具：火罐。

### 施術法

首先對主穴進行操作，吸拔背部穴位，從肺俞到腎俞（圖③），以局部皮膚變紫或罐內出現水氣為準。拔血海時吸拔力不能太強，太溪和太沖需要選用小號火罐進行操作（圖④），用閃火法，留罐10分鐘左右。

### 施術原理

治療皮膚病經常從肺論治，因肺俞有增強肺氣的功能，而足太陽膀胱經是主一身之表者，故多選用其經絡上的穴位，即脾俞、心俞、肝俞、膽俞、腎俞來進行治療。對這些主穴拔罐還有增強機體抗病能力的作用。

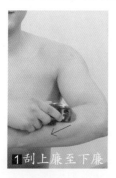
❶刮上廉至下廉

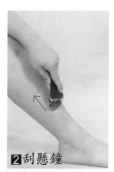
❷刮懸鐘

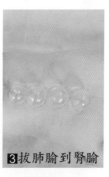
❸拔肺俞到腎俞

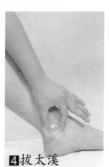
❹拔太溪

# 黃褐斑

黃褐斑主要由女性內分泌失調、精神壓力大，或體內缺少維生素及外用化學藥物刺激引起。對於黃褐斑，應遵循預防與治療結合的方法。除了專門針對消除斑點的治療以外，刮痧、拔罐是一種安全、用效，且無副作用的一種健康綠色方法。

## 刮痧養生療法

**選穴**：◎氣海至關元◎雙側中注至氣海◎雙側肝腧◎脾腧至腎腧◎雙側神門◎雙側內關◎雙側足三里◎雙側三陰交至血海

**配穴**：兼有肝氣鬱滯者，加膽腧、期門；兼有痰濁者，加丰隆。

**體位**：坐位。

**所需器具**：刮痧板、瓷勺。

### 施術法

用刮痧板的後緣沿由上至下的順序刮拭中注至氣海（圖①），並沿著從下到上的順序刮拭三陰交至血海（圖②）。

### 特別注意

注意不要長時間在陽光下曝曬，多吃新鮮水果、蔬菜。

### 施術原理

黃褐斑與肝、脾、腎三臟密切相關，而氣血瘀阻、氣血不足、水濕上泛為其主要病機，治療上應從疏肝、健脾等多角度出發。

## 拔罐養生療法

**選穴**：◎膈腧◎氣海◎關元◎腎腧◎血海◎足三里◎太沖

**配穴**：肝鬱型，加肝腧；脾虛型，加胃腧、脾腧；腎虛型，加照海。

**體位**：坐位。

**所需器具**：火罐。

### 施術法

首先選用主穴進行操作，用閃火法吸拔穴位，然後留罐10～15分鐘，以皮膚變成紫紅色或罐內有水氣為準。對血海、太沖、足三里可用排罐法（圖③），血海、足三里用中號火罐進行吸拔。

### 施術原理

中醫學認為，黃褐斑多是由於情志不遂，造成肝氣鬱滯，氣血瘀阻於頭面所致。病久則脾虛不能運化津液，氣血雙虧，使面部肌膚失養而生斑，或是因腎氣虧虛，水邪上泛於面而生斑。所以選穴多是從補益肝、脾、腎三臟的角度出發。

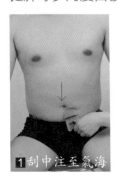

①刮中注至氣海

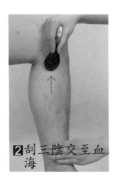

②刮三陰交至血海

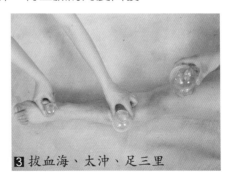

③拔血海、太沖、足三里

# 丹毒

丹毒以病變局部突然出現界限清楚的片狀紅斑為特徵，顏色鮮紅，並稍隆起，壓之褪色，常伴高熱畏寒及頭痛等，多發於下肢和面部。刮痧、拔罐有助於調節機體局部的氣血，產生散邪退熱的作用，有效地治療丹毒。

## ⊛刮痧養生療法

**選穴**：◎大椎至身柱◎雙側曲池◎合谷◎患側血海◎陰陵泉◎患側委陽◎行間

**配穴**：兼有發熱明顯者，加委中；兼有疼痛明顯者，加膈腧。

**體位**：俯臥位、坐位。

**所需器具**：刮痧板、三稜針、瓷勺。

### 施術法

刮拭大椎至身柱（圖①），以局部皮膚發紅甚至變成紫紅色為準，不強求出痧。曲池、合谷、委中、行間等穴在刮拭後用三稜針點刺放血（圖②），以血色由紫黑轉為紅色為準。

### 施術原理

丹毒是一種細菌性的感染性疾病，常有發熱、怕冷等全身性症狀，對其進行治療時一方面要疏通氣血，促進血液的運行，「通則不痛」，另一方面是清熱解毒，故加用曲池、合谷、委中進行放血治療，有助於邪毒的外泄。

## ⊛拔罐養生療法

**選穴**：◎病變局部◎血海◎丰隆◎三陰交◎膈腧◎太沖

**配穴**：頭面丹毒者，加大椎、身柱；上肢丹毒者，加曲池、曲澤；下肢丹毒者，加委中。

**體位**：俯臥位、坐位。

**所需器具**：三稜針、火罐、抽氣罐。

### 施術法

將血海、丰隆、太沖、病變局部進行常規消毒，然後用1寸長的毫針進行針刺，採用瀉法，留針20分鐘，起針後拔火罐，待瘀血全部拔出。三陰交、膈腧用火罐或抽氣罐進行拔罐即可（圖③、④）。

### 施術原理

血海是治療血分病變的常用穴位，丰隆有清利濕熱的作用，三陰交作為肝、脾、腎三經的交會穴，有補虛扶弱、增強人體體質、增強抵抗力的作用，太沖能疏肝理氣，有助於調節全身的氣機。拔以上四穴，有助於治療丹毒。

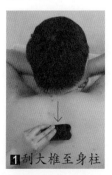
①刮大椎至身柱

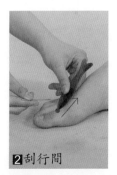
②刮行間

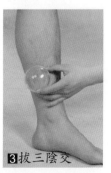
③拔三陰交

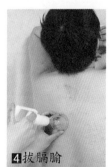
④拔膈腧

# 小兒常見病

## 小兒疳積

小兒疳積是指由於餵養不當，或多種疾病的影響，致小兒脾胃受損而引起全身虛弱、消瘦面黃，髮秸等慢性病症。疳積症與麻疹、驚風、天花並稱為兒科四大症。刮痧、拔罐有扶正祛邪、調理脾胃的作用，是家庭治療小兒疳積的常用方法。

### ✽刮痧養生療法

**選穴**：◎中脘◎大都◎解溪◎四縫◎足三里

**配穴**：發熱者，加大椎；潮熱者，加復溜、合谷。

**體位**：坐位。

**所需器具**：刮痧板、三稜針、瓷勺。

**施術法**

刮拭中脘至上脘，屬於補法。而大都、解溪循著經絡刮拭即可（圖①）。四縫用三稜針點刺，擠出黃色液體即可。大椎在用時，可在刮痧後對其進行三稜針放血，以出血由紫黑色轉為鮮紅色為宜。復溜是足少陰腎經的穴位，應沿著腎經的循行由下至上進行刮拭（圖②）。

**施術原理**

中脘是調節中焦氣機的重要穴位，而解溪屬足陽明胃經，屬本經取穴。四縫是治療小兒疳積的常用穴位，也是特效穴。

### ✽拔罐養生療法

**選穴**：◎百會◎神闕◎氣海◎足三里◎天樞◎內庭◎合谷

**配穴**：脾胃虛弱者，加脾腧、腎腧；食積不消者，加梁門。

**體位**：坐位。

**所需器具**：火罐、三稜針。

**施術法**

對百會、合谷等主穴可留罐、針刺放血（圖③、④）。

**特別注意**

不要盲目為孩子增加營養，否則會傷害小兒脾胃之氣。

**施術原理**

小兒疳積的治療，應視症狀輕重，病性緩急，當補當瀉，審因視時，不可拘泥。小兒病多虛象，但仍有實邪。所以，先行清熱消積、化滯驅蟲，然後再調補脾胃，就可以改善小兒疳積了。

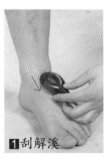

**1**刮解溪

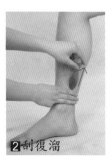

**2**刮復溜

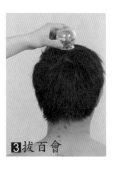

**3**拔百會

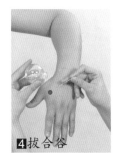

**4**拔合谷

# 小兒厭食症

小兒厭食症的主要症狀有嘔吐、食欲不振、腹瀉、便秘、腹脹、腹痛等。這些症狀不僅反映出消化道功能的異常，且常出現在其他系統疾病的症狀中。刮痧、拔罐則可以改善胃腸道的功能，激發患兒的食欲。

## 刮痧養生療法

選穴：◎足三里◎合谷◎中脘◎梁門◎四縫

配穴：食積嚴重者，加脾腧、上脘。

體位：仰臥位、坐位。

所需器具：刮痧板、三稜針。

### 施術法

首先對主穴進行操作，用刮痧板的厚緣刮拭足三里，需逆著足陽明胃經的循行方向由四肢遠端刮向近端。合谷用刮痧板的角端點按即可，以局部感覺痠痛為準。而中脘、梁門採用常規刮痧的方法，中脘要順著任脈循行的方向由下至上進行刮拭，梁門則需逆著足陽明胃經的方向進行操作（圖①），而四縫穴可用針刺（圖②），然後擠出一些黃色的液體。

### 施術原理

四縫為治療小兒厭食、疳積的特效穴，常用針刺的療法進行治療。小兒脾常不足，因此需要補益脾胃後天之氣，因此，可用足三里補脾扶弱，增強機體的抗邪能力。

## 拔罐養生療法

選穴：◎上脘◎天樞◎氣海◎胃腧◎脾腧◎四縫◎建里◎背部胸椎8～12夾脊穴◎中脘◎關元◎足三里

配穴：兼有肝腎不適者，加膈腧、肝腧。

體位：仰臥位、坐位、俯臥位。

所需器具：火罐、三稜針、七星針、抽氣罐。

### 施術法

先用閃火法拔罐，於上脘、建里穴留置10分鐘（圖③），然後用七星針叩刺脊柱兩旁出血，並在膈腧（圖④）、肝腧、胃腧穴拔罐10分鐘，可配合三稜針點刺四縫、足三里出血，隔日1次。

### 施術原理

上脘是任脈和足陽明胃經、手太陽小腸經的交會穴，常用於治療胃腸的各種疾病。天樞對胃腸有雙向調節的作用，所以其對消化不良有促進消食的作用。氣海、脾腧、胃腧、建里可補益脾胃，固後天之本。而四縫是治療小兒消化不良、小兒疳疾的常用穴位。

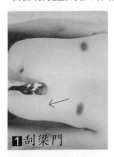
1 刮梁門

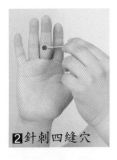
2 針刺四縫穴

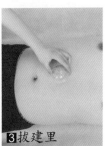
3 拔建里

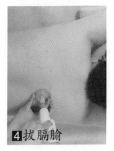
4 拔膈腧

# 小兒高熱

小兒高熱多因外邪侵入身體而致，一般以咳嗽、鼻塞為併發症，嬰幼兒一旦出現高熱的狀況，父母如控制不及時可能會發生高熱驚厥。刮痧、拔罐可以調理人體氣血，祛除外邪，有很好的退熱效果，而且安全有效，操作方便。

## 刮痧養生療法

選穴：◎曲池◎太陽◎印堂◎大椎◎脊柱兩側膀胱經◎頸部夾脊穴◎三關◎六腑◎天河水

配穴：兼有四肢厥逆者，加太沖、太溪。

體位：俯臥位、坐位。

所需器具：刮痧板、三稜針、瓷勺。

### 施術法

首先對主穴進行操作，刮拭曲池、大椎時用力稍重，以皮膚出現紫痕為準，然後配合三稜針點刺放血，以血色由紫黑轉紅為止。而在刮三關、天河水時，皆從四肢的遠端刮至近端，以小兒能忍受為準（圖①、②）。

### 施術原理

用大椎、曲池進行刮痧放血治療，能有效地達到退熱的效果。三關能治療發熱、惡寒、無汗的症狀，而天河水用於治一切熱症。刮拭上述穴位對小兒高熱有特效。

## 拔罐養生療法

選穴：◎三關◎六腑◎少商◎商陽◎大椎◎曲池◎天河水

體位：側臥位、坐位。

所需器具：火罐、三稜針。

### 施術法

用三稜針在少商，商陽放血，曲池、大椎單純拔罐（圖③、④），亦可配合刺絡拔罐。三關、天河水、六腑除了可用走罐法以外，還可以推拿的手法操作。

### 特別注意

注意防止寶寶被火燙傷；拔的時間過長時，應用消毒針把水泡刺破，消毒後用紗布包紮，以免感染。

### 施術原理

三關是治療惡寒、發熱、無汗等病症的要穴，而天河水能治諸熱驚風、心經熱盛、口渴咽乾等一切熱證。六腑主治一切實熱證，加上商陽、少商放血療法，可使致小兒高熱的病邪隨血泄而出。

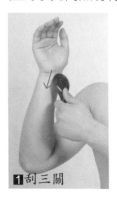

①刮三關

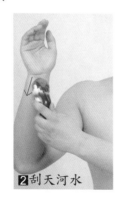

②刮天河水

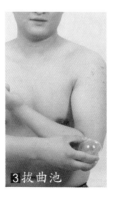

③拔曲池

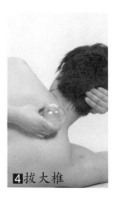

④拔大椎

# 小兒肺炎

小兒肺炎四季均可發生，多見於冬、春季，是小兒的常見病。臨床表現為發熱、咳嗽、呼吸困難等。嬰幼兒常因宿食積滯而生內熱，痰熱壅盛，並與風寒，二者互為因果而發生肺炎。刮痧、拔罐有扶正祛邪的作用，可用於小兒肺炎的輔助治療。

## 刮痧養生療法

**選穴：**◎肺腧◎太淵◎尺澤◎曲池◎孔最◎膻中

**配穴：**兼咳嗽氣喘者，加列缺；咳痰黃稠者，加陰陵泉、中府；兼有鼻塞者，加迎香。

**體位：**坐位。

**所需器具：**刮痧板、瓷勺。

**施術法**

　　肺腧要順著足太陽膀胱經的循行由上至下進行操作，用力宜輕，屬於補法。太淵刮拭時則要逆著經絡進行（圖①），還可用刮痧板的角端對其進行點按，以局部有痠痛麻脹為準。刮拭曲池、孔最（圖②），然後需要配合三稜針點刺放血，以血色轉為鮮紅為宜。

**施術原理**

　　肺炎是極為常見的呼吸道疾病。肺腧是肺的背腧穴，配合胸部的膻中，常用於治療咳嗽、咳痰的症狀，是一對常用的組合。

## 拔罐養生療法

**選穴：**◎肺腧◎膻中◎孔最◎少商◎內關

**配穴：**咳喘者，加定喘穴；虛弱者，加身柱；痰多者，加丰隆。

**體位：**坐位。

**所需器具：**火罐、三稜針。

**施術法**

　　以上穴位均採取閃火法，留罐3分鐘。每日2～3次，7日為1療程。配穴定喘穴可採用單純拔罐法進行操作（圖③）。

**特別注意**

　　要注意保暖，防止感冒，及時就診。

**施術原理**

　　肺腧與胸前的膻中，經常配合在一起使用，以治療咳嗽、咳痰，而這也是小兒肺炎所常見的臨床症狀。內關亦可與膻中配伍，用於疏理胸部氣機，能緩解胸悶的狀況。孔最作為手太陰肺經上的穴位，亦有止咳平喘的作用，而透過對少商點刺出血，亦能達到退熱的作用。

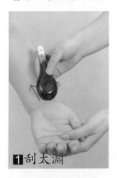
① 刮太淵

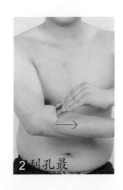
② 刮孔最

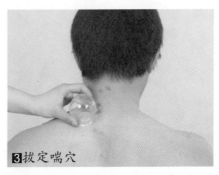
③ 拔定喘穴

# 小兒支氣管炎

小兒支氣管炎是指支氣管發生炎症，通常是病毒感染引起的併發症，也可能是由細菌感染所致，是一種常見的小兒急性上呼吸道感染疾病。刮痧、拔罐對小兒支氣管炎有特效，且性質溫和，是治療小兒支氣管炎的主要方法之一。

## 刮痧養生療法

**選穴**：◎天突至膻中◎大椎至腎俞◎列缺

**配穴**：兼有咳嗽氣喘者，加肺俞、尺澤、列缺；咳痰黃稠者，加豐隆、曲池、陰陵泉穴。

**體位**：坐位。

**所需器具**：刮痧板、瓷勺。

### 施術法

先將刮拭部位塗上刮痧油。將刮痧板以45度角的斜度平面朝下，按經絡循行的方向刮拭。先刮拭頸椎，再依次刮拭天突至膻中（圖①）、手臂橈側（圖②）、脊柱背俞穴，施力要均勻適中。每日1次，5次為1療程。穴位可交替使用。

### 施術原理

對任脈的天突、膻中；足太陽膀胱經的肺俞、心俞；手臂橈側與足陽明胃經的絡穴列缺等這些經脈與穴位進行刮拭，可以點帶面，促使邪氣散發。

## 拔罐養生療法

**選穴**：◎中府◎天突◎膻中至關元◎雙側肺俞和心俞◎列缺

**配穴**：氣喘明顯者，加風門、尺澤、魚際；氣血虛弱者，加脾俞、胃俞。

**體位**：坐位、俯臥位。

**所需器具**：火罐。

### 施術法

先將拔罐部位塗上甘油，用閃火法拔於左右側肺俞、心俞處，直到皮膚充血甚至出現瘀斑（圖③）為止。拔任脈可用走罐法，用閃火法拔罐於膻中，沿任脈向下推行至關元穴，再拉回至膻中，如此操作3～5次，直至走罐處皮膚出現瘀斑為止（圖④）。

### 施術原理

肺主皮毛，走罐可以開發腠理，驅邪氣從皮毛而出，足太陽膀胱經為巨陽，主一身之藩籬，膀胱經的經氣得通，陽氣乃和。

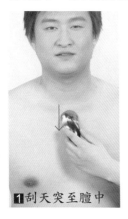
**1** 刮天突至膻中

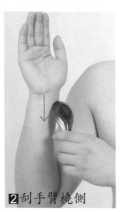
**2** 刮手臂橈側

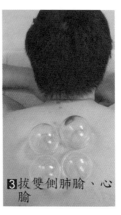
**3** 拔雙側肺俞、心俞

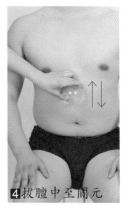
**4** 拔膻中至關元

# 小兒腹瀉

小兒腹瀉病是由多種病原及多種病因引起的一種疾病。夏季腹瀉通常是細菌感染所致，多為黏液便，有腥臭味；秋季腹瀉以稀水狀或稀糊便多見，但無腥臭味。刮痧、拔罐可有助於調理人體氣機，恢復胃腸功能，改善小兒腹瀉。

## 🦦刮痧養生療法

**選穴：**◎臂內側至肘窩◎天樞◎足三里◎雙側脾腧◎腎腧◎建里至水分

**配穴：**嘔吐者，加內關；腹脹者，加內庭；發熱者，加曲池；腹瀉甚者，加陰陵泉穴。

**體位：**仰臥位、坐位。

**所需器具：**刮痧板。

### 施術法

　　用刮痧板的後緣沿著經脈循行的方向輕輕刮拭任脈上的建里至水分（圖①），再刮拭臂內側至肘窩（圖②）。天樞要沿著足陽明胃經的循行方向由上至下進行操作。背部的脾腧及腎腧要沿著足太陽膀胱經的方向，採用補法進行刮拭。

### 施術原理

　　因脾主運化，不能為胃運化水穀精微，使其混雜而下，故初夏出現腹瀉的狀況。使用脾腧、腎腧、足三里等穴位配伍就是為了增強脾腎、脾胃的功能，透過先後天的相互提攜、幫助，而恢復人體的正氣。

## 🦦拔罐養生療法

**選穴：**◎脾腧◎大腸腧◎腎腧◎陰陵泉◎水分

**配穴：**風寒型，加天樞、大椎；濕熱型，加天樞、上巨虛；傷食型，加中脘、下脘、足三里；脾虛型，加中脘、氣海。

**體位：**仰臥位、坐位。

**所需器具：**火罐、抽氣罐。

### 施術法

　　對上巨虛、下脘等主穴採用閃火法，留罐5～10分鐘，亦可使用抽氣罐（圖③、④）。

### 特別注意

　　吐瀉較重、失水明顯者，應配合中西醫治療。

### 施術原理

　　小兒腹瀉者常有腎氣未充、脾常不足的現象，所以配穴脾腧、腎腧、大腸腧，可用於補益中焦之氣，達到補火暖土的效果。陰陵泉常和水分配伍，有分利水濕的作用。

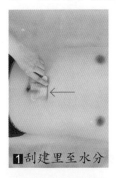
①刮建里至水分

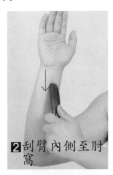
②刮臂內側至肘窩

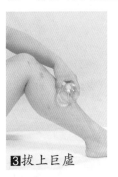
③拔上巨虛

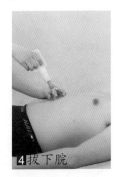
④拔下脘

# 小兒便秘

小兒便秘是兒科的常見疾病，多因牛奶餵養或生活飲食不當造成。專家指出，攝入過多的鈣及攝入膳食纖維過少都可能引起小兒便秘。刮痧、拔罐是治療小兒便秘的常用方法，而且作用緩和，是特色療法。

## 刮痧養生療法

選穴：◎中脘◎陰陵泉◎三陰交◎天樞◎大橫◎大腸腧◎七節骨◎長強◎足三里

配穴：實秘者，加天河水、六腑、脾經；虛秘者，加三關、補脾經、補腎經。

體位：坐位。

所需器具：刮痧板。

### 施術法

首先對其主穴進行刮拭，沿由上至下的方向刮拭七節骨，以局部皮膚變成紫紅色或出現痧痕為準（圖①）。陰陵泉和三陰交皆屬於足太陰脾經的穴位，所以對其刮拭是沿著足太陰脾經的循行方向，屬於瀉法（圖②）。

### 施術原理

小兒胃腸氣機不調易出現便秘，對其治療要從調理氣機入手，用天樞能增強其雙向調節的作用，大橫為足太陰脾經的穴位，和足陽明胃經上的天樞一起配伍使用，能補益脾胃，調理其氣的壅滯，改善便秘的症狀。

## 拔罐養生療法

選穴：◎上、中、下三脘穴◎長強◎大椎

配穴：陰虛津虧者，加脾腧、胃腧；腎陽不足者，加關元、命門。

體位：仰臥位、俯臥位。

所需器具：火罐、三稜針。

### 施術法

首先對上脘、中脘、下脘等穴位進行拔罐治療（圖③），用閃火法與排罐療法，留罐15～20分鐘，操作時需要注意觀察皮膚，以防灼傷或出現水泡。長強、大椎可先用三稜針對其進行點刺放血，擠出1～2毫升的紫黑色血，然後對其進行拔罐（圖④）。

### 施術原理

上脘、中脘、下脘三個穴位與體內胃的位置相對應，能增強脾胃功能，屬於治本的療法，而長強、大椎點刺後拔罐有很好的祛邪作用。而長強還有升陽的作用，從而達到升清降濁的效果，以促進大便的排泄。

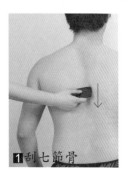
①刮七節骨

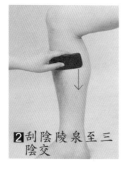
②刮陰陵泉至三陰交

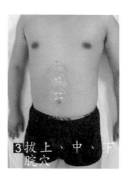
③拔上、中、下脘穴

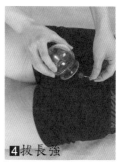
④拔長強

# 小兒遺尿

小兒遺尿是指小兒不自覺地排尿，常見於3歲以上的小兒，多由腎氣不足、膀胱寒冷，或病後體質虛弱，脾肺氣虛等引起。遺尿僅發生在夜間者，一般病情較輕；白天、夜間均遺尿者，通常病情較重。刮痧、拔罐、艾灸是治療小兒遺尿的常用方法。

## 刮痧養生療法

選穴：◎中極至關元◎腎腧至膀胱腧◎三陰交◎神門

配穴：脾虛不能升陽者，加百會、脾腧。

體位：仰臥位、坐位。

所需器具：刮痧板。

### 施術法

先在需要刮拭的部位塗上甘油，然後刮背部腎腧至膀胱腧（圖①），再刮腹部中極至關元（圖②），然後刮前臂神門，最後刮下肢三陰交。

### 施術原理

中極為膀胱募穴，與膀胱腧互為腧募，配穴可振奮膀胱之氣，恢復其功能；神門穴能安神益腎。

## 拔罐養生療法

選穴：◎關元◎太淵◎足三里◎陰陵泉

配穴：膀胱氣化不足者，加氣海；脾腎不足者，加脾腧、腎腧。

體位：仰臥位、坐位。

所需器具：火罐。

### 施術法

首先對主穴進行定位，足三里和陰陵泉採用排罐的方法進行治療，以5～10分鐘為準。太淵需要選用小號的玻璃罐，用閃罐法進行操作，施術完畢後不留罐。氣海、關元、足三里、陰陵泉皆可用常規的拔罐方法，如閃火法、投火法快速吸拔（圖③、④）。

### 施術原理

氣海、關元屬任脈穴，可溫補腎之元氣，以益脾肺之氣。

## 艾灸養生療法

選穴：◎關元◎腎腧◎外關◎三陰交

配穴：氣海、脾腧、百會。

體位：仰臥位、俯臥位。

所需器具：艾條、打火機。

### 施術法

每次選2～3穴，進行艾條懸灸、溫和灸，每天一次，每穴5分鐘。

### 施術原理

灸關元可培補元氣。

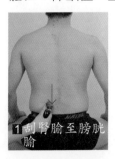
❶刮腎腧至膀胱腧

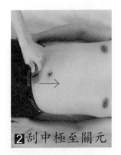
❷刮中極至關元

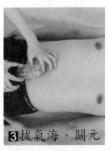
❸拔氣海、關元

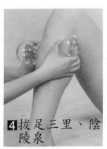
❹拔足三里、陰陵泉

# 男性常見病

## 早洩

早洩多發生在陰莖進入陰道之前，或進入陰道中時間太短，女性尚未達到性高潮。所以，早洩指性交時間低於2分鐘，因提早射精而出現性交障礙的疾病。刮痧與拔罐作用持續緩和，又無副作用，是治療早洩的常用方法。

## ❀刮痧養生療法

選穴：◎內關◎膻中◎太溪◎太沖◎關元◎三陰交

配穴：伴有失眠健忘者，兼以按揉頭部百會、四神聰，或刮背部心腧至膽腧。

體位：仰臥位、坐位。

所需器具：刮痧板。

### 施術法

先刮胸腹部的膻中穴（圖①）、關元穴，再刮前臂的內關，然後刮下肢內側的三陰交，最後從太溪刮至太沖。心腧至膽腧則順著膀胱經的循行由上至下進行刮拭（圖②）。

### 特別注意

調整生活方式，並要調整情志、怡情移性。

### 施術原理

內關、膻中調理氣機，以解胸部氣機；太沖清瀉肝火，關元培補腎氣以司固攝精液；太溪、三陰交滋補腎陽以填精固本。

## ❀拔罐養生療法

選穴：◎腎腧◎命門◎志室◎太溪◎中極◎膀胱腧

配穴：兼有失眠健忘者，加神門、膻中、心腧；兼有腰膝痠軟者，加腰陽關、腰眼；精神緊張者，加太沖、脾腧、足三里。

體位：仰臥位、俯臥位。

所需器具：火罐。

### 施術法

對志室、中極等主穴均採用閃火法（圖③、④），留罐15～20分鐘，每日2～3次，10～15天為1療程。

### 特別注意

可以配合多種治療方法，如針灸按摩、運動療法、中藥等。

### 施術原理

腎腧、命門、志室補腎氣、壯腎陽，以固攝精關；三陰交、太溪滋養腎精，取陰中求陽以補腎氣之意；中極、膀胱腧屬於募腧配合，可澀精止遺。

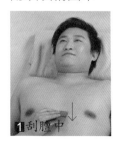

①刮膻中

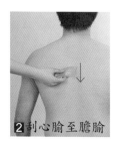

②刮心腧至膽腧

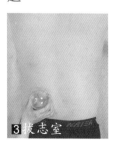

③拔志室

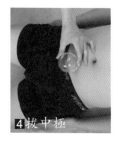

④拔中極

# 陽痿

陽痿是指陰莖不能勃起或勃起不堅，或雖勃起但不能持久的病症。引起陽痿的原因很多，多與精神心理因素有關，如夫妻間感情冷漠、生活壓力過大、情緒緊張等。刮痧、拔罐、艾灸可透過持久而溫和的刺激，調整相關臟腑的功能。

## 刮痧養生療法

選穴：◎心腧至腎腧◎關元◎三陰交

配穴：精神緊張者，加太沖、期門；兼有腎陽不足、腰膝痠軟者，加腰陽關、命門。

體位：仰臥位、坐位。

所需器具：刮痧板。

### 施術法

刮拭心腧至腎腧、關元、三陰交（圖①、②），直到皮膚發紅為止，並根據病情選擇相應的穴位進行刮拭。三陰交平時亦可經常按摩。

### 施術原理

現代人生活壓力過大，這是導致陽痿的常見因素，因此在治療時需從補腎調精、疏肝解鬱的思路出發，如所用腎腧、關元為溫補腎精的穴位，心腧、腎腧能調理情志，再加上三陰交能補益肝、脾、腎三臟，可較好地改善陽痿症狀。

## 拔罐養生療法

選穴：◎中極◎神闕◎腎腧◎命門◎腰陽關◎心腧◎脾腧

配穴：伴失眠、神志不安者，加神門、通里；腰膝痠軟者，加陰陵泉、腰眼。

體位：仰臥位、坐位。

所需器具：火罐。

### 施術法

神闕和中極使用排罐法，選用中號的火罐，吸拔力道可稍大（圖③）。命門、腰陽關在操作的時候要選用大號的玻璃罐，使用閃火法或投火法進行吸拔，留罐10～15分鐘（圖④）。

### 施術原理

中極和神闕加上背部的腰陽關、命門、腎腧屬於前後取穴法，有助於增強腎精的功能，達到治病的目的。

## 艾灸養生療法

選穴：◎神闕◎關元◎太溪◎足三里

配穴：命門、腎腧、腰陽關、中極。

體位：坐位。

所需器具：艾條、打火機。

### 施術法

每次取3～4穴，每次每穴灸10～15分鐘，每日灸至1～2次，10次為1療程。

### 施術原理

灸命門、太溪可產生補腎壯陽的功效，神闕可補益元氣。

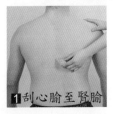
❶刮心腧至腎腧

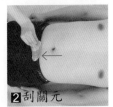
❷刮關元

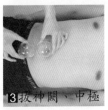
❸拔神闕、中極

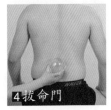
❹拔命門

# 遺精

遺精可分為生理性遺精與病理性遺精。有夢而遺者稱為夢遺，無夢而遺，甚至清醒時精液自行滑出者，稱為滑精。遺精多由腎虛、精關不固、心腎不交，或濕熱下注所致。刮痧、拔罐可以透過對經絡的刺激調理臟腑，對遺精者非常有益。

## ❀刮痧養生療法

**選穴：**◎腎腧◎關元◎內關◎神門◎三陰交

**配穴：**心腎不交者，加心腧、太溪；脾氣不攝者，加脾腧、足三里。

**體位：**仰臥位、坐位。

**所需器具：**刮痧板。

### 施術法

對關元、神門等主穴進行刮拭，直到皮膚發紅為止，並可根據相應的不適症狀選擇相應的配穴進行刮拭（圖①、②）。

### 特別注意

可以配合運動療法治療遺精。

### 施術原理

遺精常與心腎不交有關，因此選用心腧、神門、腎腧能交通心腎，增強其對腎精的約束能力，改善遺精。而關元有扶正助弱的作用，為治療虛證的要穴，內關為手厥陰心包經的原穴，神門為手少陰心經的原穴，能補益心氣，所以兩穴相配，可以調節心氣。

## ❀拔罐養生療法

**選穴：**◎腎腧◎關元◎大赫◎內關◎神門◎足三里◎三陰交◎太溪◎中極◎氣海

**配穴：**因濕熱下注引起口苦黃膩者，加陽陵泉、曲池。

**體位：**仰臥位、俯臥位。

**所需器具：**火罐、三稜針。

### 施術法

對腎腧、大赫等主穴消毒以後，分別用閃火法拔罐（圖③、④），留罐10～15分鐘，每天1～2次，以皮膚出現紫紅色瘀血為準。曲池亦可用三稜針點刺放血，如屬寒者，則不適宜。

### 特別注意

注意生活方式的調整，飲食宜清淡，少吃辛辣油膩之品。

### 施術原理

氣海、關元、中極穴是膀胱經的募穴，腎經、膀胱經相表裡，它們可以治療已得的病，如遺精等。

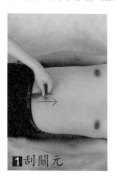
❶刮關元

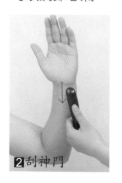
❷刮神門

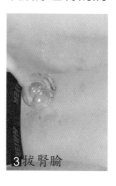
❸拔腎腧

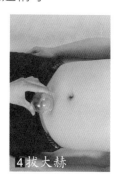
❹拔大赫

# 慢性前列腺炎

慢性前列腺炎常表現為尿頻、尿急、尿道灼痛、尿道刺激症，或大小便後尿道口有白色分泌物，可伴有射精疼痛、早洩、陽痿及乏力、頭暈、失眠等植物神經功能紊亂的症狀。刮痧、拔罐對其有良好的調整作用。

## 刮痧養生療法

選穴：◎腎腧◎膀胱腧◎中極◎關元◎三陰交

配穴：小便不利者，加陰陵泉；尿道疼痛者，加地機。

體位：仰臥位、俯臥位、坐位。

所需器具：刮痧板。

### 施術法

對三陰交等主穴進行刮拭（圖①），直到皮膚發紅為止，並可根據自身的不適症狀選擇地機等配穴進行刮拭（圖②）。

### 特別注意

病人要多運動，並戒菸戒酒。

### 施術原理

中極為膀胱經的募穴，配合膀胱經背腧穴有調理膀胱氣機，增強膀胱氣化能力的作用。腎腧、關元亦符合前後相配的配穴原則，有補益腎精，幫助膀胱氣化的能力。三陰交為足三陰經的交會穴，有補益肝、脾、腎三臟的作用。

## 拔罐養生療法

選穴：◎腎腧◎關元◎三陰交◎膀胱腧

配穴：兼有脾胃不適者，加足三里、合谷、中極。

體位：仰臥位、坐位。

所需器具：火罐。

### 施術法

對以上主穴採用閃火法吸拔，留罐15分鐘，以局部皮膚發紅為準。若脾胃不適，可配合谷等穴位進行吸拔（圖③）。

### 特別注意

提倡規律、正常的性生活；性生活前應多喝水。

### 施術原理

腎腧、關元、三陰交有補腎，增強膀胱氣化能力的作用。中極和膀胱腧兩個募腧穴相配，能幫助膀胱的氣化能力。脾胃虛弱者，加足三里有補虛扶正的作用。合谷是手陽明大腸經的原穴，有助於脾胃氣機的疏理。

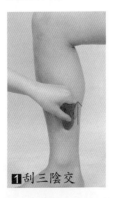
❶刮三陰交

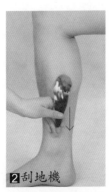
❷刮地機

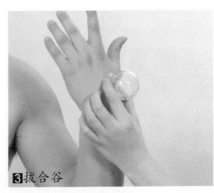
❸拔合谷

# 前列腺增生

前列腺增生即良性前列腺增生，也稱為良性前列腺肥大，為50歲以上男性的常見疾病。常伴有小便的改變，如尿頻、小腹疼痛等。刮痧、拔罐可幫助調節人體下焦的氣機，增強膀胱的氣機功能，改善前列腺增生的症狀。

## 刮痧養生療法

選穴：◎中極至氣海◎腎腧至膀胱腧

配穴：兼有小便不利者，加陰陵泉、三陰交；小腹疼痛明顯者，加膈腧、關元。

體位：仰臥位、坐位。

所需器具：刮痧板。

### 施術法

先對中極至氣海進行刮拭，順著任脈的循行從下向上刮拭，用力宜輕，實行補法，以皮膚變成紫紅色或出現痧痕為準（圖①）。腎腧至膀胱腧在刮拭時（圖②），用力宜輕柔，屬平補平瀉法。

### 特別注意

前列腺增生在治療時要規律性生活，並在飲食上避免酗酒和食用大量辛辣食物。

### 施術原理

中極為膀胱經募穴，結合背腧穴膀胱腧有助於調節膀胱的氣機，腎腧能增強其對膀胱的氣化功能。

## 拔罐養生療法

選穴：◎足三里◎血海

配穴：兼有小腹脹滿疼痛者，加太沖、陰陵泉；尿頻、尿少者，加腎腧、膀胱腧、中極。

體位：坐位。

所需器具：火罐。

### 施術法

取足三里、血海，以單純拔罐法進行吸拔（圖③、④）。留罐10～15分鐘，每日或隔日1次，10次為1療程。

### 特別注意

忌酗酒，吃辛辣等刺激性食物；忌久坐，不愛喝水。

### 施術原理

足三里是助強扶弱的要穴，而血海是治療血證的要穴，所以兩穴的配合使用有助於調理膀胱氣血，從而增強膀胱的排尿能力。前列腺增生影響到小便的質、量，所以需要用太沖、陰陵泉調理膀胱的氣機。

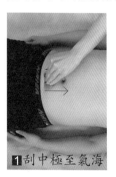
1 刮中極至氣海

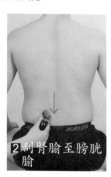
2 刮腎腧至膀胱腧

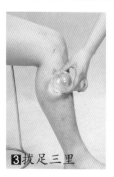
3 拔足三里

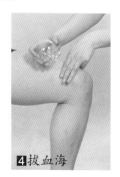
4 拔血海

# 男性不育症

一般把婚後同居2年以上，未採取任何避孕措施而未讓女方懷孕，稱為男性不育症。有的男性婚後有過生育史，而後不能生育者，則叫繼發性男性不育症。刮痧、拔罐有助於啟動腎臟功能，恢復男性生育功能。

## 刮痧養生療法

**選穴**：◎腰陽關至命門◎腎腧◎中極◎關元◎三陰交

**配穴**：精少、腎虛及腰痛者，加太溪、長強；精神壓力過大者，加肝腧、太沖、太溪。

**體位**：俯臥位、坐位。

**所需器具**：刮痧板。

### 施術法

先對主穴進行刮拭，刮腰陽關至命門（圖①），直至皮膚變成紫紅色或出現痧點。亦可結合命門和腎腧、腰陽關和三陰交，兩組交替刮拭，隔日1次。長強用刮痧板的厚緣刮拭（圖②）。

### 特別注意

飲食清淡，禁菸、酒、咖啡、蒜等刺激之物。

### 施術原理

選用腎腧、命門、關元可以增強腎精的功能，配合膀胱經募穴中極和背腧穴膀胱腧，能增強膀胱氣化的能力。

## 拔罐養生療法

**選穴**：◎關元◎氣海◎命門◎腎腧◎足三里

**配穴**：無精子者，加腰陽關、三陰交；少精者，加大赫、曲骨、三陰交；死精過多者，加三陰交、地機；如精液黏稠且不化者，加水道、左行間、右三陰交，或中極、陰陵泉、太溪。

**體位**：仰臥位、坐位。

**所需器具**：火罐。

### 施術法

以上穴位均採取閃火法，留罐15分鐘。每日1次，一般7日為1療程，在吸拔配穴水道、曲骨時，若症狀不嚴重，選用中、小號罐吸拔即可（圖③、④）。

### 施術原理

治療此病應從補腎益精的思路出發，所以方中選用的氣海、關元、腎腧、命門都是補腎的要穴。腎為先天之本，脾胃為後天之本，可以透過補益後天來充養先天，故用足三里補益脾胃，以補充腎精。

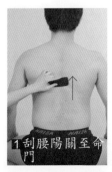

①刮腰陽關至命門

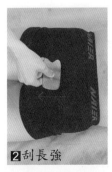

②刮長強

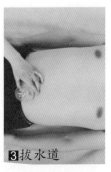

③拔水道

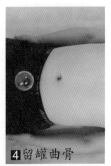

④留罐曲骨

# 女性常見病

## 急性乳炎

急性乳炎是由細菌感染所致的急性乳房炎症，常在短期內形成膿腫，多見於產後2～6週的哺乳女性，尤其是初產婦。病菌一般從乳頭破口或破裂處侵入，也可能直接侵入引發炎症。刮痧、拔罐法有助於炎症的消散，是中醫治療急性乳炎的特色療法。

## ❀刮痧養生療法

選穴：◎雙側肝腧至胃腧◎患側肩井◎患側天宗◎膻中◎患側屋翳◎不容至乳根◎後溪至少澤◎患側內關◎患側梁丘◎丰隆至沖陽

體位：仰臥位、坐位。

所需器具：刮痧板。

### 施術法

首先刮拭雙側肝腧至腎腧，一般刮拭時間為5分鐘左右。然後刮拭患側的肩井、天宗（圖①），刮拭不容至乳根是逆著足陽明胃經的循行方向進行操作（圖②）。後溪至少澤用力稍重，並可配合點按的手法。

### 施術原理

乳房歸屬於肝經、胃經，在刮主穴的同時，根據不同的症狀配穴，可以有效地扶正祛邪，調和氣血，平衡陰陽，達到治療急性乳炎的目的。

## ❀拔罐養生療法

選穴：◎附分◎膏肓◎魄戶◎神堂◎阿是穴

配穴：溢出膿液者，加陰陵泉；伴有發熱者，加大椎、曲池。

體位：坐位。

所需器具：火罐、抽氣罐。

### 施術法

在附分、魄戶等主穴四周塗以少量凡士林或油脂，然後以直徑2寸的火罐或抽氣罐對準穴位拔上，略等片刻，向上下左右推動各4次，待局部潮紅或出現瘀斑後取下（圖③、④）。

### 施術原理

本方首先選用阿是穴，對其進行操作能疏通局部的經絡氣血，而後背穴位的選用應正好對應於乳房的位置，這樣前後穴位相互配合，有助於炎症的消除和疾病的痊癒。

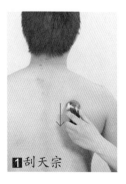
❶刮天宗

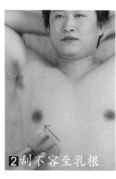
❷刮不容至乳根

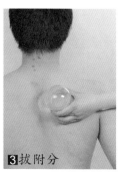
❸拔附分

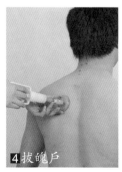
❹拔魄戶

# 乳腺增生

乳腺增生是指乳腺上皮和纖維組織的增生，其發病原因主要是內分泌激素失調，其主要以乳房週期性疼痛和乳房內有包塊為特徵。刮痧、拔罐能疏通經絡，有助於袪除疼痛和包塊，從而預防和治療乳腺增生。

## ▓刮痧養生療法

選穴：◎膻中◎屋翳◎合谷◎足三里

配穴：肝鬱氣結者，加太沖；肝腎陰虛者，加太溪；伴有月經不調者，加三陰交；伴胸悶困痛者，加外關。

體位：仰臥位、坐位。

所需器具：刮痧板。

### 施術法

對膻中要逆著任脈的循行路線從上至下進行操作（圖①），對合谷要順著手陽明大腸經的循行方向由遠端刮拭至近端（圖②），以局部皮膚發紅為準。

### 特別注意

注意日常生活的調整，生活要有規律，勞逸結合。

### 施術原理

膻中、屋翳屬患部取穴，合谷及足三里為調理氣血之要穴，諸穴同用可以達到疏通氣機、調理氣血之功，氣血通則腫消結散，經調則痛止。

## ▓拔罐養生療法

選穴：◎天宗◎外關◎膻中◎丰隆◎太溪◎行間◎俠溪

配穴：兼有肝腎不足者，加腎腧。

體位：坐位。

所需器具：火罐、三稜針。

### 施術法

用嚴格消毒的三稜針在乳房硬結上點刺3～5針，然後以大小適中的玻璃罐用閃火法拔在增生的硬結上，5～10分鐘取下火罐，可見火罐內吸出黑紫色瘀血或黏黃色的液體。天宗、丰隆、行間等主穴則按照常規方法吸拔即可（圖③、④）。

### 施術原理

氣血瘀滯不通則痛，拔罐治療的主要作用在於疏通氣血、調經止痛，使經絡通暢、氣血調和，從而達到消腫散結之效。近年來，乳腺增生的發生率逐年增加，且趨年輕化，但仍以生育後的女性居多，且多伴有月經不調，女性應多加注意。

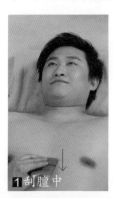
1刮膻中

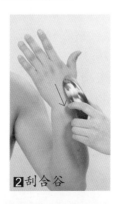
2刮合谷

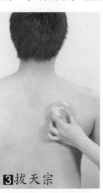
3拔天宗

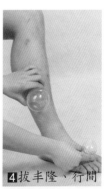
4拔丰隆、行間

# 痛經

痛經是指女性在經期或經期前後，出現小腹或腰部的疼痛，甚至痛及腰骶。痛經可由器質性病變及功能失調引起，每隨月經週期而發，嚴重者可致噁心嘔吐、冷汗淋漓、手足厥冷，甚至昏厥。刮痧、拔罐、艾灸對調理功能性的痛經有很好的效果。

## ✺刮痧養生療法

選穴：◎氣海◎天樞◎足三里

配穴：血海、地機、太沖、期門、帶脈、關元。

體位：仰臥位、坐位。

所需器具：刮痧板。

### 施術法

刮拭天樞用力宜輕，逆著足陽明胃經的循行操作（圖①），屬平補平瀉法。刮拭足三里應由上至下（圖②），採用補法。

### 施術原理

氣海有回生氣、溫下元、振腎陽的作用。天樞與氣海相配，有利於調整氣機。

## ✺拔罐養生療法

選穴：◎血海◎腎腧◎氣海

配穴：中極、三陰交、命門、帶脈、關元、足三里、太沖。

體位：坐位。

所需器具：火罐、三棱針。

### 施術法

先對主穴進行操作，採用閃火法，後留罐10～15分鐘，血海亦可配合針刺絡拔罐放血，以血由紫黑色變紅為準。帶脈、太沖可以採用閃罐法操作（圖③、④）。

### 施術原理

痛經的病因多見於虛寒，本病為氣滯血瘀型，治則需溫經散寒、化瘀止痛，所以採用微刺激以溫補之，適當留罐有利於提高療效。

## ✺艾灸養生療法

選穴：◎關元◎氣海◎曲骨◎外陵◎三陰交

配穴：腰痛重者，加灸腎腧。

體位：仰臥位。

所需器具：艾條。

### 施術法

採用灸法操作施術，每次選用3個穴，每穴施灸20分鐘左右。一般在月經來潮前2天施灸術。

### 施術原理

艾灸治療痛經是透過燃燒的艾草將熱力和藥力滲入經絡腧穴，產生祛濕散寒、通經活絡、理氣活血、暖宮強腎的效果。

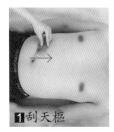
**1** 刮天樞

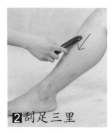
**2** 刮足三里

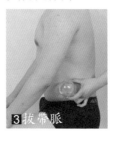
**3** 拔帶脈

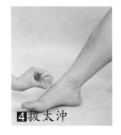
**4** 拔太沖

# 閉經

閉經多由先天不足、體弱多病，或後天腎氣不足、精虧血少或情志失調、精神過度緊張等引起。常見證型有腎虛精虧型、氣血虛弱型、氣滯血瘀型、痰濕凝滯型等。刮痧、拔罐可調理腎臟功能，增強人體抵抗力，有效緩解病情。

## ❀刮痧養生療法

選穴：◎氣海至關元◎三陰交

配穴：脾腎不足者，加脾腧、腎腧、足三里；血瘀引起者，加地機；兼有情緒異常者，加太沖、期門。

體位：仰臥位、坐位。

所需器具：刮痧板、瓷勺。

### 施術法

首先沿著任脈的方向，由氣海刮至關元（圖①），以皮膚變紅或者出現痧點為準。刮拭三陰交要沿著足太陰脾經的循行方向進行操作（圖②）。

### 特別注意

要配合中藥、按摩等綜合療法。

### 施術原理

氣海能通調沖任二脈，宣通澀滯，調理氣機以帥血行；關元能溫補下元、散寒活血；配三陰交可疏肝脾腎三經之氣，活血通滯調經，且三陰經皆循行過少腹，是循經遠端必取之穴。

## ❀拔罐養生療法

選穴：◎十七椎下◎三陰交◎氣海

配穴：情志憂鬱者，加太沖、足三里、脾腧；屬血瘀經閉者，加血海、地機；伴有腹痛者，加次髎。

體位：坐位、俯臥位。

所需器具：火罐。

### 施術法

用閃火法對十七椎下、三陰交、氣海進行拔罐（圖③），然後留罐10～15分鐘。腹痛者再吸拔次髎10～15分鐘即可（圖④）。

### 特別注意

平日應少食多餐，從而有利於身體調節體溫。

### 施術原理

十七椎下為經外奇穴，有治血調經的作用，所在部位為督脈的循行部位，有通調陽經之氣的作用。氣海為任脈穴，與十七椎下相配，盡調一身陰陽經氣。

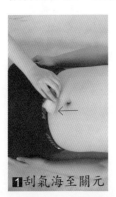
①刮氣海至關元

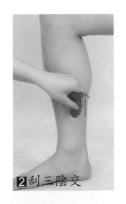
②刮三陰交

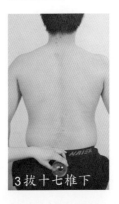
③拔十七椎下

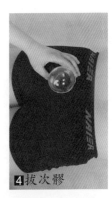
④拔次髎

# 崩漏

崩漏是女性非週期性子宮出血，對來勢兇猛，子宮大量出血者叫做崩，對來勢緩慢，經量較少且淋漓不斷者稱漏。崩和漏可以互相轉化。崩漏主要與肝、脾、腎三臟有關，刮痧、拔罐可調理臟腑氣機，改善病情。

## ❀刮痧養生療法

選穴：◎公孫◎列缺◎中極◎太沖

配穴：血色鮮紅者，加曲池、陽池、大椎；血色紫暗者，加血海、地機；兼有疼痛者，加次髎。

體位：仰臥位、坐位。

所需器具：刮痧板、瓷勺。

### 施術法

對以上穴位進行刮拭，直到皮膚變紅，並根據病症的不同選擇相應的穴位進行刮拭。如刮公孫順著經絡的方向進行操作，以皮膚顏色變成紫紅色或出現痧點為準（圖①）；刮拭太沖是順著脾經的方向，以補法為主（圖②）。

### 施術原理

公孫為八脈交會穴，通於沖任，能理氣活血、調理沖任，達到行瘀止痛的功效；列缺通於任脈，溝通子宮。太沖為肝經原穴，有疏肝解鬱、調理氣血的作用。中極屬任脈經穴，通於子宮，可疏通胞脈。

## ❀拔罐養生療法

選穴：◎氣海◎肝下尖◎脾腧◎命門◎血海◎足三里

配穴：脾氣不足，統血無力所致者，加三陰交、公孫；腎精虧虛者，加腎腧、太溪、大杼。

體位：仰臥位、坐位。

所需器具：火罐、抽氣罐。

### 施術法

首先對氣海、脾腧等主穴定位，用玻璃罐閃火法或抽氣罐進行操作，留罐10～15分鐘（圖③、④），直至皮膚變成紫紅色或罐內出現水氣為止。

### 特別注意

要注意不能受涼。

### 施術原理

要選用補腎、調和氣血等穴位進行治療。所用的氣海、命門是補虛扶弱的要穴，命門屬督脈，氣海屬任脈，能助調和陰陽。

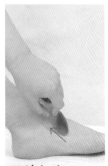

**1** 刮公孫

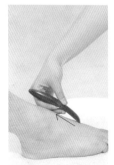

**2** 刮太沖

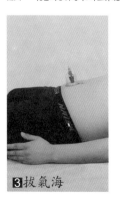

**3** 拔氣海

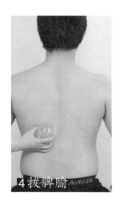

**4** 拔脾腧

# 帶下病

　　帶下病以帶下量多，或其色、質、味發生異常變化為主要表現的婦科病症，常以白帶、黃帶、赤白帶多見，伴有全身或局部不適症狀。其與飲食不節、勞倦過度等密切相關。刮痧、拔罐能調節陰陽和人體氣機，對帶下病有很好的療效。

## ❀刮痧養生療法

**選穴：**◎帶脈◎三陰交

**配穴：**脾虛濕困者，加氣海、脾腧、陰陵泉、足三里；陰虛挾濕者，加腎腧、太溪、次髎、陰陵泉；濕熱下注者，加中極、陰陵泉、下髎。

**體位：**仰臥位、俯臥位、坐位。

**所需器具：**刮痧板、瓷勺。

### 施術法

　　刮拭帶脈時沿著由上到下的方向進行操作（圖①），以補法為主。三陰交亦以補法為主，順著足太陰脾經的循行方向從遠端至近端進行刮拭。

### 特別注意

　　要注意日常生活習慣的調整，保持作息規律，注意個人衛生，飲食宜清淡。

### 施術原理

　　帶脈是治療帶下病的要穴，三陰交是肝、脾、腎三臟經脈的交會穴，有補益肝、腎、脾三臟的作用。

## ❀拔罐養生療法

**選穴：**◎氣海◎三陰交◎肝腧◎脾腧◎腎腧

**配穴：**腎陰虧虛者，加太溪、照海；腎陽不足者，加關元、命門；肝陽上亢者，加百會、風池、太沖；痰氣鬱結者，加中脘、陰陵泉、丰隆。

**體位：**坐位、俯臥位。

**所需器具：**火罐、抽氣罐。

### 施術法

　　先對主穴進行拔罐，留罐15分鐘，以出現水氣為準。照海穴用抽氣罐進行吸拔（圖②），百會用小罐吸拔（圖③）。

### 特別注意

　　要明確診斷，注意本病的原發性疾病的治療。

### 施術原理

　　本病涉及肝、脾、腎三臟及沖任二脈。氣海為任脈穴，可補益精氣，調理沖任。三陰交可調補肝、脾、腎三臟。

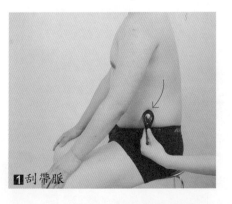

**1** 刮帶脈

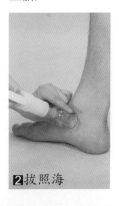

**2** 拔照海

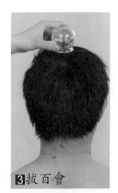

**3** 拔百會

# 慢性骨盆腔炎

慢性骨盆腔炎包括女性內生殖器及其周圍結締組織、腹膜等組織器官的慢性炎症，主要表現為月經不調、白帶增多、腰腹疼痛等。其病程時間較長，有時可伴有低熱。刮痧、拔罐、艾灸能促進炎症的消除，增強機體的抗病能力。

## 刮痧養生療法

選穴：◎阿是穴◎關元◎腎腧

配穴：水道、歸來、命門、氣海腧、腰陽關、膀胱腧、上髎、次髎、膈腧、地機。

體位：仰臥位、俯臥位。

所需器具：刮痧板。

### 施術法

選定主穴，首先對阿是穴進行點按，以能忍受為準，直至皮膚發紅。水道至歸來、上髎至次髎由上至下進行操作（圖①、②）。

### 施術原理

關元、腎腧是補腎益精的重要穴位，有助調理人體下焦的氣機。

## 拔罐養生療法

選穴：◎關元◎腎腧◎三陰交◎十七椎下

配穴：關元腧、次髎、腰眼、大椎、脾腧、氣海。

體位：俯臥位、坐位。

所需器具：火罐、三稜針。

### 施術法

先按摩主穴，待周圍絡脈顯露後，用三稜針點刺，再以投火法拔罐。腰眼和十七椎下按常規方法吸拔（圖③、④）。

### 施術原理

三陰交是足三陰經交會處，能治療肝、脾、腎三臟相關的疾病。

## 艾灸養生療法

選穴：◎關元◎子宮◎三陰交◎足三里◎歸來◎腎腧◎關元腧

配穴：陰陵泉、地機、太溪。

體位：仰臥位、俯臥位。

所需器具：艾罐。

### 施術法

艾罐熏灸，選3～5穴，每穴15分鐘；著膚灸，每穴5壯。每日1～2次，10日1個療程，每個療程間休息2日。

### 施術原理

關元、足三里是人體保健要穴，艾灸此穴，可對慢性骨盆腔炎有良好的輔助治療效果。

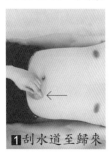
**1** 刮水道至歸來

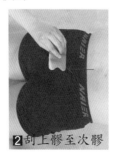
**2** 刮上髎至次髎

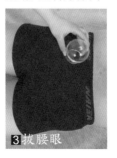
**3** 拔腰眼

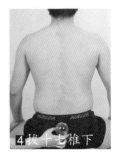
**4** 拔十七椎下

# 外陰瘙癢

外陰瘙癢多位於陰蒂、小陰唇，也可波及大陰唇、會陰甚至肛周。長期搔抓可能出現抓痕、血痂或繼發毛囊炎。常為陣發性、持續性發作，並於夜間加重。刮痧、拔罐可以透過調理氣血、祛邪扶正治療此病。

## 🌸刮痧養生療法

選穴：◎中極◎陰廉◎三陰交◎太沖

配穴：陰陵泉、風節、血海、脾腧。

體位：坐位。

所需器具：刮痧板。

### 施術法

刮拭陰廉應該順著足厥陰肝經的循行方向由上至下進行，刮拭力道不能太重（圖①）。然後重刮三陰交，以局部皮膚變成紫紅或出現痧痕為準。亦從近端至遠端，從陰廉一直刮拭至三陰交。太沖穴則要逆著足厥陰肝經的方向進行刮拭，用力不宜過重（圖②）。

### 施術原理

陰廉是用於治療外陰瘙癢的要穴，屬於局部取穴法。癢自風來，而肝易生風，所以刮拭太沖能疏肝通絡，有助於祛風止癢。三陰交能補益肝、腎、脾三臟，用於扶助人體的正氣，符合正氣存內，邪不可干的理論。

## 🌸拔罐養生療法

選穴：◎中極◎足三里◎陰廉◎三陰交◎太沖

配穴：脾胃不足者，加脾腧、胃腧；腎氣不足者，加太溪、腰陽關。

體位：坐位。

所需器具：火罐。

### 施術法

取陰廉、三陰交等主穴，以單純拔罐法吸拔穴位（圖③、④），留罐10～15分鐘，每隔1日1次。

### 特別注意

久治不癒者應做血糖檢查。要注意保持外陰乾燥、清潔。

### 施術原理

陰廉屬於局部取穴，肝經的水濕風氣在此散失冷縮，故此穴有收引水濕的作用。三陰交、足三里是從補虛扶正的方向進行治療，太沖則能疏肝散風。所以選用穴位皆以清熱利濕、祛風散邪為原則。

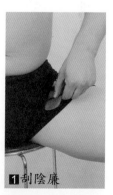
**1** 刮陰廉

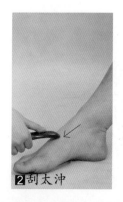
**2** 刮太沖

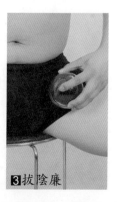
**3** 拔陰廉

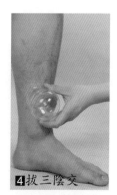
**4** 拔三陰交

# 子宮脫垂

子宮脫垂是指子宮從正常位置沿陰道下降，多因產育過多、耗損腎氣、中氣下陷或肝經濕熱下注等所致，常反覆發作，或伴有小腹、會陰部的下墜感，腰腿痠軟，小便次數增多等症狀。刮痧、拔罐能扶助正氣，促進本病的痊癒。

## 刮痧養生療法

選穴：◎百會◎氣海◎子宮◎關元◎大赫◎三陰交◎維道◎曲骨◎橫骨

配穴：兼有肝腎不足者，加足三里、腎腧、太溪；兼有帶下多者，加陰陵泉。

體位：仰臥位、俯臥位、坐位。

所需器具：刮痧板。

### 施術法

百會穴在刮拭的時候直接用刮痧板的角端進行點按即可（圖①）。刮拭穴位的時候，沿著身體前部正中線從關元刮至氣海，用力宜輕，使用補法；刮拭三陰交時，應逆著足太陰脾經的經絡進行，用力宜輕，屬於平補平瀉的方法（圖②）。

### 施術原理

百會、氣海有提升陽氣，維持臟腑保持在原有位置的作用。關元、三陰交有補腎益精、扶助正氣的作用，維道、大赫、曲骨、橫骨都是局部的穴位，有增強子宮功能的作用。

## 拔罐養生療法

選穴：◎氣海◎關元◎中極◎歸來◎橫骨

配穴：脾氣下陷者，加脾腧、百會。

體位：仰臥位。

所需器具：火罐、三稜針。

### 施術法

對歸來、橫骨等主穴採用單純拔罐法，或針刺後拔罐法、閃罐法（圖③、④），留罐20分鐘，或閃罐15～20下。

### 特別注意

治療期間應避免過度疲勞，忌食辛辣燥熱之物，注意小腹保暖。節制房事有利於鞏固治癒療效。

### 施術原理

氣海、關元、中極都屬於任脈上的穴位，「任主胞胎」，其源於子宮，所以治療子宮疾病，任脈有著重要的作用。歸來為足陽明胃經在腹部的穴位，橫骨是腎經的穴位，有增強體質的作用。

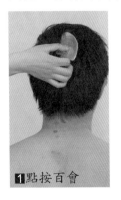
❶點按百會

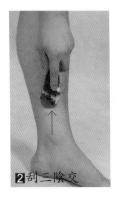
❷刮三陰交

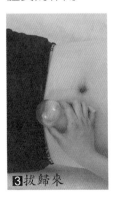
❸拔歸來

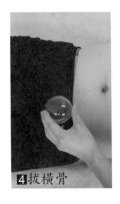
❹拔橫骨

# 產後缺乳

產後缺乳是指產婦在產後2～10天內沒有乳汁分泌或分泌乳汁量過少的疾病，又稱乳汁不行。乳汁過少或無乳的最明顯的結果是新生兒生長停滯及體重減輕。刮痧、拔罐能幫助乳絡的疏通，而達到增加乳汁分泌的目的。

## 🔹刮痧養生療法

選穴：◎少澤◎足三里◎膻中◎乳根◎脾腧

配穴：脾胃不足者，加胃腧、關元；因生氣引起者，加太沖、期門。

體位：仰臥位、坐位。

所需器具：刮痧板。

### 施術法

先刮背部脾腧，再刮胸部膻中、乳根（圖①），然後刮前臂至少澤，最後刮下肢足三里。少澤亦可用刮痧板角端點按即可（圖②）。

### 特別注意

應多吃營養豐富的食物，如牛奶、雞蛋、魚肉等，並要多喝湯，如魚湯、豬蹄湯等。

### 施術原理

少澤為治乳少的常用效穴；足三里、脾腧補益脾胃、化生氣血；陽明經布乳房，乳根為陽明經穴，補之可疏通陽明經氣以催乳；膻中為氣會穴，可調氣催乳。

## 🔹拔罐養生療法

選穴：◎少澤◎內關◎太沖◎乳根◎膻中◎期門

配穴：因氣虛血弱所致者，加脾腧、胃腧、足三里；因腎精虧虛所致者，加腎腧、太溪；若有瘀血所致者，加膈腧、地機。

體位：仰臥位、坐位。

所需器具：火罐、抽氣罐、三稜針。

### 施術法

首先對太沖等主穴進行單純拔罐法，即用閃火法（圖③），一般留罐10～20分鐘，以罐內出現水氣為準。膻中亦可用抽氣罐進行（圖④）。少澤用三稜針放血即可。

### 施術原理

少澤穴是治療缺乳的必選穴位，有通乳開竅的作用。乳根屬於局部取穴，有疏通乳絡的作用，乳房歸肝、胃經，所以選用足厥陰肝經的太沖、期門有疏肝通絡的作用。而內關屬手厥陰心包經，配合局部取用的穴位膻中，兩者符合近、遠端取穴的原則。

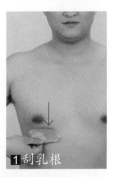
1 刮乳根

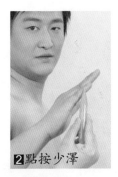
2 點按少澤

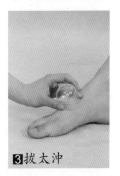
3 拔太沖

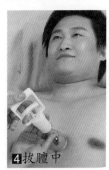
4 拔膻中

# 產後腹痛

產後腹痛，大多由於血瘀、氣血虛弱或感受風寒所致，有偏寒、偏熱的不同，常伴有惡露不淨、胸腹脹滿、脈多弦而有力等。氣血虛的產婦易外感風寒，多見腹痛喜熱。刮痧、拔罐則有助於疏通氣血，通則不痛。

## 刮痧養生療法

選穴：◎腎腧◎腰陽關◎天樞◎足三里◎三陰交

配穴：腹痛者，加內關、支溝、中脘、關元、公孫、陰谷；腹中切痛者，加公孫；積痛者，取氣海、中脘、隱白；臍中痛、大便溏者，加神闕。

體位：仰臥位、坐位。

所需器具：刮痧板、瓷勺。

### 施術法

按照由上至下的方向刮腎腧、腰陽關（圖①），對以上疼痛穴位進行刮拭，直到皮膚發紅為止，並根據症狀的不同選擇相應的穴位進行刮拭。刮拭天樞時可用刮痧板的厚緣操作，用力宜輕（圖②）。

### 施術原理

產後女性多有氣血不足的病理基礎，容易感受邪氣，所以在治療時，首先考慮要增強機體的正氣，補益腎精，故宜選用腎腧、腰陽關以補足正氣。

## 拔罐養生療法

選穴：◎中極◎關元◎三陰交◎足三里

配穴：寒凝、血瘀者，加血海、腰陽關。

體位：仰臥位、坐位。

所需器具：火罐、抽氣罐、三稜針。

### 施術法

拔關元和中極使用排罐法，以皮膚紫紅為準（圖③）；血海使用抽氣罐吸拔（圖④）。

### 特別注意

惡露少者，應考慮子宮積有血塊或部分胎盤、胎膜殘留或有異物，應檢查明確，對症處理。

### 施術原理

脾胃為氣血生化之源，故用足三里補益脾胃，使氣血充足，提高抗邪能力。三陰交為肝、脾、腎三陰經的交會穴，所以有補益肝、脾、腎三臟的作用。這兩個穴位配合使用，可以有效改善產後腹痛的症狀。

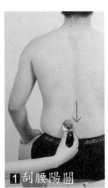
①刮腰陽關

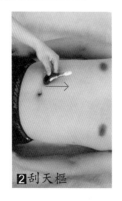
②刮天樞

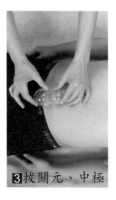
③拔關元、中極

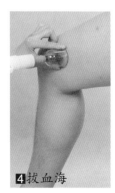
④拔血海

# 產後身痛

女性產褥期間出現肢體關節痠楚、疼痛、麻木重著者，稱為產後身痛。本病的發生主要是產後氣血虧虛、經脈失養或素體腎虛、胞脈濡養不足，以及產後營衛失調，感受風寒濕邪所致。刮痧、拔罐有助於祛邪扶正，調和氣血，緩解疼痛。

## ▓刮痧養生療法

**選穴**：◎足三里◎三陰交◎內關◎肩髎◎環跳◎風門

**配穴**：兼有氣血不足者，加脾腧、胃腧、關元；兼有惡寒、發熱者，加合谷、大杼。

**體位**：俯臥位、坐位。

**所需器具**：刮痧板。

### 施術法

先對主穴進行操作，內關、足三里用刮痧板的角端進行點按，每次持續1分鐘，反覆3次，以局部痠脹為準。刮拭三陰交用量宜輕，屬補法。肩髎、環跳刮拭力道宜重（圖①、②），並可配合點按。

### 施術原理

女性產後出現身痛，多有氣血虛弱、肝腎不足的病理基礎，所以在選穴的時候用足三里、三陰交，能補益肝、脾、腎三臟，以增強機體的抗病能力。肩髎、環跳能疏通局部的氣血，緩解疼痛。風門能祛邪解表，祛除致病因素。

## ▓拔罐養生療法

**選穴**：◎脾腧◎風門◎風池◎大杼◎合谷◎外關◎膻中

**配穴**：血瘀所致身痛者，加地機、委中；因肝腎不足所致者，加肝腧、腎腧、太溪。

**體位**：仰臥位、俯臥位。

**所需器具**：火罐。

### 施術法

對風門、大杼等主穴採用閃罐法留罐10～15分鐘，7天為1療程（圖③、④）。

### 特別注意

施術時房間要溫暖避風；產婦平時也一定要注意保暖，切記不能吃生冷的東西。

### 施術原理

風門、風池有祛風散邪的作用，是解表的常用穴位，經常一起使用。大杼位於第一胸椎下旁開1.5寸，亦有祛風解表的作用，再配合合谷、外關，可有效地治療身體的疼痛。

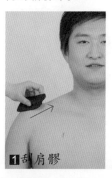
**1** 刮肩髎

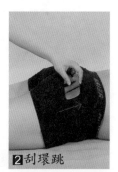
**2** 刮環跳

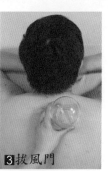
**3** 拔風門

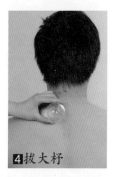
**4** 拔大杼

# 產後血暈

產後血暈多由氣血虛弱、寒凝血瘀或氣逆於上引起的，具體表現為產婦分娩後突然出現頭暈目眩、不能起坐、心胸滿悶、噁心嘔吐，甚至面色蒼白、肢冷汗出、不省人事。刮痧、拔罐可減輕產婦的壓力，能有效地緩解產後血暈的症狀。

## 刮痧養生療法

選穴：◎人中◎百會◎手三里至中沖◎足三里至崑崙

配穴：寒凝者，加風門、腎腧以助散寒止痛；氣血上逆者，加太沖。

體位：坐位。

所需器具：刮痧板。

### 施術法

在對人中、百會進行刮拭時，用力宜輕。然後刮拭手三里至中沖，用力宜輕（圖①）。足三里至崑崙用常規刮痧法操作即可（圖②），並可配合足三里點按或按摩。

### 施術原理

人中、百會有醒神開竅的作用，而足三里有補益脾胃，使氣血充足的作用，崑崙是足太陽膀胱經的原穴，有激發人體陽氣的作用。刮拭手三里至中沖可以疏通經絡，與激發的陽氣相承接，能提高產婦的抗病能力。

## 拔罐養生療法

選穴：◎脾腧◎胃腧◎膈腧◎期門◎章門

配穴：因氣血虛弱者，加足三里、公孫；腎精虧虛不能化血者，加腎腧、太溪、關元。

體位：仰臥位、俯臥位、坐位。

所需器具：火罐。

### 施術法

首先對主穴進行拔罐，對期門和章門使用排罐法，一般用中號的火罐，以增強吸拔能力（圖③）。對後背的脾腧、胃腧、膈腧，可採用走罐的方式進行，在施術部位上塗抹潤滑油，然後選用中號玻璃罐，從膈腧開始進行操作。

### 施術原理

脾腧、胃腧有補益脾胃的作用，能使氣血生化有源。產後血暈與氣血有密切的關係，所以加用膈腧，其為血之會，是治療血證的要穴。

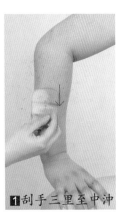

**1** 刮手三里至中沖

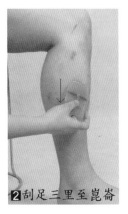

**2** 刮足三里至崑崙

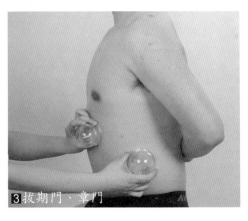

**3** 拔期門、章門

# 產後尿瀦留

產後6～8小時膀胱內有尿而不能自行排出或排出不徹底者稱為產後尿瀦留，是產後常見的併發症之一。膀胱膨脹會嚴重影響子宮收縮，導致產後出血，也是造成產後尿道感染的重要因素。刮痧、拔罐有助於此病的治療，可改善尿瀦留的症狀。

## ❀刮痧養生療法

**選穴**：◎中極◎關元◎膀胱腧◎陽陵泉◎足三里◎三陰交

**配穴**：兼小腹脹滿者，加太沖、腎腧。

**體位**：仰臥位、坐位。

**所需器具**：刮痧板。

### 施術法

從中極刮至關元，順著任脈的循行進行，用力宜輕，屬於補法（圖①）。關元亦可用艾條溫灸的方法。刮拭陽陵泉至足三里應由上至下（圖②），以皮膚變成紫紅色或出現痧痕為準，用力宜重。足三里還可以用刮痧板角端點按或直接用手進行按摩。三陰交亦可用點按的方法。

### 施術原理

中極為膀胱經募穴，關元為足三里與任脈之交會穴、小腸經之募穴，刮此二穴可益腎固本，培補真元，增強膀胱氣化功能。三陰交為脾、肝、腎三經之交會穴，陰陵泉為脾經合穴，足三里為陽明經合穴，合用可改善尿瀦留的症狀。

## ❀拔罐養生療法

**選穴**：◎中極◎關元◎陰陵泉◎脾腧◎腎腧

**體位**：仰臥位、俯臥位。

**所需器具**：火罐、抽氣罐。

### 施術法

首先選定關元和中極，選用排罐法進行操作（圖③），留罐10～20分鐘，一般用中號玻璃罐即可，吸力不宜過大。陰陵泉用抽氣罐進行，選用中號即可，抽氣量不能太多（圖④）。對脾腧、腎腧進行拔罐時，亦採用排罐法，而腎腧也可選用閃罐法，重複操作3～5分鐘，以局部皮膚充血為準。

### 施術原理

產後尿瀦留多因難產或分娩產程過長，損傷膀胱、壓迫尿道引起膀胱括約肌痙攣而致。產後尿瀦留多為氣血虧虛、沖任失調、命門火衰、膀胱氣化失司而致，與膀胱、腎、脾、肺、三焦、任脈有關。故選用相關的穴位進行治療。

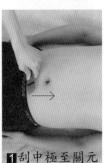

**1** 刮中極至關元

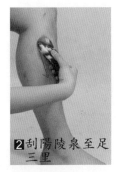

**2** 刮陽陵泉至足三里

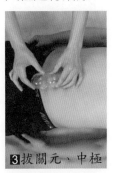

**3** 拔關元、中極

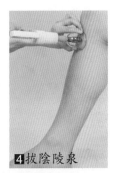

**4** 拔陰陵泉

# 產後尿失禁

產後尿失禁是指女性產後膀胱約束能力下降，而致小便自遺。造成這一現象的原因多由於分娩時間過長，胎兒先露部位對盆底韌帶及肌肉的過度擴張，使尿道鬆弛所致。刮痧、拔罐、艾灸有助於對此病的調理和治療。

## ▓刮痧養生療法

選穴：◎氣海◎肺腧至腎腧◎足三里◎三陰交◎膀胱腧◎中極◎關元

配穴：太溪、百會。

體位：俯臥位、坐位。

所需器具：刮痧板。

### 施術法

首先刮拭肺腧至腎腧，順著足太陽膀胱經的循行，由上至下，以皮膚變成紫紅或出現痧痕為準（圖①）。然後刮拭膀胱腧，要由下至上進行操作，用刮痧板的厚緣進行，用力不宜太重。三陰交、足三里用刮痧板的角端進行點按即可。刮拭太溪應該順著足少陰腎經的方向操作（圖②）。

### 施術原理

用補法刮拭上述主穴，可使肺腎得補。

## ▓拔罐養生療法

選穴：◎神闕◎關元◎中極◎湧泉◎陰陵泉

配穴：腎腧、太溪、太沖。

體位：仰臥位、俯臥位、坐位。

所需器具：火罐。

### 施術法

對中極、陰陵泉等主穴用單純拔罐法拔罐（圖③、④），留罐10～15分鐘。

### 施術原理

拔罐上述主穴，可通達膀胱經，疏泄肝氣，可有效改善產後尿失禁。

## ▓艾灸養生療法

選穴：◎中極◎湧泉

體位：仰臥位。

所需器具：艾條。

### 施術法

在以上諸穴位輪換熏，每個穴位處感到灼熱難忍時換穴再灸，一般1次需要半小時。每日1次，連續灸1週，如果症狀消失，即可停灸。再次復發時，如法再灸1週。

### 施術原理

艾灸中極、湧泉等穴位，使得腎氣得補，膀胱氣化有職，約束有力，開合有度，則小便自復其常。

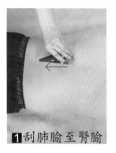
① 刮肺腧至腎腧

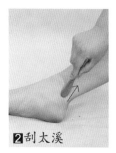
② 刮太溪

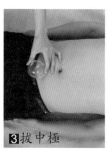
③ 拔中極

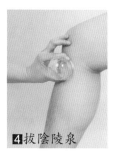
④ 拔陰陵泉

# 產後發熱

由分娩時耗氣傷血，正氣虧損，或產時不潔感染邪毒，或感受外邪等引起，表現為產婦分娩後持續發熱，或突發高熱，並伴有其他不適症狀。刮痧、拔罐可以排除體內病邪，是治療產後發熱的有效療法。

## 🦎刮痧養生療法

選穴：◎合谷◎風池◎風門◎魚際◎脾腧◎胃腧◎足三里

配穴：風寒所致者，加外關；風熱所致者，加肺腧。

體位：坐位。

所需器具：刮痧板。

### 施術法

對所選穴位進行刮拭，刮拭魚際時應逆著手太陰肺經的循行操作，力道不宜過大（圖①）。合谷、風池、風門用刮痧板的角端點按即可，而脾腧至胃腧、足三里可按常規刮痧的方法進行操作即可（圖②）。

### 施術原理

合谷，為解表瀉熱之要穴，風池有較強的疏風清熱之效；風門能宣肺清熱；魚際，為手太陰之滎穴，可清利咽喉。外關為手少陽之絡通於陽維脈的穴位，可增強解表、祛寒、泄熱的作用；肺腧，調肺理氣退熱。

## 🦎拔罐養生療法

選穴：◎曲池◎大椎◎足三里◎百會

配穴：外邪所致者，加風門、肺腧；營衛不和者，加風市、脾腧、胃腧。

體位：仰臥位、俯臥位。

所需器具：火罐、三稜針。

### 施術法

首先對主穴進行操作，曲池、大椎在拔罐之前，先用三稜針對其點刺放血，以血色由紫紅色變紅為準，一般擠出1～2毫升的血，然後用閃火法進行拔罐，留罐10～15分鐘（圖③）。足三里用閃罐法進行操作，重複5～6次即可。

### 特別注意

產婦在剛生過孩子的一晝夜之內，體溫多會略有升高，不必膽心。

### 施術原理

取手、足陽明經之合穴曲池、足三里以瀉其實熱，取合治腑病之意；大椎是手、足三陽與督脈交會之處，為古今泄熱之要穴。百會亦為歷代醫家治療發熱之要穴。

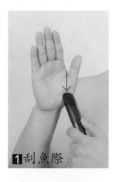
1 刮魚際

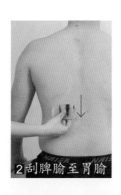
2 刮脾腧至胃腧

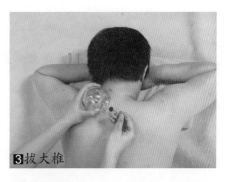
3 拔大椎

# 女性不孕症

凡夫婦同居兩年以上,有正常性生活未避孕而女性未能懷孕者稱為女性不孕症。其中,從未受孕者稱原發性不孕症,曾有生育或流產又連續兩年以上不孕者稱繼發性不孕症。刮痧、拔罐、艾灸可以調理女性的生殖系統,可較有效輔助治療不孕症。

## ❀刮痧養生療法

選穴:◎子宮◎中極

配穴:腎腧、命門、關元、氣海、血海、太沖、脾腧、曲骨。

體位:仰臥位。

所需器具:刮痧板。

### 施術法

首先對中極、子宮進行刮拭(圖①)。然後對配穴進行操作。曲骨等配穴可用刮痧板厚緣刮拭(圖②)。

### 施術原理

中極是膀胱經的募穴,有助於調理下焦的氣機,對女性有益。

## ❀拔罐養生療法

選穴:◎三陰交◎中極◎子宮◎關元◎大赫

配穴:血海、地機、大椎、命門、腎腧。

體位:仰臥位。

所需器具:火罐。

### 施術法

首先對中極、子宮使用排罐法(圖③),用閃火法或投火法將玻璃罐吸拔於局部穴位,留罐10～15分鐘。大赫使用常規的拔罐方法吸拔即可(圖④),留罐5～10分鐘。

### 施術原理

不孕症常與腎精不足有關,所以可用三陰交補益肝、脾、腎三臟。

## ❀艾灸養生療法

選穴:◎關元◎神闕◎子宮◎三陰交◎足三里

配穴:中極、歸來、八髎穴。

體位:俯臥位、仰臥位。

所需器具:艾條。

### 施術法

病人首先選取仰臥位,使用隨身灸器或艾條,在距離穴位約2公分的空中燻烤,以局部皮膚有灼熱感為準。然後改俯臥位,同法灸治背面的八髎穴。每天進行一次。

### 施術原理

用艾條薰灼女性保健要穴來溫宮暖腎,從而達到溫經散寒的功效。

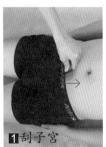
1刮子宮

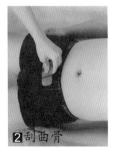
2刮曲骨

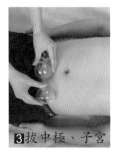
3拔中極、子宮

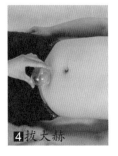
4拔大赫

# 月經不調

月經不調是婦科常見病，主要表現為月經週期或出血量的異常，常伴有月經前或經期時的腹痛及全身不適症狀。病因可能是器質性病變或是功能失常。刮痧、拔罐主要適用於功能失調引起的月經不調。

## ✿刮痧養生療法

選穴：◎地機◎血海◎三陰交◎行間◎肝腧

配穴：肝氣鬱滯，與情志相關者，加太沖、期門；兼有痛經者，加膈腧。

體位：俯臥位、坐位。

所需器具：刮痧板、三稜針。

### 施術法

　　首先對以上穴位進行刮拭，直到皮膚變紅，並根據病症的不同，選擇相應的穴位進行操作。其中，地機、血海需用刮痧板的厚緣沿著由近端至遠端的方向刮拭（圖①）。行間既可用刮痧板的厚緣刮拭，也可用刮痧板的角端進行點按，一般在刮拭後點刺放血（圖②）。

### 施術原理

　　行間配肝腧能泄肝火而疏氣滯；血海、地機，可以和營清熱而調子宮；三陰交能疏肝益腎，健脾統血。刮拭以上諸穴，可調理氣血，改善月經不調症狀。

## ✿拔罐養生療法

選穴：◎承漿◎大椎

配穴：腎虛腰腹疼痛者，加腰眼、腎腧、命門、大杼；月經忽前忽後者，加關元、腎腧、三陰交。

體位：坐位。

所需器具：火罐、三稜針、抽氣罐。

### 施術法

　　大椎點刺出血後拔罐，需要取用小號火罐（圖③），吸拔時間要控制在3分鐘以內。

### 施術原理

　　本病病灶主要在子宮，和沖任兩脈有密切的關係。這是因為任脈起於胞中，為陰脈之海。任脈之陰血滋養子宮，與沖脈相互資助，才能保證女性正常的月經來潮，故任脈受病，子宮失養，則出現月經不調。大椎為督脈上的穴位，與任脈上的承漿陰陽相和，互相滋養，有助於調理人體氣血。

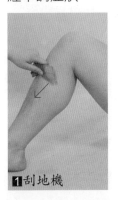
❶刮地機

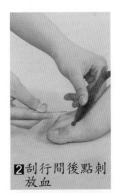
❷刮行間後點刺放血

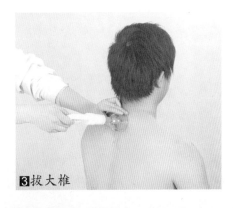
❸拔大椎

## 經前期緊張綜合症

　　經前期緊張綜合症是指育齡女性在月經前7～14天，反覆出現的一系列精神、行為及體質等方面的異常，以精神、情緒障礙最為突出，但在月經來潮後迅即消失。刮痧、拔罐可以調氣治血，緩解緊張的症狀。

## 刮痧養生療法

選穴：◎神門◎百會◎太沖◎膻中◎三陰交

配穴：氣血不足者，加脾腧；氣滯者，加膈腧；肝腎陰虛者，加太溪；痰濁者，加丰隆。

體位：仰臥位、坐位。

所需器具：刮痧板。

### 施術法

　　刮神門時要逆著手少陰心經進行，用力宜輕（圖①）。膻中用力可重（圖②）。刮拭太沖時要逆著經絡進行。三陰交則要沿著足太陰脾經的循行方向由遠端至近端進行刮拭。

### 特別注意

　　在運用刮痧療法的同時，應注意保持心情舒暢。

### 施術原理

　　在經前期緊張綜合症的治療中，氣血不足證的治則是益氣養血。

## 拔罐養生療法

選穴：◎百會◎太沖◎膻中

配穴：肝鬱氣滯者，加膽腧、期門、內關、陽陵泉；氣滯血瘀者，加肝腧、血海、膈腧、內關；陰虛火旺者，加心腧、腎腧、三陰交。

體位：坐位。

所需器具：火罐。

### 施術法

　　用單純拔罐法，吸拔太沖時要用小號的火罐，而膻中則用大號的火罐進行操作。根據不同的病情選擇配穴，陽陵泉、膈腧用單純拔罐法拔罐即可（圖③、④）。

### 施術原理

　　太沖是足厥陰肝經的原穴，有疏肝理氣、解鬱的作用。而百會有調理全身的作用。膻中位於任脈，而任脈起於子宮，與月經的疏調有密切的關係。本病常與精神因素有關，所以用膽腧、期門調理肝氣，對於這種精神緊張的疾病特別適合。

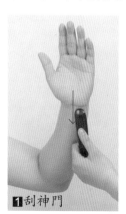

**1** 刮神門

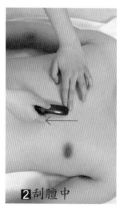

**2** 刮膻中

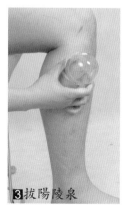

**3** 拔陽陵泉

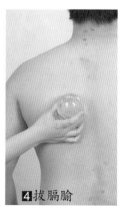

**4** 拔膈腧

# 經行乳房脹痛

經行乳房脹痛多因肝鬱氣滯、痰濕阻滯所致，以經期或行經前後出現週期性乳房脹痛為主要表現，伴有情緒緊張、煩躁、頭痛等症，多見於育齡女性。刮痧、拔罐可調理體內氣血，緩解乳房脹痛的症狀。

## 刮痧養生療法

選穴：◎膻中◎屋翳◎合谷◎足三里

配穴：肝鬱氣結者，加太沖；肝腎陰虛者，加太溪；伴有月經不調者，配三陰交；伴胸悶困痛者，加外關。

體位：仰臥位、坐位。

所需器具：刮痧板。

### 施術法

對膻中要逆著任脈的方向進行刮拭（圖①），以皮膚變成紫紅色或出現痧痕為準。屋翳位於足陽明胃經，需要順著經絡循行的方向由上至下進行刮拭。用刮痧板的角端對外關穴進行點按，以有痠痛感為準，按壓3～5分鐘（圖②）。合谷、足三里亦可用刮痧板的角端進行點按。

### 施術原理

膻中位於兩乳之間，有疏通局部氣血的作用。乳房歸屬足陽明胃經，而屋翳屬於足陽明胃經，所以選用此穴來治療乳房類疾病。足三里是治療虛弱症候的要穴，所以選用此穴可以扶助正氣。

## 拔罐養生療法

選穴：◎肝腧◎腎腧◎太沖◎蠡溝

配穴：乳房脹痛明顯者，加期門；腎虛不足者，加期門、太溪。

體位：坐位。

所需器具：火罐、三稜針。

### 施術法

以上穴位均可採用閃火法進行拔罐，然後留罐10～15分鐘，每天2～3次，10天為1療程。太沖穴可配合三稜針點刺出血。配穴用常規拔罐法進行操作，如蠡溝穴，首先對其定位，然後用閃火法或投火法進行吸拔（圖③），以玻璃罐內有水氣為準。

### 施術原理

足厥陰肝經的原穴太溪配合其背腧穴肝腧同用，有助於疏肝理氣。肝藏血，腎藏精，精血可以互化，而肝也不能一味地疏泄，還要考慮到養血的問題，所以配伍腎腧可達到補益腎精、滋水涵木的目的。蠡溝有疏理肝氣的作用。

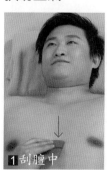

①刮膻中

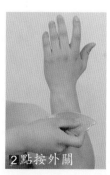

②點按外關

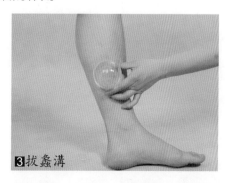

③拔蠡溝

# 更年期綜合症

更年期綜合症是由卵巢功能減退、垂體功能亢進，引起植物神經功能紊亂，從而出現的一系列症狀，具體表現為月經不調、閉經、心悸、失眠、情緒不穩定，注意力難以集中等。刮痧、拔罐能調整植物神經紊亂的狀態，從而達到治療此病的目的。

## 刮痧養生療法

選穴：◎腎腧◎三陰交◎神門◎足三里◎大椎

配穴：煩躁易怒者，加太沖；精神疲乏者，加關元；頭暈耳鳴者，加風池、聽會；五心煩熱者，加太溪；自汗盜汗者，加合谷、復溜、後溪。

體位：俯臥位、坐位。

所需器具：刮痧板。

### 施術法

用刮痧板順著經絡刮拭，用力宜重，尤其是大椎，以皮膚變成紫紅色或出現痧痕為準（圖①）。刮拭後溪時可以沿著手太陽小腸經的方向進行，力道可輕，屬平補平瀉法（圖②）。

### 施術原理

在治療此病時，需要從補益心、脾、腎三臟出發。所以主穴中選用腎腧、三陰交能補益肝、脾、腎之陰，延緩患者陰精的散失。而神門屬手少陰心經的穴位，有養心安神的作用。

## 拔罐養生療法

選穴：◎腎腧◎肝腧◎心腧◎三陰交◎足三里

配穴：兼有情緒不穩定者，加太沖、期門、太溪；兼有心悸失眠者，加神門、內關；兼有汗出多者，加復溜、後溪。

體位：坐位。

所需器具：火罐。

### 施術法

心腧、肝腧、腎腧皆為足太陽膀胱經的穴位，皆在背部，對其可行走罐法，即在施術部位塗抹潤滑油，從心腧開始，將玻璃罐推至腎腧（圖③），然後再退回來，如此3～5次，以皮膚變成紫紅為準。三陰交用常規拔罐法進行操作即可。

### 施術原理

可以透過吸拔肝腧、腎腧、心腧補益肝、腎、心三臟以扶正助弱。三陰交亦是補益肝、脾、腎三臟的有效穴位。脾胃為氣血生化之源，所以用足三里能補益脾胃，使氣血生化有源，正氣充足。

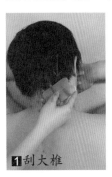
1刮大椎

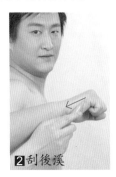
2刮後溪

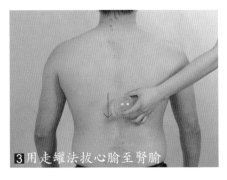
3用走罐法拔心腧至腎腧

# 妊娠嘔吐

妊娠嘔吐多發生在懷孕2～3個月期間，輕者即妊娠反應，不需特殊治療。如果反應嚴重，呈持續性嘔吐，甚至不能進食、進水，伴有上腹堵悶不適、頭暈乏力，即為妊娠嘔吐。刮痧、拔罐可以有效地調節氣機，產生降逆止嘔的作用。

## ❀刮痧養生療法

選穴：◎中脘◎內關◎足三里◎太沖◎膻中

配穴：兼有脾胃虛弱者，加公孫、胃腧。

體位：仰臥位、坐位。

所需器具：刮痧板、瓷勺。

### 施術法

先刮胸腹部膻中至中脘（圖①），然後刮前臂內關，再刮下肢外側足三里，最後刮足背部太沖（圖②）。隔日1次，7日為1療程。

### 特別注意

不能整日臥床休息，否則只能加重妊娠反應。如活動太少，則噁心嘔吐、厭食少食、倦怠等症狀會更為嚴重，造成惡性循環。

### 施術原理

內關為八脈交會穴，通心、胸、胃，膻中為氣會，兩穴相配可理氣寬胸，平抑上逆之氣；太沖可清肝火、疏肝鬱；中脘、足三里可和胃降逆。

## ❀拔罐養生療法

選穴：◎足三里◎中脘◎陰陵泉◎丰隆◎內關

配穴：兼有脾腎虛弱者，加脾腧、胃腧；兼有肝腎不足者，加腎腧、太溪。

體位：坐位。

所需器具：火罐。

### 施術法

首先對主穴進行操作，足三里用閃罐的方法進行，直至局部皮膚變成紫紅色，中脘需要選用中號的火罐，吸拔時間不宜過長，約5分鐘左右，以局部皮膚變紅即可。丰隆亦需要選用中號的火罐，其吸力宜稍強，留罐10分鐘左右（圖③）。陰陵泉、內關都用小號的火罐，留罐時間10～15分鐘（圖④）。

### 施術原理

足三里、中脘補益脾胃、調氣和中；脾經的陰陵泉配胃經的絡穴丰隆能健脾除濕、理氣化痰；內關主治心胸胃之疾，有很好的降逆止嘔作用。

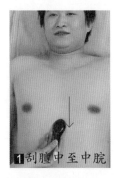
1 刮膻中至中脘

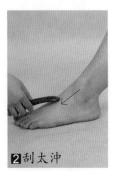
2 刮太沖

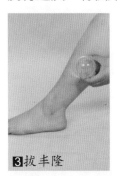
3 拔丰隆

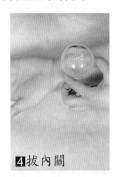
4 拔內關

# 五官常見病

## 慢性鼻炎

　　慢性鼻炎是指鼻腔黏膜及其黏膜下層的慢性炎症，臨床常表現為常年的鼻塞、流涕，並伴有頭痛、頭昏、失眠、精神不振等症狀。刮痧、拔罐可以透過對相關穴位的良性刺激，產生疏通鼻絡，治療此病的作用。

## 刮痧養生療法

選穴：◎迎香◎印堂◎上星◎肺腧至脾腧◎尺澤◎合谷

配穴：風門、大椎、地倉、脾腧、丰隆、大椎、曲池。

體位：坐位、俯臥位。

所需器具：刮痧板、三稜針。

**施術法**

　　首先對主穴進行定位，印堂、迎香用刮痧板的角端進行點按（圖①），以局部皮膚有痠脹感為準。然後刮拭上星、肺腧至脾腧，要順著足太陽膀胱經的經絡循行方向進行刮拭（圖②），用力宜輕，屬補法。對於尺澤、合谷可以在刮拭後用三稜針點刺放血，以血色轉紅為準。

**施術原理**

　　在為本病選穴時，一方面要局部選穴，以有助於疏通經絡氣血，另一方面還要顧及到機體的正氣，所以可以選用肺腧至脾腧來補益脾肺。

## 拔罐養生療法

選穴：◎肺腧至氣海腧◎迎香◎合谷◎足三里◎中府◎華蓋◎風池

配穴：大椎、曲池、太沖、風門、身柱、大椎、太陽。

體位：坐位、俯臥位。

所需器具：火罐、三稜針、抽氣罐。

**施術法**

　　首先對主穴進行定位，肺腧至氣海腧採用走罐的方法（圖③），反覆3～5次，全皮膚充血潮紅，每日1次。迎香、合谷、足三里、中府、華蓋、風池用閃火法進行吸拔，留罐15～20分鐘，以局部充血為準，大椎可以用抽氣罐對其進行吸拔（圖④）。

**施術原理**

　　拔肺腧至氣海腧可達到補虛扶正的目的。而迎香是治療鼻炎的特效穴。足三里是常用的補虛穴。這樣穴位相互配合，有助於炎症的消除和疾病的痊癒。

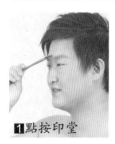

**1**點按印堂

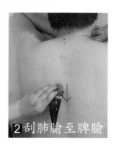

**2**刮肺腧至脾腧

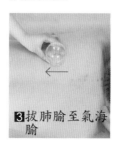

**3**拔肺腧至氣海腧

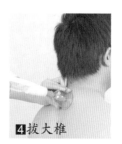

**4**拔大椎

# 過敏性鼻炎

過敏性鼻炎是一種因吸入外界過敏性物質，引起的以鼻癢、打噴嚏、流清涕等為主要症狀的疾病。其發病常基於兩個因素：遺傳性的過敏體質和反覆多次接觸過敏原。刮痧、拔罐有很好的祛邪、抗過敏的作用，可以用於此病的輔助治療。

## 刮痧養生療法

**選穴**：◎雙側耳禾髎至迎香◎印堂◎上迎香◎風府至大椎◎合谷◎雙側尺澤至列缺

**配穴**：肺腧、脾腧、風池、大椎、大杼。

**體位**：坐位、俯臥位。

**所需器具**：刮痧板。

**施術法**

首先刮拭耳禾髎至迎香（圖①），然後刮拭其他的面部穴位，迎香、上迎香，皆按照從上到下的方向反覆刮拭。刮拭風府至大椎時也用刮痧板的厚緣，以局部皮膚發紅為準（圖②）。

**特別注意**

飲食上要忌辛辣食物。

**施術原理**

耳禾髎、迎香皆是面部的穴位，且迎香是治療鼻部疾病的特效穴，而上迎香是經外奇穴，亦是治療鼻塞的常用穴位。過敏性鼻炎常因外界過敏原所致，故刮風府至大椎、尺澤至列缺以疏散外邪，能夠提高抗病能力。

## 拔罐養生療法

**選穴**：◎印堂◎迎香◎口禾髎◎合谷◎足三里◎雙側肺腧和腎腧◎命門◎神闕

**配穴**：兼有脾胃虛弱者，加脾腧、胃腧、公孫；急性發作者，加風門、風池、大椎。

**體位**：坐位、仰臥位、俯臥位。

**所需器具**：火罐、三稜針。

**施術法**

首先進行皮膚常規消毒，選用小號的火罐對面部的穴位印堂、迎香、口禾髎進行吸拔，留罐3分鐘，以局部皮膚發紅為準。然後用中號的火罐對足三里、肺腧、腎腧、命門進行操作（圖③），留罐15～20分鐘，吸力可稍大，注意觀察皮膚，防止出現水泡。而神闕用火罐拔3分鐘，起罐後再拔（圖④）。

**施術原理**

本病在治療時應從補虛扶正方面去考慮選穴。以上推薦穴位的科學搭配即可達到治病目的。

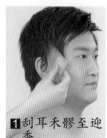
1刮耳禾髎至迎香

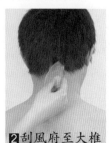
2刮風府至大椎

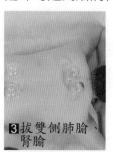
3拔雙側肺腧、腎腧

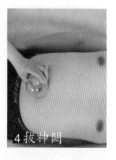
4拔神闕

# 耳鳴耳聾

耳鳴耳聾多由暴怒、突然的驚恐、肝膽風火上炎等因素，導致少陽經氣閉阻，或外感風寒、壅遏清竅，或腎虛氣弱、精氣不能上達於耳所致。刮痧、拔罐有助於疏調局部的耳絡，從而產生減輕耳鳴耳聾的症狀，恢復耳功能。

## 刮痧養生療法

選穴：◎翳風◎風池◎聽會◎聽宮◎耳門◎外關◎中渚◎太溪

配穴：肝膽火盛者，加太沖、丘墟；外感風邪所致者，加合谷；腎虛者，加腎腧、關元；兼有痰濁壅盛者，加豐隆、足三里。

體位：俯臥位、坐位。

所需器具：刮痧板。

### 施術法

首先刮拭主穴，每穴3分鐘。然後隨症配用相應的穴位，如太沖、丘墟、外關、合谷刮拭力道可大，並可配合點按的手法；刮拭聽宮、足三里用力宜輕，以局部皮膚變紅即可（圖①、②）。

### 施術原理

翳風、聽會、聽宮、耳門屬於局部取穴，都有聰耳明目的作用，是治療耳疾的常用穴位。風池有升舉清陽、通竅的作用，而外關、中渚是手少陽三焦經的穴位，其經脈入耳中，也可用於治療耳部疾病。諸穴並用，對耳鳴耳聾有特效。

## 拔罐養生療法

選穴：◎聽宮◎耳門◎外關

配穴：肝膽火盛者，加行間、太沖、足臨泣；外感風熱者，加大椎、合谷；腎虛者，加腎腧、命門、太溪。

體位：坐位。

所需器具：三稜針、火罐。

### 施術法

首先將以上主穴用三稜針點刺2～3下，立即將玻璃罐用閃火法吸拔於所點刺的穴位上，留罐10～15分鐘，直至皮膚出現紅色瘀血或出血1～2毫升，起罐後擦淨皮膚上的血跡。亦可在聽宮和耳門附近暴漲的血絡，用三稜針點刺出血，隔日1次。足臨泣用刺絡拔罐的方法操作（圖③），而太溪則用閃火法進行拔罐即可（圖④）。

### 施術原理

聽宮、耳門皆屬局部取穴，是治療耳鳴、耳聾的必選穴位。手少陽三焦經入於耳中，而外關是手少陽三焦經的絡穴，配合聽宮、耳門是治療耳鳴耳聾的常用組合。

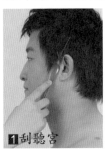
① 刮聽宮

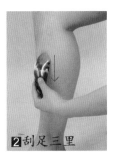
② 刮足三里

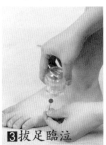
③ 拔足臨泣

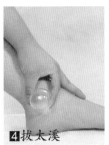
④ 拔太溪

## 麥粒腫

麥粒腫俗稱「針眼」，是由於眼瞼周圍的皮脂腺和瞼板腺受葡萄球菌感染所引起的急性化膿性炎症，以眼瞼局部紅腫、疼痛、硬結為主要臨床表現。刮痧、拔罐可以透過對相關穴位的刺激，產生瀉熱祛邪、散結消腫的作用。

## 🌀刮痧養生療法

**選穴**：◎合谷◎天井◎風池◎少澤◎曲池

**配穴**：熱毒熾盛者，加內庭、行間、支溝、少沖。

**體位**：坐位。

**所需器具**：刮痧板、三稜針、瓷勺。

### 施術法

先刮後頭部的風池，再刮上肢的少澤、合谷（圖①）、曲池、天井，刮拭時的力道宜大，並可配合點按或按摩的手法。少澤可以配合三稜針進行點刺放血（圖②），以血色由紫轉紅為宜。熱毒較盛時，加用內庭、行間等穴位，刮拭完畢後，用三稜針對其進行點刺放血。

### 施術原理

合谷是手陽明大腸經的原穴，有疏風清熱、調和營衛的作用；天井可以通達三焦氣機，以助解表清熱；配合風池、曲池能疏散肝經風熱以治療目疾。刺少澤出血，可清熱解毒。

## 🌀拔罐養生療法

**選穴**：◎陰陵泉◎曲池◎足三里◎大橫

**配穴**：局部有膿者，加膈腧、血海、大椎、少澤；眼睛紅腫疼痛者，加肝腧、太沖、太溪、風門。

**體位**：仰臥位、坐位。

**所需器具**：火罐、梅花針、三稜針。

### 施術法

用閃火法對以上主穴進行吸拔，留罐10～15分鐘，對於曲池亦可先用梅花針叩刺放血，然後再施以拔罐治療，一般以放血3～5毫升為準。對雙側大橫可採用排罐法（圖③）。

### 施術原理

陰陵泉、足三里分別為足太陰脾經和足陽明胃經的合穴，有健運脾胃而利濕的作用，足三里還是補虛的常用穴位，有扶正祛邪的作用。而曲池點刺放血後拔罐，有很好的清熱解毒作用。大橫調理脾胃，通暢大便，使體內的火熱能從大便排出。

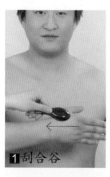

①刮合谷

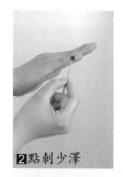

②點刺少澤

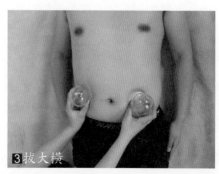

③拔大橫

# 結膜炎

結膜炎分為急性和慢性兩種，急性結膜炎發病比較急，疼痛、畏光、流淚等症狀明顯，並有分泌物，而慢性結膜炎常表現為眼目的乾澀、眼瞼的沉重，常無明顯分泌物。刮痧、拔罐有很好的清熱瀉火的作用，有助於本病的恢復。

## 刮痧養生療法

**選穴**：◎攢竹◎睛明◎四白◎太陽◎絲竹空◎外關◎合谷

**配穴**：兼有肝經風熱者，可加太沖、曲池；兼有眼睛乾澀、酸澀者，加肝腧、血海。

**體位**：坐位。

**所需器具**：刮痧板、三稜針。

### 施術法

首先用刮痧板的角端點按攢竹、合谷各36下（圖①、②），以局部皮膚發紅為準，點按力道不宜過大，以機體能忍受為準。然後刮拭四白、太陽、絲竹空各3分鐘，應該用刮痧板的厚緣進行操作，最後刮拭外關、睛明各15分鐘。

### 施術原理

本病因風熱邪毒外襲，上攻於目所致，因此用外關、合谷以促進熱邪的外泄，從而產生清熱解毒的作用。太陽亦有祛邪的作用，並配合眼睛周圍的穴位，攢竹、睛明、四白、絲竹空，共同產生明目的作用。

## 拔罐養生療法

**選穴**：◎攢竹◎絲竹空◎四白◎外關◎合谷

**配穴**：風熱襲表者，加太陽、風池、曲池；邪熱內燔者，加太陽、曲池、膈腧、內關；陰虛火旺者，加肝腧、太沖、三陰交、腎腧。

**體位**：俯臥位、俯臥位、坐位。

**所需器具**：火罐、抽氣罐。

### 施術法

首先選用小號的玻璃罐，對以上主穴用閃罐法進行拔罐，重複3～5次，以局部皮膚發紅為準，不留罐。然後隨症配伍相應的穴位進行治療。膈腧、三陰交、腎腧、肝腧等皆可用單純拔罐法進行治療（圖③、④），留罐10～15分鐘。

### 施術原理

宜根據近端和遠端相結合的取穴原則治療本病，可祛風散邪、清熱解毒以及清肝明目。配穴中如用肝腧、腎腧補益肝腎，結合太沖、三陰交以滋陰降火，用曲池、內關可產生清熱解毒的作用。

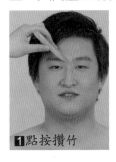
❶點按攢竹

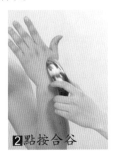
❷點按合谷

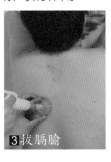
❸拔膈腧

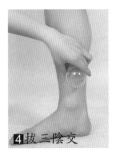
❹拔三陰交

# 上瞼下垂

上瞼下垂是指由於上瞼提肌功能失常，或其他原因導致的上瞼不能提起，呈現下垂現象的症狀。雙側眼瞼下垂常見於重症肌無力，單側常與外傷有關。刮痧、拔罐、艾灸能疏通局部的經絡氣血，有助於眼瞼功能的恢復。

## 刮痧養生療法

選穴：◎大包◎神闕

配穴：脾腧、胃腧、足三里、膈腧、血海、梁丘。

體位：仰臥位、俯臥位。

所需器具：刮痧板。

### 施術法

首先對主穴進行操作，刮拭大包時，一般用刮痧板的厚緣進行刮拭（圖①），用力宜輕，持續10～15分鐘，以皮膚發紅為準。

### 施術原理

眼瞼屬脾，眼瞼下垂是為脾氣下陷所致，大包為足太陰脾經的終端要穴，對此類穴位進行良性刺激能產生良好作用。

## 拔罐養生療法

選穴：◎風池◎頭臨泣◎陽白◎太陽◎攢竹◎合谷

配穴：脾腧、足三里、肝腧、腎腧、太溪。

體位：坐位。

所需器具：火罐、抽氣罐。

### 施術法

首先選用小號的玻璃罐，對頭臨泣等主穴進行操作（圖②），一般3～5分鐘即可。攢竹亦可用抽氣罐進行吸拔（圖③）。而陽白、太陽和合谷還可配合使用按摩或點按手法。

### 施術原理

本病在治療時，以健脾、益氣、通絡為主，所以選穴時除了要使用局部取穴以外，還應選用一些補益脾胃的穴位。

## 艾灸養生療法

選穴：◎神闕◎大包◎太陽◎頭臨泣

配穴：脾腧、腎腧、攢竹。

體位：仰臥位、俯臥位。

所需器具：艾炷、打火機、薑片。

### 施術法

每次選2～3穴，用艾炷溫灸3～5壯。灸神闕時可用隔薑灸法（圖④）。

### 施術原理

艾灸脾腧能產生健脾和胃的功效，配合溫灸神闕，可以溫中通絡。

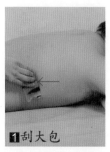
1刮大包

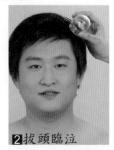
2拔頭臨泣

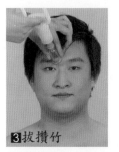
3拔攢竹

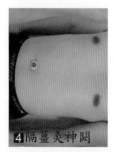
4隔薑灸神闕

# 淚溢症

淚溢症是指淚液分泌正常，但排泄系統出現障礙所導致的淚水自眼內流出眼外的病症。淚道系統的功能不全、狹窄或阻塞均可引起淚溢症，屬中醫冷淚症的範疇。刮痧、拔罐通經活絡的作用，可作為治療淚溢症的輔助療法。

## 刮痧養生療法

選穴：◎承泣◎攢竹◎肝腧◎腎腧◎目窗◎陽白◎合谷

配穴：兼有發熱或淚液混濁者，加曲池、大椎；兼有眼睛疼痛者，加膈腧、太沖穴。

體位：坐位。

所需器具：刮痧板、三稜針。

### 施術法

先對承泣、陽白等主穴進行刮拭（圖①、②），一般以刮痧板的厚緣進行操作，用力宜輕，直到皮膚出現痧痕或變成紫紅色，然後對合谷進行點刺放血。最後隨症選用相應的穴位進行刮拭。

### 施術原理

治療此病需遵循近端和遠端取穴相配合的原則。局部的穴位承泣、攢竹、陽白是治療目疾的常用穴位，有疏通局部經絡、明目的作用。而目窗屬足少陽膽經的穴位，位於頭頂部，是治療目疾的要穴。加上合谷能祛邪，肝腧、腎腧能扶助正氣，可助病邪排出。

## 拔罐養生療法

選穴：◎太陽◎目窗◎睛明

配穴：迎風流淚，加風池、太沖、肝腧。

體位：坐位、俯臥位。

所需器具：針具、火罐。

### 施術法

取患側的太陽穴，選用0.5寸的毫針，斜刺約0.3寸，捻轉得氣後留針20～30分鐘，起針後在太陽穴用小號玻璃罐拔罐（圖③），留罐15分鐘，起罐後其部位貼一塊傷濕止痛膏。睛明穴一般用針刺的方法進行操作，緩緩刺入0.5寸，不能提插捻轉，留針10分鐘左右。目窗按照常規方法進行拔罐即可，一般不留罐（圖④）。

### 施術原理

太陽是治療目疾的常用穴位，在針刺以後可以激發經氣，配合拔罐，一方面可祛邪，另一方面亦有明目的功效，而目窗是足少陽膽經和陽維脈的交會穴，內藏肝木之性的風氣，肝又開竅於目，所以是治療目疾的有效穴位。

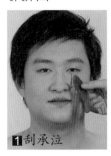
**1** 刮承泣

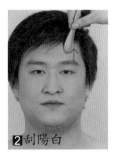
**2** 刮陽白

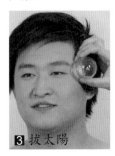
**3** 拔太陽

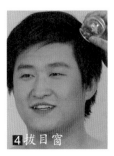
**4** 拔目窗

# 視神經萎縮

視神經萎縮是指視神經纖維發生變性及其傳導功能障礙而出現的視力減退。患眼一般外觀未見異常，但視力會明顯減退，甚至失明。刮痧、拔罐能有效地調節局部的氣血，以恢復視神經的功能。

## 🌸刮痧養生療法

**選穴**：◎攢竹◎絲竹空◎光明◎太陽◎承泣

**配穴**：肝腎陰虛，加肝腧、腎腧、三陰交；脾腎陽虛，加脾腧、腎腧、足三里；心血虧虛，加肝腧、心腧、光明、足三里；肝氣鬱結，加肝腧、翳明。

**體位**：俯臥位、坐位。

**所需器具**：刮痧板。

### 施術法

　　首先對光明等主穴進行刮拭（圖①），在刮拭攢竹、絲竹空、承泣時亦可配合用刮痧板的角端進行點按，重複2～3次。在刮拭背部穴位時，刮拭路線盡量拉長，翳明用刮痧板的厚緣進行操作（圖②），用力可稍重，以局部有痠脹的感覺為準。

### 施術原理

　　本病的病因病機主要為肝腎精血虧虛，或脾腎陽虛，精微不化所致，所以在治療時應選用攢竹、絲竹空、太陽、承泣等可以產生明目效果的穴位。

## 🌸拔罐養生療法

**選穴**：◎睛明◎攢竹◎絲竹空◎魚腰◎脾腧◎胃腧◎氣海◎神闕◎足三里

**配穴**：屬肝腎陰虛者，加腎腧、肝腧、太溪；由脾腎陽虛所致者，加腎腧、太溪、關元；兼有心血者，加心腧、神門、膻中、巨闕、內關；兼有肝氣鬱結者，加太沖、太溪。

**體位**：仰臥位、坐位。

**所需器具**：火罐、針具。

### 施術法

　　首先對主穴進行定位，睛明一般用1寸的毫針進行針刺，不留針，而魚腰亦可用針刺的方法，或用點按的手法進行，力道可稍重，以局部有痠麻感為準。然後對神闕、脾腧等主穴用閃火法進行拔罐（圖③、④）。

### 施術原理

　　治療此病應從扶正祛邪出發，首先選用的睛明、攢竹、絲竹空、魚腰皆屬於局部取穴，可恢復視神經的功能。而脾腧、胃腧、氣海、神闕有增強體質的作用。

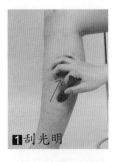

**１**刮光明

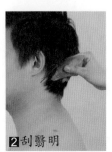

**２**刮翳明

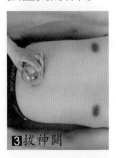

**３**拔神闕

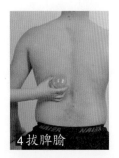

**４**拔脾腧

# 青光眼

青光眼是一種常見的眼病，初期多有病變，如眼睛的劇烈疼痛或視力的急劇下降、瞳孔放大、眼瞼水腫、視野逐漸縮小等，嚴重時甚至可以導致失明。刮痧、拔罐是治療本病的常用方法，有助於清陽的上升，可濡養眼睛的脈絡。

## ❋刮痧養生療法

**選穴**：◎睛明◎攢竹◎魚腰◎陽白◎絲竹空

**配穴**：視力下降明顯者，加瞳子髎、太陽、承泣、四白、翳明；兼有脾胃虛弱，正氣不足者，加足三里、膈腧至腎腧。

**體位**：俯臥位、坐位。

**所需器具**：刮痧板。

### 施術法

首先對主穴進行刮拭，魚腰可配合點按（圖①），以局部皮膚發紅為準，刮拭陽白時，沿著從下至上的方向進行刮拭，最後隨症配伍相應的穴位，如刮拭膈腧至腎腧（圖②），宜盡量延長刮拭範圍，以局部皮膚出現痧痕為準。

### 施術原理

本病所選用的主穴皆在眼睛的周圍，屬局部取穴，有明目的功效，而隨症配伍的穴位亦是根據具體的病症所用，如足三里、脾腧等皆有補益脾胃，扶助正氣的作用。

## ❋拔罐養生療法

**選穴**：◎大椎◎膽腧◎心腧◎太陽◎絲竹空◎攢竹

**配穴**：噁心嘔吐者，加中脘、內關、足三里；頭昏、頭痛或眼壓高時，加配合谷、光明、三陰交；肝火盛者，加太沖；心火盛者，加內關；腎虛者，加腎腧。

**體位**：坐位、俯臥位。

**所需器具**：三稜針、火罐。

### 施術法

選用以上穴位用閃火法或投火法進行拔罐，留罐15～20分鐘。太陽、大椎亦可配用三稜針放血治療，以血色由紫暗轉為鮮紅為準（圖③）。拔光明用小罐即可，吸拔時間可稍長一些（圖④），以半個小時左右為宜。

### 施術原理

選用眼睛局部穴位進行操作，有疏通血絡，增強氣血流行的作用。而配伍的大椎、膽腧、心腧能升發清陽，可恢復視力。

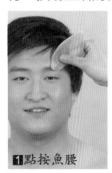
①點按魚腰

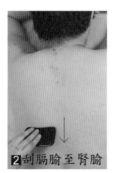
②刮膈腧至腎腧

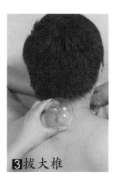
③拔大椎

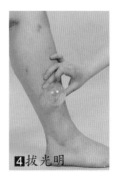
④拔光明

# 白內障

白內障是指由各種原因導致的眼球晶狀體混濁，可影響視力，分為先天性和後天性兩大類。其常表現為視力的持續性下降，屬於中醫學中的圓翳內障。刮痧、拔罐有助於疏通局部經絡，增強氣血的濡養能力，有助於恢復視力。

## 🌸刮痧養生療法

**選穴**：◎睛明◎承泣◎絲竹空◎身柱◎風門◎肝腧◎膈腧

**配穴**：視力下降明顯者，加太陽、陽明、光明；因肝經風熱所致者，加太沖、大椎、陽陵泉；兼有脾胃虛弱者，加脾腧、胃腧、足三里；兼有肝腎不足者，加太溪、腎腧。

**體位**：俯臥位、坐位。

**所需器具**：刮痧板、三稜針。

### 施術法

後背的身柱、風門、肝腧、膈腧用刮痧板的厚緣進行刮拭（圖①、②），用力不宜太重，刮拭路線盡量延長。如沿著足太陽膀胱經在背部的循行路線，從風門刮至肝腧，以皮膚發紅甚至變紫為準。而承泣亦可用刮痧板的角端進行點按。

### 施術原理

白內障在治療時用肝腧、風門以扶正祛邪、疏散風熱，而膈腧是治療血證的要穴，加用局部取穴如睛明、承泣等明目的作用。

## 🌸拔罐養生療法

**選穴**：◎絲竹空◎瞳子髎◎四白◎翳明◎合谷

**配穴**：肝腎虧虛者，加肝腧、腎腧、三陰交；脾胃虛弱者，加脾腧、胃腧、足三里；肝熱上擾者，加風池、太溪。

**體位**：坐位。

**所需器具**：火罐、三稜針。

### 施術法

對局部皮膚消毒以後，選用小號的火罐吸拔瞳子髎、四白等主穴（圖③、④），以皮膚發紅為準。注意對於面部的穴位，如絲竹空、瞳子髎、四白，吸拔力道不宜太強，翳明吸拔力道亦不能太強，一般以局部有緊張感為準。合谷亦可配用三稜針點刺出血，一般擠出血液1毫升為宜。

### 施術原理

絲竹空、瞳子髎、四白皆為治療目疾的常用穴位，有很好的明目作用，有助於疏通眼絡的氣血，而翳明為經外奇穴，亦是治療眼疾的常用穴位。

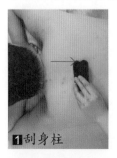
**1** 刮身柱

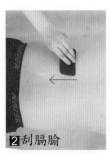
**2** 刮膈腧

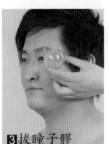
**3** 拔瞳子髎

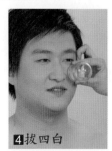
**4** 拔四白

# 外科常見病

## 腱鞘囊腫

腱鞘囊腫是指發生於關節囊或腱鞘附近的囊腫，常見於腕背部、腕關節的掌側面、手指背面和掌面、足背部、膝關節後側等，好發於青壯年，女性較多見。一般認為與外傷、慢性勞損等有關係。刮痧、拔罐可調整局部氣血，疏通經絡，治療本病。

### ❀刮痧養生療法

選穴：◎肩髎◎曲池◎手三里◎陽溪◎合谷

配穴：阿是穴、脾腧、足三里、腎腧。

體位：坐位。

所需器具：刮痧板。

### 施術法

肩髎穴沿上肢後外側手陽明大腸經的穴位，即曲池、手三里、陽溪至合谷（圖①）；由腕背部指總伸肌腱處沿著患指伸肌腱刮至患指（圖②）。

### 施術原理

腱鞘囊腫常與外傷、機械性刺激、經常提重物、慢性勞損等有一定關係，所以在治療時，首先選用局部的穴位進行刮拭，以疏通血絡，從肩髎一直刮至合谷，有助於經脈的疏通和氣血流行。對腕背部的刮拭可以疏通刮拭部位的氣血，從而有助於囊腫的消除。

### ❀拔罐養生療法

選穴：◎阿是穴

體位：坐位。

所需器具：火罐、艾條、三稜針。

### 施術法

阿是穴用1寸毫針在左囊腫局部直刺1針，兩旁各刺1針，在每一針上各加2公分長的艾條，從下部點燃。燃盡起針後即以玻璃罐吸拔3～5分鐘（圖③），以拔出黃色黏稠狀液體為佳。

### 施術原理

對阿是穴拔罐可透過刺激經絡系統而與臟腑、組織相聯繫。經絡系統在生理上溝通機體的上下內外，將氣血營養輸布至全身；病理上又能將病邪由表入裡進行傳播。

所以，阿是穴既是治病的最佳刺激點，也是疾病反應點。因此對阿是穴進行拔罐，有利於緩解疼痛。

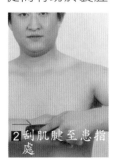

**1** 刮手陽明大腸經

**2** 刮肌腱至患指處

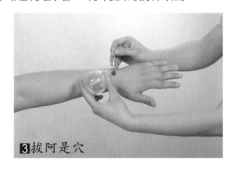

**3** 拔阿是穴

# 網球肘

網球肘即肱骨外上髁炎，其常見的臨床表現是肘關節外側疼痛，在用力握或者前臂作旋前、做伸肘動作時可加重，局部可有多處壓痛，但外觀無異常。刮痧、拔罐可以透過對相關穴位進行操作，疏通經絡，減輕疼痛。

## ✿刮痧養生療法

選穴：◎阿是穴◎小海

配穴：疼痛明顯，甚至伴有發熱者，加大椎、曲池、手三里。

體位：坐位。

所需器具：刮痧板、三稜針。

### 施術法

首先考慮要刮拭阿是穴，即肱骨外上髁的壓痛點，用力宜重，可以配合點按，以能忍受為準（圖①）。如效果不佳或有兼證時，加配手三里（圖②），令患者活動患肢，以無任何不適為宜。曲池、手三里亦可用艾灸。以上操作3次為1療程。

### 特別注意

運動時需要注意不能過強過猛，防止運動損傷。

### 施術原理

此病是由肘部外傷或勞損以及外感風寒濕邪所致的局部氣血凝滯導致，選用局部穴位及阿是穴可疏通局部氣血、舒筋活絡、緩解疼痛、消除炎症。

## ✿拔罐養生療法

選穴：◎阿是穴◎手三里

配穴：如果疼痛偏於肘外側，加曲池、外關；如果疼痛向肘內側放射，加尺澤、少海。

體位：坐位。

所需器具：火罐、三稜針。

### 施術法

首先對阿是穴進行操作，局部消毒以後，用三稜針點刺放血，直到血色由暗轉為鮮紅為止，然後在針孔上，用閃火法進行拔罐，一般留罐10～15分鐘。手三里、尺澤、少海直接用火罐吸拔即可（圖③、④），亦可用閃罐的方法進行操作，反覆5～6次。

### 特別注意

治療期間要多休息，可輕度的活動。

### 施術原理

阿是穴是治療疼痛病症的常選穴，在某一特定的疾病中，位置比較固定，對於緩解疼痛有很好的效果。

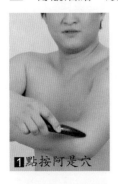
**1**點按阿是穴

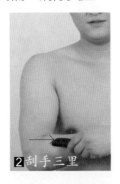
**2**刮手三里

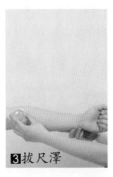
**3**拔尺澤

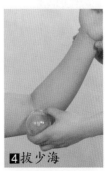
**4**拔少海

# 肱骨內上髁炎

由於腕關節背伸等動作，使緊張的屈腕肌群突然被動過牽，造成前臂屈肌總腱在肱骨內上髁附著處受傷，導致肱骨內上髁骨膜下出血、骨膜炎等問題。刮痧、拔罐可以透過疏通局部的經絡，調節全身的氣血，產生消除炎症的作用。

## 刮痧養生療法

**選穴**：◎阿是穴◎臂臑◎肩髎◎曲池◎天宗◎秉風◎養老

**配穴**：疼痛在晚上加重者，加膈腧、地機、血海；兼有炎症，出現發熱表現者，加大椎。

**體位**：坐位。

**所需器具**：刮痧板、三稜針。

**施術法**

用較輕的力道觸摸受傷局部，找到最痛的點，然後用刮痧板進行刮拭。然後刮拭其局部穴位，臂臑、肩髎、曲池、秉風、養老等（圖①、②），順著其所在經絡的循行方向進行刮拭，用力宜重。

**特別注意**

休息為主，不能做劇烈的活動。

**施術原理**

阿是穴是疾病氣血運行阻塞最嚴重的地方，所謂不通則痛。

## 拔罐養生療法

**選穴**：◎臑腧◎肩貞◎天井◎小海

**配穴**：疼痛明顯者，加阿是穴；活動受限、經脈拘攣者，加太溪、太沖。

**體位**：坐位。

**所需器具**：火罐、三稜針。

**施術法**

首先對臑腧、肩貞、天井等進行消毒，然後選用中號火罐，用閃火法對其進行操作（圖③）。小海可以用小號的玻璃罐進行吸拔（圖④），力道不能太大，留罐時間也較短，3～5分鐘。

**特別注意**

可以配合按摩、中藥薰蒸等療法來綜合治療。

**施術原理**

所用的穴位均屬於局部取穴，皆長於疏通局部的氣血，對其進行刺激可以改善肱骨內上髁功能狀態。

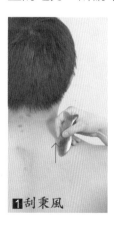
❶刮秉風

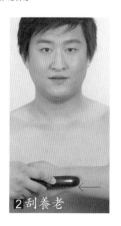
❷刮養老

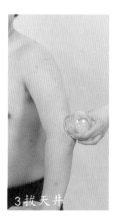
❸拔天井

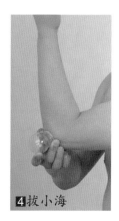
❹拔小海

# 肩周炎

肩周炎由慢性勞損、外傷、感受風寒、濕邪所致，以肩周疼痛，加重為特點。其好發年齡在50歲左右，多見於體力勞動者，為慢性發病。常因天氣變化及勞累而誘發。刮痧、拔罐能有效地治療本病，緩解疼痛。

## 刮痧養生療法

選穴：◎阿是穴◎曲池◎外關

配穴：頸部，加啞門、風池、大椎；肩背部，加肩井、天宗；胸部，加中府、雲門、缺盆；上肢部，加肩貞、合谷；下肢部，加足三里至條口。

體位：坐位。

所需器具：刮痧板、瓷勺。

### 施術法

根據疼痛部位的偏重，加刮以上幾個相關的穴位，按照常規方法進行刮拭即可，足三里至條口順著足陽明胃經的走行進行操作（圖①），力道宜輕柔，而曲池至外關力道宜重（圖②），以皮膚發紅為準。

### 施術原理

順著經絡的循行方向刮曲池、外關，可扶正祛邪，調和氣血，使身體達到陰平陽秘的狀態。

## 拔罐養生療法

選穴：◎肩前◎肩貞◎阿是穴◎頸側至肩峰◎天宗◎膈關◎肩後◎中府◎曲池

體位：坐位。

所需器具：火罐、抽氣罐。

### 施術法

取肩貞、中府等主穴，用閃火罐法進行拔罐（圖③、④），留罐15～20分鐘，每日1次。肩背疼痛不適的區域先閃罐15分鐘，再留罐15分鐘。

### 特別注意

可用中藥外洗不適部位。

### 施術原理

本病主要的病理機制是肩關節及周圍軟組織的黏連和微循環障礙，限制了肩關節的活動。所以治療的關鍵在於改善微循環，所用穴位，有祛濕散寒，溫經通絡的作用，能幫助局部炎性滲出的迅速祛除。

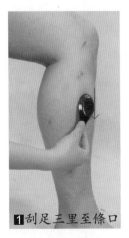

**1**刮足三里至條口

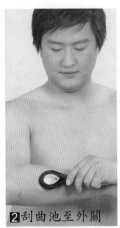

**2**刮曲池至外關

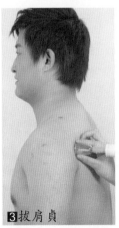

**3**拔肩貞

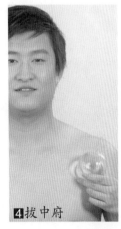

**4**拔中府

# 膝關節痛

膝關節痛常見於風濕性或類風濕性關節炎、膝關節韌帶損傷、半月板損傷、骨質增生或膝關節周圍纖維組織炎等，其他凡是因風、寒、濕、熱等因素引起的膝關節痛，皆可用刮痧、拔罐、艾灸來治療。

## ❀刮痧養生療法

**選穴**：◎患側雙膝眼◎鶴頂◎梁丘◎足三里◎患側陰陵泉◎委陽◎委中

**配穴**：血海、地機、陽陵泉、陰谷、承山。

**體位**：坐位、俯臥位。

**所需器具**：刮痧板、三稜針、瓷勺。

**施術法**

　　用刮痧板反覆刮拭雙梁丘（圖①）、鶴頂、陰陵泉、足三里等穴位，而膝眼一般用刮痧板的角端進行點按（圖②）。

**施術原理**

　　雙側膝眼、鶴頂屬於局部取穴，有疏通局部經絡，緩解疼痛的作用。

## ❀拔罐養生療法

**選穴**：◎阿是穴◎陰陵泉◎膝關◎曲泉◎陰谷◎腕骨

**配穴**：脾腧、關元、足三里、肝腧、腎腧、大杼、懸鐘。

**體位**：坐位。

**所需器具**：火罐、梅花針。

**施術法**

　　用梅花針叩刺阿是穴，拔罐5分鐘，隔日操作1次。對於陰陵泉、膝關、曲泉、陰谷，可以用閃火法拔罐（圖③、④），留罐10～15分鐘。

**施術原理**

　　膝關、陰谷皆屬於局部取穴，加上遠端取穴腕骨，能很好地調節肢體的功能。

## ❀艾灸養生療法

**選穴**：◎阿是穴◎陰陵泉◎膝關◎曲泉◎陰谷◎腕骨

**體位**：坐位。

**所需器具**：艾條。

**施術法**

　　每次選2～3穴，每日實施灸法1次，10次為1個療程，2個療程間隔5日。

**施術原理**

　　對以上穴位施行溫和灸，極易激發感傳，從而改善局部微循環，減輕局部組織的炎性滲出，消除疼痛。

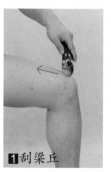
**1**刮梁丘

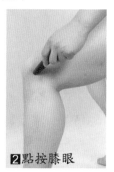
**2**點按膝眼

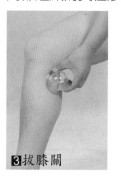
**3**拔膝關

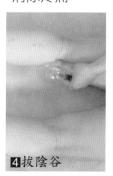
**4**拔陰谷

# 坐骨神經痛

坐骨神經痛主要指坐骨神經通路及其分布區的疼痛，具體表現為臀部、大腿後側、小腿後外側和足外側緣的疼痛。其發病年齡常在20～60歲之間，以40歲左右最為多見。刮痧、拔罐有疏通經絡的作用，對本病有很好的緩解作用。

## ❀刮痧養生療法

**選穴：**◎阿是穴◎腎腧◎氣海腧◎腰3～5夾脊

**配穴：**疼痛劇烈難忍者，加次髎、秩邊；疼痛呈放射狀者，加環跳、承扶、承筋。

**體位：**俯臥位、坐位。

**所需器具：**刮痧板。

### 施術法

先對阿是穴沿著由上至下的方向進行刮拭，亦可用刮痧板的角端進行點按，然後刮拭腰部的腎腧、氣海腧、腰3～5夾脊（圖①）。最後結合具體的症狀配伍相應的配穴，如秩邊進行刮拭（圖②）。

### 特別注意

可以配合功能鍛鍊。

### 施術原理

局部阿是穴是疼痛常用的穴位，配足太陽膀胱經的背腧穴腎腧、氣海、次髎、秩邊，以及腰3～5的夾脊穴、環跳可助通經活絡，散風止痛。

## ❀拔罐養生療法

**選穴：**◎夾脊穴◎阿是穴◎環跳◎承扶◎委中◎陽陵泉◎懸鐘

**配穴：**寒濕重、腰部沉重者，加命門、腰陽關、腎腧、關元腧；瘀血阻滯、刺痛明顯者，加腎腧、膈腧、關元腧、委中。

**體位：**坐位、俯臥位。

**所需器具：**三稜針、梅花針、火罐。

### 施術法

先對承扶、懸鐘等穴位進行消毒，用梅花針叩刺出血，然後立即將火罐拔於所點刺的穴位上（圖③、④）。每次選擇4～6個穴位，每週1～2次，6次為1個療程。

### 特別注意

拔罐24小時內不能洗澡。

### 施術原理

阿是穴是各種疼痛病症的常用穴位，承扶能疏通局部的經絡氣血，以達到緩解疼痛的目的。懸鐘又為筋之會，是治療經絡阻滯疼痛的常用穴位。

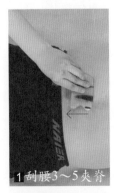
1 刮腰3～5夾脊

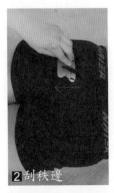
2 刮秩邊

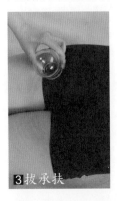
3 拔承扶

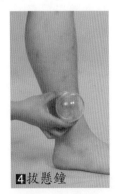
4 拔懸鐘

## 強直性脊柱炎

強直性脊柱炎以脊柱關節和骶髂關節的慢性炎症，椎間盤纖維環及結締組織的鈣化、骨化為主要症狀。常見於男性患者，年齡段為16～30歲之間。刮痧、拔罐有疏通經絡、活血化瘀等功能，可以啟動骨細胞，強健骨骼。

### 刮痧養生療法

**選穴：**◎大杼◎肝腧◎脾腧◎腎腧◎小腸腧

**配穴：**腰痛者，加刮雙側委中、陽陵泉。

**體位：**俯臥位、坐位。

**所需器具：**刮痧板、三稜針。

**施術法**

先將刮痧油塗抹在患者的背上，從大杼穴開始，依次對肝腧、脾腧、腎腧、小腸腧進行刮拭（圖①），一般用刮痧板的厚緣進行操作，用力不宜太重，而且要均勻，盡量拉長刮拭。然後隨症配伍相應的穴位進行刮拭，委中亦可配合三稜針點刺放血，而陽陵泉亦用刮痧板的薄緣由肢體的近端刮至遠端（圖②）。

**施術原理**

大杼至小腸腧皆是足太陽膀胱經在背部的穴位，有疏通背部經絡，緩解疼痛、痙攣的作用。而配穴中的委中是膀胱經的合穴，陽陵泉是足少陽膽經的合穴，並為筋之會。承山是治療肢體關節疾病的常用穴。

### 拔罐養生療法

**選穴：**◎大椎◎陶道◎身柱◎至陽◎腰陽關◎命門◎三焦腧◎腎腧◎氣海腧◎環跳◎承山

**體位：**俯臥位。

**所需器具：**火罐、三稜針。

**施術法**

首先對至陽、氣海腧等穴位進行消毒，然後用三稜針對各穴位點刺，放血1～2毫升，再在穴位上拔火罐（圖③、④），留罐5～10分鐘。在局部吸拔出較多瘀血後起罐，最後以無菌紗布按壓針孔並清潔局部皮膚。

**施術原理**

強直性脊柱炎屬中醫學骨痺、腎痺的範疇，是人體臟腑虧損，營衛氣血失調，兼有外邪入侵所致的氣血經絡病變。刺絡拔罐是放血與拔罐相結合的綜合療法，既可祛邪也可補虛、既可以溫經又可以泄熱，還有很好的止痛作用，再配合相應的穴位，可以使患者腰背部的疼痛和僵硬感減輕。

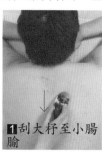

**1** 刮大杼至小腸腧

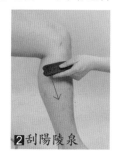

**2** 刮陽陵泉

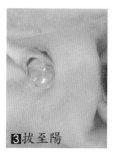

**3** 拔至陽

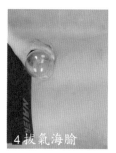

**4** 拔氣海腧

# 腰肌勞損

腰肌勞損是指腰部一側或兩側或正中等處發生疼痛，既是多種疾病的一個症狀，又可作為獨立疾病，常見於現代醫學的腎病、風濕類疾病、腰肌勞損及外傷等疾病。刮痧、拔罐可以透過疏通氣血而達到輔助治療此病之目的。

## ❀刮痧養生療法

選穴：◎腎腧◎外關◎合谷◎委中◎足三里至崑崙

體位：俯臥位、坐位。

所需器具：刮痧板。

### 施術法

穴位上加適量正紅花油，用刮痧板厚緣從上往下刮骶叢（圖①），其餘穴位也從上往下刮，如對足三里至崑崙進行刮拭（圖②），每次刮30～40次。

### 特別注意

注意室內溫度不可過冷過熱，只能單向不可來回刮，刮後的油不要馬上擦去，刮完後休息30分鐘再擦去。

### 施術原理

腰肌勞損經常累及腰部，常因勞累所致，並為氣候變化所影響。骶叢屬於局部取穴，對其進行刮拭可以減輕疼痛。承山、崑崙、委中皆是足太陽膀胱經的穴位，配合外關、合谷可調整腰部的氣血流通。

## ❀拔罐養生療法

選穴：◎阿是穴◎腎腧◎志室◎氣海◎命門◎腰陽關◎次髎◎委中

體位：俯臥位。

所需器具：三稜針、火罐。

### 施術法

用三稜針對阿是穴進行點刺，擠出1～2毫升血液，以血色由紫黑轉紅為準，然後在針孔上拔罐，可以用閃罐法，重複3～5次。腎腧、志室、命門，加上腰陽關、氣海腧，皆可用排罐的方法操作（圖③），留罐15～20分鐘，吸力可稍大。對於次髎、委中皆可配合三稜針點刺放血，然後加拔火罐（圖④），以助散瘀溫經止痛。

### 特別注意

平時可以配合輕柔的身體鍛鍊，並要注意休息。

### 施術原理

阿是穴能疏通局部的經絡氣血，是各種經絡損傷的常用穴位。

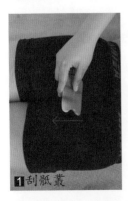

**1**刮骶叢

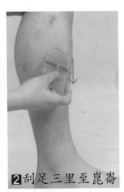

**2**刮足三里至崑崙

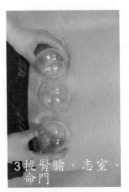

**3**拔腎腧、志室、命門

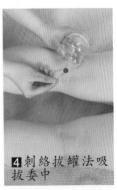

**4**刺絡拔罐法吸拔委中

# 腰椎間盤突出

腰椎間盤突出症是指由扭傷、勞損等因素，使腰椎間盤受到擠壓、牽拉和扭轉，導致腰椎間盤的纖維環破裂，壓迫神經，產生腰腿痛的綜合症。刮痧、拔罐有助於調節受傷部位的氣機，從而緩解其臨床症狀。

## 刮痧養生療法

選穴：◎命門◎腎腧◎大腸腧◎患肢的環跳◎風市◎陽陵泉◎委中◎崑崙

配穴：疼痛呈現放射狀者，加承扶至殷門、承山、懸鐘；腰部痠軟者，加太溪。

體位：俯臥位。

所需器具：刮痧板。

### 施術法

首先對所選主穴用較強的刺激手法操作，以改善下肢的血液循環，有利於下肢感覺功能的恢復。環跳、陽陵泉亦可用刮痧板的角端進行點按，以身體能忍受為準。刮拭風市要順著足少陽膽經的循行進行操作（圖①），用力宜重。腎腧、命門等可以用補的手法刮拭，以促進腰背肌肉組織的代謝。最後隨症選用配穴進行刮拭，如從承扶至殷門（圖②），用力宜重。

### 施術原理

治療本病宜補腎壯腰，以上主穴、配穴均具有強腰的功效。

## 拔罐養生療法

選穴：◎環跳◎承扶◎殷門◎委中◎承山至崑崙◎志室

配穴：寒濕阻絡型，加腎腧、腰陽關、秩邊；腎精虧虛型，加腎腧、命門、腰陽關。

體位：俯臥位、坐位。

所需器具：火罐、梅花針。

### 施術法

首先用梅花針在承山和崑崙進行叩刺，然後在局部塗上潤滑油，用小號的火罐進行拔罐（圖③），直到皮膚出現深紅的瘀血點。然後對志室進行操作，用閃火法進行拔罐（圖④）。委中亦可配合用刺絡拔罐法，先用梅花針對其穴位進行點刺，然後用閃火法或投火法進行拔罐，留罐10～15分鐘。

### 施術原理

腰痛可以分為虛實兩種，虛證的腰痛一般從補腎壯腰的方向考慮，對以上穴位進行拔罐可達到補腎目的。

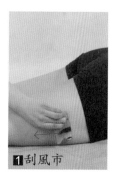
**1** 刮風市

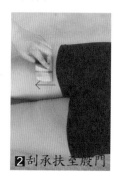
**2** 刮承扶至殷門

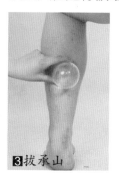
**3** 拔承山

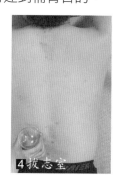
**4** 拔志室

## 踝關節扭傷

踝關節扭傷是在外力作用下，超過正常活動量時，踝關節突然偏向一側活動，引起關節周圍軟組織的撕裂傷，重者韌帶完全斷裂，甚至發生關節脫位。刮痧、拔罐療法可以疏通局部的氣血，達到緩解筋肉痙攣，減輕疼痛的效果。

### 🔅刮痧養生療法

選穴：◎陽陵泉◎懸鐘至丘墟◎曲泉◎三陰交◎中封至太沖◎解溪◎太溪

配穴：瘀血偏重，加膈腧、血海、地機；疼痛劇烈者，加局部阿是穴。

體位：坐位。

所需器具：刮痧板、三稜針。

#### 施術法

首先從足少陽膽經的陽陵泉開始，沿小腿的外側正中，經懸鐘，刮至丘墟（圖①），然後從足厥陰肝經的曲泉穴開始，沿著小腿的內側，經三陰交、中封等穴，刮拭至太沖穴（圖②）。對於踝關節附近的解溪、太溪，直接用刮痧板的角端進行點按即可。

#### 施術原理

肝主筋，刮拭足厥陰肝經的穴位，可促進肝經功能的恢復，使其氣血流通，能濡養經脈，而促進疾病的消褪。膽附於肝，而陽陵泉又為筋之會，懸鐘為髓會，所以對踝關節扭傷的恢復有重要的作用。

### 🔅拔罐養生療法

選穴：◎阿是穴

配穴：外踝疼痛明顯者，加丘墟、懸鐘；內踝疼痛明顯者，加商丘、三陰交；內外疼痛則交替2～3穴。

體位：坐位。

所需器具：三稜針、火罐。

#### 施術法

找出最痛點，常規消毒，用三稜針叩刺數下後放血，待血由紫黑轉為紅色後，取1個中號火罐，用閃火法吸拔在阿是穴上，10分鐘後取下，將瘀血擦淨。最後隨症配伍丘墟、商丘等穴位，亦採用以上的方法進行操作（圖③、④）。

#### 施術原理

踝關節損傷是筋肉受損後引起疼痛和功能障礙，如果治療不當可導致受傷部位的氣血凝滯，再加上風寒濕邪乘虛侵襲，會導致傷處氣血凝滯，血不榮筋，出現筋肉的攣縮、疼痛。用放血療法加拔罐可以促進瘀血的排出，恢復關節的功能。

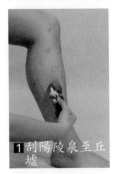

**1**刮陽陵泉至丘墟

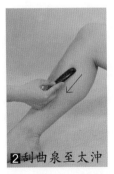

**2**刮曲泉至太沖

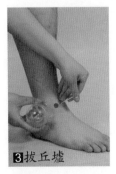

**3**拔丘墟

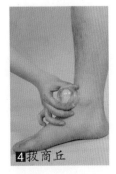

**4**拔商丘

# 風濕性關節炎

風濕性關節炎以關節和肌肉的遊走性痠楚疼痛為特徵，屬變態反應性疾病，多以急性發熱及關節疼痛起病，影響及心臟則可發生心肌炎，甚至導致心臟瓣膜的病變。刮痧、拔罐有助於疏通肢體的氣血，以恢復肢體的功能。

## 刮痧養生療法

選穴：◎大椎至命門◎雙側大杼至腎腧◎阿是穴

配穴：疼痛明顯、遇寒加重者，加風門、腰陽關；兼有腎虛、腰痠軟無力者，加太溪。

體位：俯臥位、坐位。

所需器具：刮痧板。

### 施術法

首先對背部督脈的穴位進行刮拭，從大椎刮至命門（圖①），一般用刮痧板的厚緣進行操作，用力不宜過大，以皮膚發紅為準。刮拭足太陽膀胱經的穴位大杼至腎腧（圖②），用力可稍重，沿著主穴刮拭三道，以皮膚變成紫紅色或出現痧痕為準。

### 施術原理

對背部的穴位進行刮拭，能調動全身的氣血，促使血液的流通和運行，從而達到扶正祛邪的效果。選用阿是穴有利於局部肢體功能的恢復。

## 拔罐養生療法

選穴：◎大椎◎血海◎足三里

配穴：如果是腕關節、指關節病變者，加肩髎、外關；如果是踝關節、蹠趾關節病變者，加委中、承山、跗陽。

體位：俯臥位、坐位。

所需器具：火罐、梅花針。

### 施術法

在大椎上用閃火法拔罐，起罐後，如果穴位處顏色青紫，可以加拔血海以活血化瘀；如果穴位處顏色淺淡，可加拔足三里以補益氣血。最後隨症配伍相應的穴位進行操作。肩髎、外關可以用小號的火罐進行，承山、跗陽選用中號的火罐用閃火法進行操作（圖③），而委中可以先用三稜針或梅花針進行叩刺，然後再拔火罐（圖④）。

### 施術原理

大椎是督脈的穴位，而督脈為陽脈之海，所以對大椎進行操作可以激發人體的陽氣，以增強機體扶正抗邪的能力。

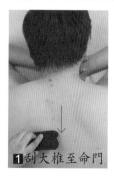
1 刮大椎至命門

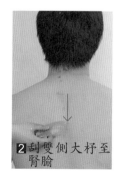
2 刮雙側大杼至腎腧

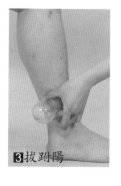
3 拔跗陽

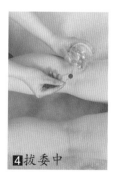
4 拔委中

# 軟組織損傷

軟組織損傷是指各種急性外傷或慢性勞損以及風、寒、濕、邪侵襲人體造成皮下淺深筋膜、肌肉、肌腱、韌帶、周圍神經血管等組織的病理損害，主要表現為疼痛、腫脹、畸形、功能障礙等。刮痧、拔罐能調整局部的氣血而緩解該症狀。

## 刮痧養生療法

選穴：◎局部阿是穴◎膈腧◎地機◎委中

配穴：兼有出血者，加肝腧、脾腧、足三里；皮膚表面呈現紫色者，加血海。

體位：坐位。

所需器具：刮痧板、三稜針、瓷勺。

### 施術法

首先確定阿是穴，然後用刮痧板的角端點按，或者對其逆著經絡的方向進行刮拭，然後用三稜針點刺放血（圖①）。地機等穴皆可用刮痧板的厚緣由下向上刮拭（圖②）。

### 特別注意

多休息，如果條件許可，可以對其局部進行固定。

### 施術原理

阿是穴是肌肉組織損傷，出現經絡不通，「不通而痛」的常用穴位，對阿是穴進行刮拭並放血，有緩解疼痛、疏通局部氣血的作用。

## 拔罐養生療法

選穴：◎局部阿是穴◎地機◎陰郄◎委中

配穴：氣血虛弱者，加脾腧、腎腧、足三里；肌肉痠痛無力者，加血海、太沖。

體位：俯臥位、坐位。

所需器具：三稜針、火罐。

### 施術法

首先對局部阿是穴進行操作，選定要疼痛的部位後，進行消毒，然後用三稜針點刺放血1～2毫升，用閃火法對其進行拔罐，留罐10～15分鐘。地機用閃罐法進行操作，重複5～7次。委中，先點刺，後拔罐（圖③）。

### 特別注意

拔罐後24小時內不能洗澡。

### 施術原理

阿是穴能疏通局部的經絡、氣血，是常選用的穴位，而地機、委中有促進瘀血排除，是常用的治療血證的穴位。而陰郄屬於郄穴，是治療急症、急性疼痛的常選穴。

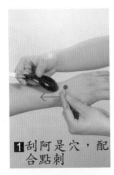
❶刮阿是穴，配合點刺

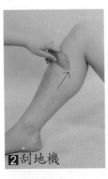
❷刮地機

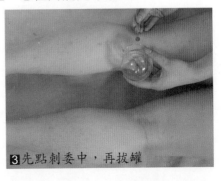
❸先點刺委中，再拔罐

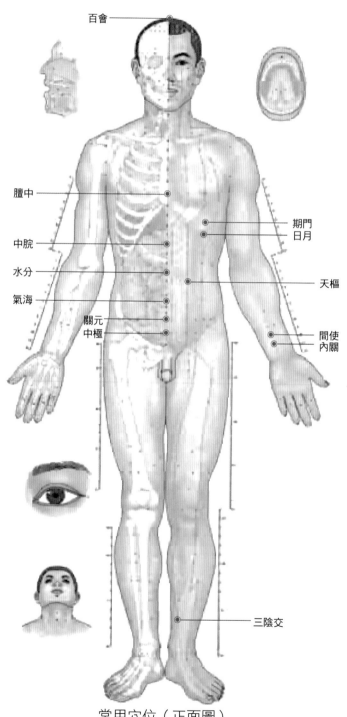

百會
膻中
期門
日月
中脘
水分
天樞
氣海
關元
中極
間使
內關
三陰交

常用穴位（正面圖）

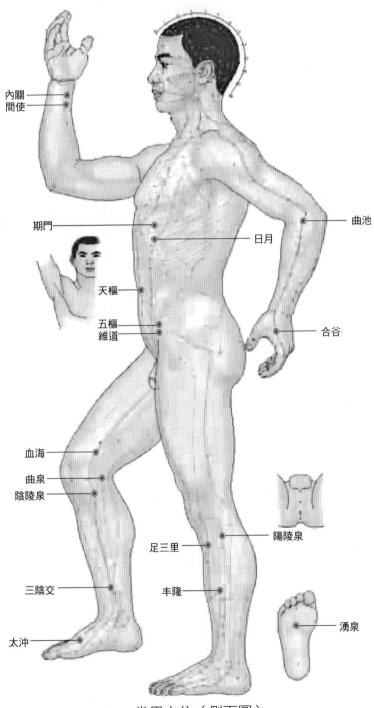

內關
間使
期門
日月
曲池
天樞
五樞
維道
合谷
血海
曲泉
陰陵泉
陽陵泉
足三里
三陰交
丰隆
太沖
湧泉

常用穴位（側面圖）

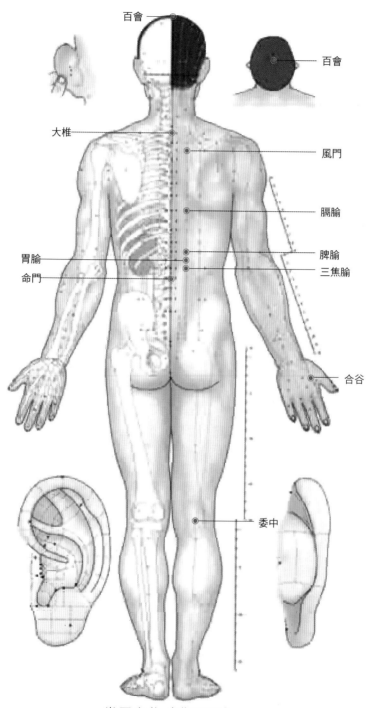

百會
百會
大椎
風門
膈腧
胃腧
脾腧
三焦腧
命門
合谷
委中

常用穴位（背面圖）

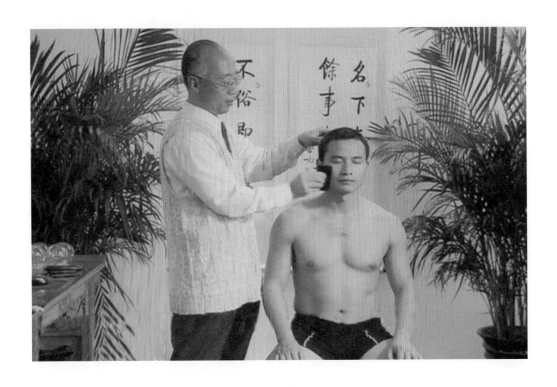

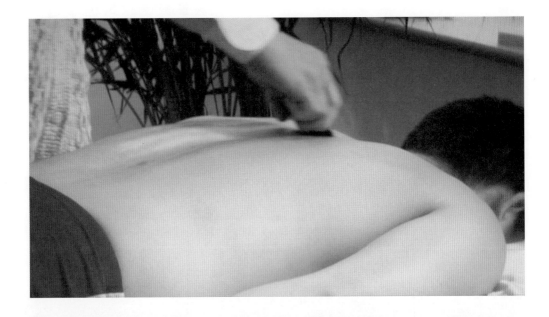

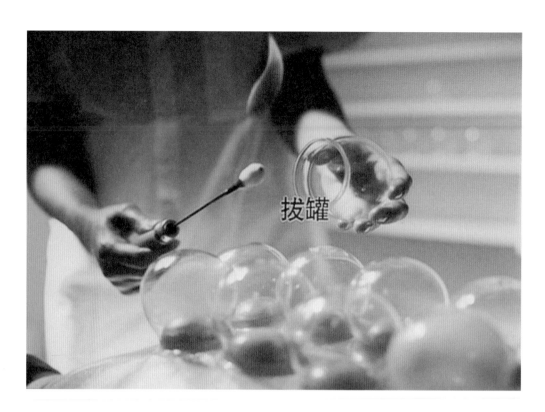

拔罐

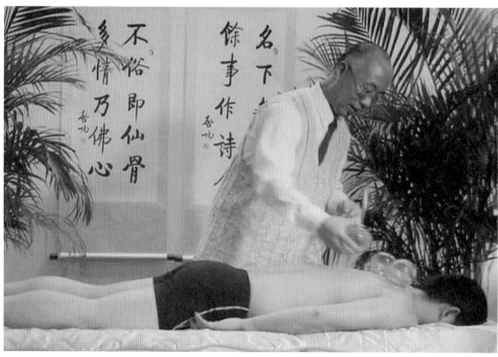

國家圖書館出版品預行編目資料

圖解刮痧、拔罐、艾灸養生療法／崔曉麗作.-- 初
版.-- 新北市：華志文化，2011.12
面；　公分.--（健康養生小百科；4）

ISBN 978-986-87431-4-4（平裝附光碟片）

1. 刮痧

413.99　　　　　　　　　　　　　　　100021673

系列／健康養生小百科 0 0 4

書名／圖解刮痧、拔罐、艾灸養生療法

作　　者　崔曉麗醫師

執行編輯　林雅婷

美術編輯　黃美惠

文字校對　陳麗鳳

企劃執行　康敏才

總 編 輯　黃志中

社　　長　楊凱翔

出 版 者　華志文化事業有限公司

電子信箱　huachihbook@yahoo.com.tw

地　　址　116台北市興隆路四段九十六巷三弄六號四樓

電　　話　02-29105554

總經銷商　旭昇圖書有限公司

地　　址　235新北市中和區中山路二段三五二號二樓

電　　話　02-22451480

傳　　真　02-22451479

郵政劃撥　戶名：旭昇圖書有限公司（帳號：12935041）

電子信箱　s1686688@ms31.hinet.net

出版日期　西元二○一一年十二月出版第一刷

售　　價　三○○元（附DVD）

華志文化事業有限公司

Printed in Taiwan

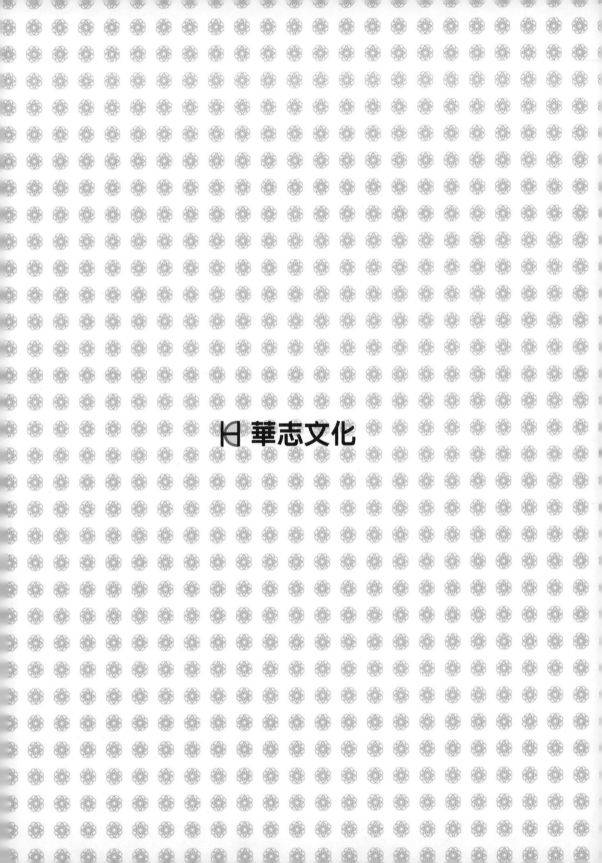

華志文化

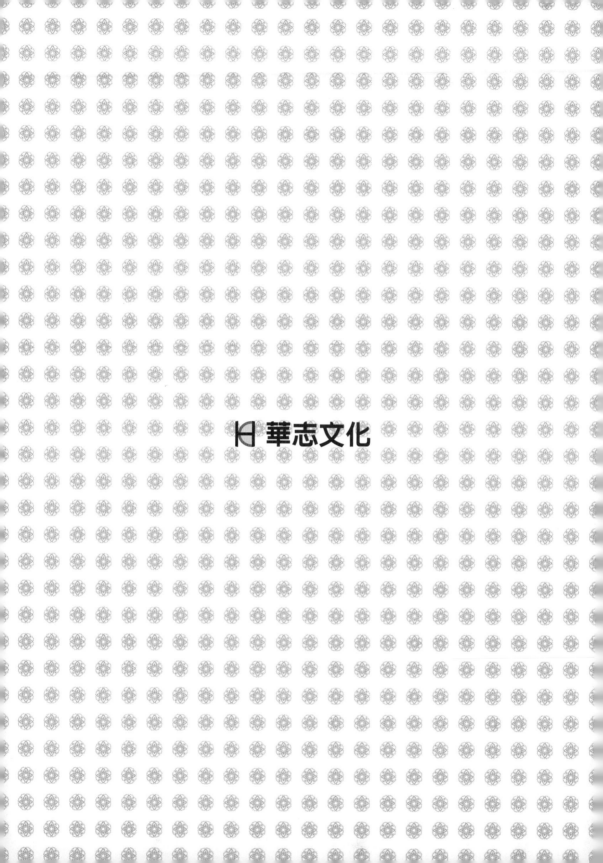
華志文化

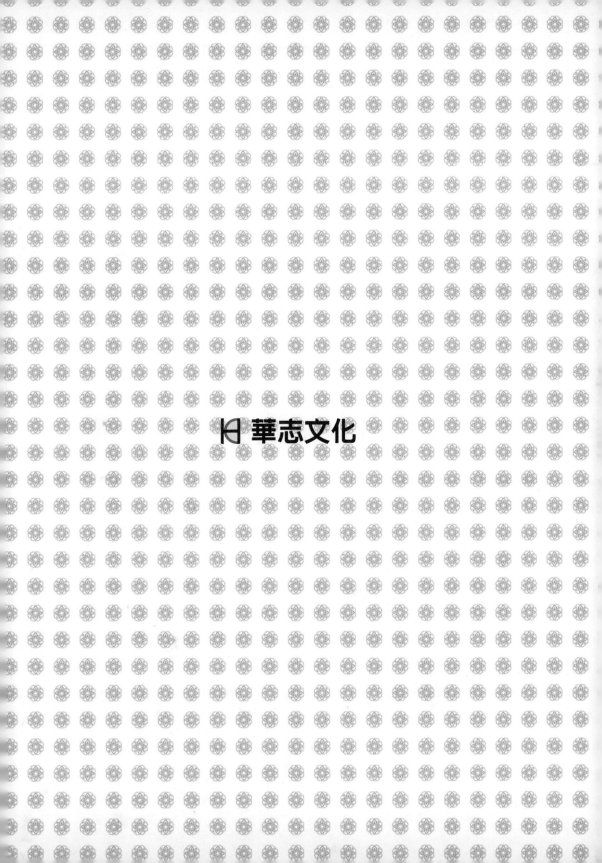

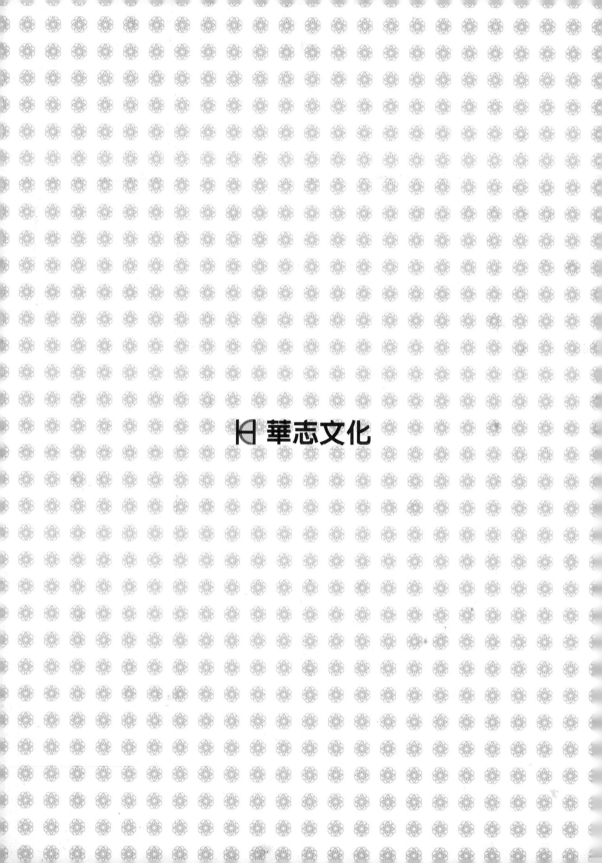

華志文化